W60YP124EP

Ihr Zugang zum Elsevier-Portal!
Mit Ihrer persönlichen PIN-Nummer haben Sie entsprechend den Angaben auf der Buchrückseite:

- mindestens 3 Monate kostenlosen Online-Zugriff auf den Buchinhalt
- mindestens 12 Monate kostenlosen Online-Zugriff auf die Abbildungen
- ggf. Zugriff auf exklusive Zusatzinhalte

Bitte beachten Sie, dass das Buch nicht mehr zurückgegeben werden kann, sobald die PIN-Nummer einmal eingegeben wurde. Weitere Informationen finden Sie im Hilfebereich unter www.elsevier.de/service.

Ihr Zugang zum Online-Angebot für dieses Buch auf www.elsevier.de:
1. Sie finden oben Ihre individuelle PIN-Nummer.
2. Gehen Sie im Internet auf www.elsevier.de, dort können Sie sich registrieren.
3. Schalten Sie anschließend mit der PIN-Nummer das Online-Angebot frei.
4. Der Zugang zu den Online-Inhalten zum Buch wird ab Eingabe der zugehörigen PIN-Nummer nach Maßgabe der Nutzungsbedingungen gewährt. Alle Informationen und Nutzungsbedingungen können bei der Registrierung eingesehen werden. Um Zugang zum Elsevier-Online-Angebot zu erhalten, müssen Sie den Nutzungsbedingungen zustimmen.

Wichtige Hinweise:
Zugang zu allen Online-Inhalten und -Materialien erhält der Käufer ausschließlich für den eigenen, privaten Gebrauch. Nutzung durch Bibliotheken, Institute und Lehreinrichtungen ist nicht erlaubt. Der Zugang darf nicht gemeinsam genutzt, verkauft oder anderweitig weitergegeben werden. Bitte beachten Sie, dass der Austausch von Passwörtern nicht gestattet ist. Bei Missbrauch wird der Zugang sofort und ohne weitere Ankündigung gesperrt. Das Angebot ist freibleibend.

R. Knobloch, M. Selow (Hrsg.)
Dokumentation im Hebammenalltag

Regine Knobloch, Monika Selow (Hrsg.)

Dokumentation im Hebammenalltag

Grundlagen und praktische Tipps zur Umsetzung

1. Auflage

Mit Beiträgen von: Cäcilie Fey, Freiburg i. B.;
Patricia Gruber, Wetter a. d. Ruhr

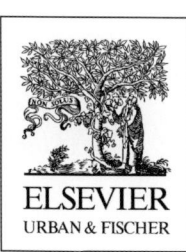 URBAN & FISCHER München

Zuschriften und Kritik an:
Elsevier GmbH, Urban & Fischer Verlag, Hackerbrücke 6, 80335 München
E-Mail pflege@elsevier.de

Wichtiger Hinweis für die Benutzerin
Die Erkenntnisse in der Hebammenkunde unterliegen laufendem Wandel durch Forschung und klinische Erfahrungen. Herausgeber und Autoren dieses Werkes haben große Sorgfalt darauf verwendet, dass die in diesem Werk gemachten therapeutischen Angaben (insbesondere hinsichtlich Indikation, Dosierung und unerwünschter Wirkungen) dem derzeitigen Wissensstand entsprechen. Das entbindet den Nutzer dieses Werkes aber nicht von der Verpflichtung, anhand weiterer schriftlicher Informationsquellen zu überprüfen, ob die dort gemachten Angaben von denen in diesem Buch abweichen und seine Verordnung in eigener Verantwortung zu treffen.

Für die Vollständigkeit und Auswahl der aufgeführten Medikamente übernimmt der Verlag keine Gewähr.
Wie allgemein üblich wurden Warenzeichen bzw. Namen (z.B. bei Pharmapräparaten) nicht besonders gekennzeichnet. Aus dem Fehlen eines solchen Hinweises kann jedoch nicht automatisch geschlossen werden, dass es sich um einen freien Warennamen handelt.

Bibliografische Information der Deutschen Nationalbibliothek
Die Deutsche Nationalbibliothek verzeichnet diese Publikation in der Deutschen Nationalbibliografie; detaillierte bibliografische Daten sind im Internet über http://dnb.d-nb.de abrufbar.

Alle Rechte vorbehalten
1. Auflage 2010
© Elsevier GmbH, München
Der Urban & Fischer Verlag ist ein Imprint der Elsevier GmbH.

10 11 12 13 14   5 4 3 2 1

Für Copyright in Bezug auf das verwendete Bildmaterial siehe Abbildungsnachweis.

Das Werk einschließlich aller seiner Teile ist urheberrechtlich geschützt. Jede Verwertung außerhalb der engen Grenzen des Urheberrechtsgesetzes ist ohne Zustimmung des Verlages unzulässig und strafbar. Das gilt insbesondere für Vervielfältigungen, Übersetzungen, Mikroverfilmungen und die Einspeicherung und Verarbeitung in elektronischen Systemen.

Um den Textfluss nicht zu stören, wurde bei Personen und Berufsbezeichnungen die grammatikalisch feminine Form gewählt. Selbstverständlich sind in diesen Fällen immer Frauen und Männer gemeint.

Planung, Projektmanagement und Lektorat: Stefanie Schröder, München
Lektorat und Redaktion: Martina Kunze, Ehringshausen
Herstellung: Ulrike Schmidt, München
Satz: abavo GmbH, Buchloe/Deutschland; TnQ, Chennai/Indien
Druck und Bindung: L.E.G.O. S.p.A., Lavis/Italien
Umschlaggestaltung: SpieszDesign, Neu-Ulm
Titelfotografie: © Jupiterimages/GoGo Images

ISBN 978-3-437-28150-1

Aktuelle Informationen finden Sie im Internet unter **www.elsevier.de** und **www.elsevier.com**

Danksagung

Wir danken unseren Testleserinnen, insbesondere Tanja Riese, Baunatal, für ihre vielfältigen Anregungen sowie Herrn Prof. Dr. Harald Horschitz, Ludwigsburg, für die Durchsicht der rechtlich relevanten Stellen und seine hilfreichen Anmerkungen.

Wir danken unseren Familien und Freunden für die Geduld und Unterstützung, die sie in der Zeit des Schreibens für uns aufgebracht haben.

Und wir danken ganz besonders Ursula Schroth, Kiel, Präsidentin des Deutschen Hebammenverbandes, für den angestellten Bereich 1983 bis 1989 und Vorsitzende der Gutachterinnenkommission des DHV 1992 bis 2002. Sie hat das Thema Dokumentation bei den Hebammen angestoßen und ein Bewusstsein dafür geschaffen. Ohne ihre Vorarbeit hätten wir dieses Buch so nicht schreiben können.

April 2010

Regine Knobloch, Karlsruhe
Monika Selow, Potsdam

Benutzerhinweise

In diesem Kasten stehen Definitionen.

!
Diesen Inhalt lohnt es sich zu merken.

——— Beispiel ———
Hier finden sich Beispiele für die Erläuterungen.

TIPP
Tipps für die tägliche Hebammenarbeit.

✓
Checklisten helfen, an alles Wichtige zu denken.

→ ✚ 3.1 Formulierungshilfen
Auf www.pflegeheute.de finden Sie unter den – wie in diesem Beispiel – im Buch angegebenen Nummerierungen und Bezeichnungen weitere Unterlagen und Informationen. Bitte registrieren Sie sich wie auf der Innenseite des Buchumschlags beschrieben.

Inhaltsverzeichnis

	Einleitung	1
1	**Ziele der Dokumentation**	**5**
1.1	Darstellung der Hebammenarbeit	5
1.2	Qualitätssicherung	5
1.3	Arbeitshilfe und -entlastung	6
1.4	Erleichterung der Abrechnung	6
1.5	Haftungsrechtliche Absicherung	7
2	**Rechtliche Grundlagen**	**9**
2.1	Hebammengesetz und -Berufsordnungen	9
2.2	Vertrag nach § 134a SGB V	9
2.3	Behandlungsvertrag	10
2.4	Patientenrechte	11
2.5	Schweigepflicht	12
2.5.1	Offenbarungsbefugnisse	13
2.6	Datenschutz	17
2.6.1	Allgemein	17
2.6.2	Sozialdaten	18
2.7	Aufbewahrung	19
2.7.1	Aufbewahrungsfristen	19
2.7.2	Archivierung	19
2.8	Vernichtung von Daten	22
2.9	Rechtsformen der Zusammenarbeit	22
2.9.1	Einzelunternehmerin und Praxisgemeinschaft	22
2.9.2	Gesellschaft bürgerlichen Rechts (GbR)	24
2.9.3	Partnerschaftsgesellschaft (PartG)	24
2.9.4	Gesellschaft mit beschränkter Haftung (GmbH)	25
2.9.5	Verein	25
2.9.6	Gesellschaftsvertrag	27
3	**Kriterien guter Dokumentation**	**29**
3.1	Die Akte	29
3.2	Der Eintrag	29
3.3	Formale Anforderungen	30
3.3.1	Klare Formulierungen	30
3.3.2	Abkürzungen	30
3.3.3	Ausführliche Dokumentation	31
3.3.4	Zeitnahe Dokumentation	31
3.3.5	Zeitangaben	32
3.3.6	Wer dokumentiert?	32
3.3.7	Schreibmaterial	33
3.4	Dokumentationssystem	33
3.4.1	Formblatt versus Fließtext	33
3.4.2	Elektronische Dokumentation	35
3.5	Standards	35
3.5.1	Verbindlichkeit von Standards und Vorgaben	37
3.5.2	Erstellen und Überarbeiten eines Standards	39
3.6	Dokumentation und Qualitätsmanagement	41
3.6.1	PDCA-Zyklus	41
3.6.2	QM-System	43
3.6.3	Dokumentation als Mittel von Qualitätsmanagement	43
3.7	Kooperationen	45
3.7.1	Korrespondenz mit anderen Leistungserbringerinnen	45
3.7.2	Zusammenarbeit mit der Ärztin in der Freiberuflichkeit	46
3.7.3	Zusammenarbeit in der Klinik	47
4	**Dokumentation in den verschiedenen Tätigkeitsfeldern**	**49**
4.1	Anamnese	49
4.1.1	Psychosoziale Anamnese	49
4.1.2	Ernährung und Bewegung	50
4.2	Aufklärung	50
4.2.1	Wie aufklären?	50
4.2.2	Zeitpunkt der Aufklärung	51
4.2.3	Verzicht auf Aufklärung	51
4.2.4	Aufklärung vor einer außerklinischen Geburt	51
4.2.5	Sicherungsaufklärung	53
4.2.6	Wirtschaftliche Aufklärung	54
4.2.7	Aufklärung während der Geburt	54

4.3	Betreuung in der Schwangerschaft	55	5.1.4	Gefahrensituation durch Überlastung	112
4.3.1	Beratung	55	5.2	Notfallsituationen	114
4.3.2	Vorgespräch	56	5.2.1	Blutung nach der Geburt	116
4.3.3	Schwangerenvorsorge	57	5.2.2	Reanimation des Neugeborenen	116
4.3.4	Hilfe bei Beschwerden und Wehen	59	5.2.3	Schulterdystokie	118
4.4	Kurse	60	5.3	Sonderfälle in der Dokumentation	120
4.5	Geburtshilfe	61	5.3.1	Nachtrag	120
4.5.1	Beobachtungen und Untersuchungen	61	5.3.2	Wenn Hebamme und Ärztin nicht gleicher Meinung sind	121
4.5.2	Herztonkontrolle mit CTG und Auskultation	64	5.3.3	Die Kollegin handelt fragwürdig	122
4.5.3	Die einzelnen Phasen der Geburt	68	5.3.4	Falsche Eintragungen	122
4.5.4	Darstellung des Geburtsverlaufs	72	5.4	Besondere Situationen in der Betreuung	124
4.5.5	Wassergeburt	74	5.4.1	Probleme in der Verständigung	124
4.5.6	Besonderheiten bei außerklinischen Geburten	76	5.4.2	Kulturelle, religiöse, weltanschauliche Besonderheiten	124
4.6	Wochenbett und Stillzeit	79	5.4.3	Fehlendes Einvernehmen mit der Frau	125
4.6.1	Beratung	80	5.4.4	Die Frau lehnt dringend notwendige Maßnahmen ab	126
4.6.2	Beobachtungen	87	5.4.5	Die Frau geht gegen den Rat der Hebamme oder der Ärztin nach Hause	127
4.6.3	Das Neugeborene	90	5.4.6	Schwierige Situationen mit Begleitpersonen	128
4.7	Laborbefunde	95	5.4.7	Frau möchte Befund nicht in Dokumentation aufnehmen lassen	128
4.7.1	Befundrücklauf und Dokumentation	95			
4.7.2	Serologische Untersuchungen	95			
4.7.3	Untersuchungen zur Risikoabklärung	97	6	Erste Hilfe bei Haftpflicht- und strafrechtlichen Ansprüchen	131
4.8	Arzneimittelgaben und Maßnahmen	100	6.1	Kommunikation	131
4.8.1	Verschreibungspflichtige, ohne Rezept erhältliche Arzneimittel	100	6.2	Vervollständigen und Kopieren der Akte	132
4.8.2	Ärztlich verordnete Arzneimittel	101	6.3	Gedächtnisprotokoll	133
4.8.3	Alternative Behandlungsmethoden	102	6.4	Schadensmeldung	133
4.9	Dokumente, die die Frau bekommt	104	6.5	Einsichtnahme und Herausgabe der Behandlungsdokumentation	135
4.9.1	Mutterpass	104		Anforderung der Akte durch die Eltern	135
4.9.2	Kinder-Untersuchungsheft	106			
4.9.3	Standesamtliche Meldung	106			
4.9.4	Bescheinigungen	106		Einsichtnahme durch einen Rechtsanwalt oder die Krankenkasse	135
4.9.5	Merkblätter	106			
4.10	Familienhebamme	107			
5	Besondere Situationen	109			
5.1	Gefährliche Situationen	109			
5.1.1	Umgang mit Fehlern und Beschwerden	109			
5.1.2	Risikomanagement	110			
5.1.3	Unfall	111		Beschlagnahme durch die Polizei	136

6.6	Zusammenarbeit der Hebamme mit ihrem rechtlichen Vertreter im Zivilverfahren	136	
6.7	Das Verhalten als Zeugin oder Beschuldigte im Strafverfahren	137	
6.8	Fallbesprechung	137	
6.9	Supervision und psychologische Beratung	138	
6.10	Die Gutachterinnenkommission des Deutschen Hebammenverbandes	138	
6.11	Die Rechtsstellen der Hebammenverbände	139	

Anhang	141
Glossar	142
Literatur	143
Abkürzungsverzeichnis	145
Abbildungsnachweis	148
Adressen	148
Stichwortverzeichnis	149

Einleitung

Schriftliches über, für und von Hebammen

Der Beruf der Hebamme ist einer der ältesten der Welt. So finden sich Aufzeichnungen **über** Hebammen schon ca. 1700 Jahre v. Chr. in den Papyrusrollen der Ägypter. Das erste Lehrbuch für Hebammen stammt aus dem Jahr 117 n. Chr. Aufzeichnungen **für** Hebammen reglementierten oft deren Berufsausübung und legten ihnen besondere Pflichten auf. Voraussetzung für Aufzeichnungen **von** Hebammen ist, dass Hebammen überhaupt lesen und schreiben können, was in vielen Teilen der Welt auch heute noch nicht selbstverständlich ist.

Überhaupt etwas aufschreiben zu können und zu dürfen, ist also eine Errungenschaft, ein schwer erkämpftes Recht der Hebammen. Mündlich überliefertes Wissen verändert sich, steht nur einem kleinen Teil der Frauen zur Verfügung, und sein Transfer lässt sich unterbinden, z.B. im Mittelalter, als Hebammen besonderer Verfolgung durch Hexenprozesse ausgesetzt waren. In diesen Geschehnissen liegt die Ursache, weshalb die Geschichte der Geburtshilfe oft als Geschichte männlicher Geburtshelfer dargestellt wird. Die besondere Aufgabe der Hebamme in der Unterstützung und Betreuung der Frauen findet nur wenig Beachtung und Wertschätzung, wenn sie nicht **von** den Hebammen selbst dargestellt wird. „Wer schreibt, bleibt", sagt ein altes Sprichwort.

Erst im 17. Jh. folgten die Lehrbücher der Hebammen Louise Bourgeois in Frankreich und Justine Siegemund in Deutschland. Sie geben uns Einblicke in die hohe Kunst und das tiefe Wissen, welches damals bereits bestand.

Lange Zeit gab es nur ein einziges Hebammenlehrbuch, das sich in erster Linie mit den medizinischen Aspekten von Geburten beschäftigte (Martius). Was in der Hebammenarbeit wichtig war, wurde mündlich weitergegeben bzw. wurde von der Hebammenschülerin „erfühlt". Mitte der 1990er-Jahre erschienen gleich zwei Hebammenlehrbücher, die sich deutlich mehr mit den typischen Hebammentätigkeiten befassten (Geist, Harder, Stiefel: Hebammenkunde sowie Mändle, Opitz-Kreuter, Wehling: Das Hebammenbuch).

Bis in die späten 1980er-Jahre galt der Grundsatz, dass nur das Besondere und die wesentlichen Fakten dokumentiert werden müssen. Die Dokumentation einer Geburt beschränkte sich bei normalem Verlauf auf wenige Zeilen. Noch 1990 findet sich selbst im damals weit verbreiteten Hebammenlehrbuch von Martius im Stichwortverzeichnis nur der Begriff „Tagebuch", jedoch nicht „Dokumentation". Ausführungen zum Thema Dokumentation tauchen erst in den von Hebammen verfassten Hebammenlehrbüchern von 1995 (Geist et al. und Mändle et al.) auf.

Die Geburtsdokumentation heute nimmt zunehmend Aktenformat an, wobei das für Frau und Hebamme Wesentliche nicht selten in der Fülle der zu dokumentierenden Daten untergeht.

Bis vor einigen Jahren gab es überhaupt nur wenige Bücher zu Hebammenthemen. Heute werden in Büchern und Hebammen-Fachzeitschriften neueste Erkenntnisse beschrieben und zugänglich gemacht. Aus neuen Erfahrungen entstehen wiederum neue Aspekte, die beschrieben werden können. Die Weiterentwicklung der Hebammenarbeit ist unmittelbar abhängig von ihrer Niederschrift.

Darstellen, was Hebammen tun

Was die Hebamme tut, welche Erkenntnisse sie aus Gesprächen und Handlungen gewinnt, was ihr eigentliches Handwerk ist, dies ist für Außenstehende nicht immer leicht nachvollziehbar.

Beispiel

Eine Pfarrerin beschäftigte sich für ihre Weihnachtspredigt mit einem Gemälde, in dem die Geburt Jesu dargestellt war. Auf diesem Bild gab

> es eine weitere weibliche Person, von der die Pastorin vermutete, es könne die Hebamme sein. Sie befragte eine Hebamme darüber, was die hauptsächliche Arbeit einer Hebamme während der Geburt sei. Nach kurzem Überlegen sagte diese: „Raum schaffen, damit das Kind geboren werden kann." Die Pfarrerin freute sich über die ihr zunächst einleuchtende Antwort. Die Hebamme jedoch dachte weiter nach und stellte fest, dass sie nicht benennen konnte, was das ist: „Raum schaffen". Wie geht das eigentlich? Gibt es eine Form des Raum-Schaffens, das alle Hebammen ähnlich machen?

Das Fazit des Beispiels: Die Darstellung der Arbeit nach außen ermuntert zur Selbstreflexion. „Raum schaffen" hat sowohl eine emotionale als auch eine ganz praktische Dimension. Letztere ließe sich, z.B. im Rahmen des Qualitätsmanagements (➢ Kap. 3.6), anhand einer Checkliste „Geburtsort vorbereiten" darstellen. Die Dimension der Leitgedanken bei der persönlichen Betreuung, z.B. störende Einflussfaktoren fernhalten, Ruhe, Bestätigung der Frau etc., können in einem Leitbild zum Ausdruck kommen. Diese „Routinehandlungen" finden sich in der individuellen Dokumentation nicht wieder, darin werden wiederum die Besonderheiten des Einzelfalls besonders beschrieben.

Beim Hebammenkongress 2007 in Leipzig hielt die Hebamme und Pflegewissenschaftlerin Kristin Hähnlein einen Vortrag darüber, wie das Tätigwerden der Hebamme in der Dokumentation sichtbar gemacht werden kann. Anhand des simplen Tastbefundes bei der inneren und äußeren Untersuchung konnte sie durch die akribische Auflistung der zu tastenden Befunde zeigen, welche komplexen Erkenntnisse die Hebamme durch das Abtasten des Bauches, der Zervix und des inneren Beckenraums gewinnen kann. Der Vortrag wurde von den Zuhörerinnen begeistert aufgenommen und hat gezeigt, wie neu der Berufsgruppe der Hebammen das Aufzeigen und Niederlegen ihrer eigenen Arbeit erscheint. Dies ist ein schönes Beispiel, um die Qualität der Hebammenarbeit durch Dokumentation nach außen sichtbar zu machen. (→ 3.7 TaKE@ÄU und → 3.8 TaKE@VU)

Schutz vor Haftpflichtansprüchen

Die Anforderungen an die Dokumentation werden wesentlich beeinflusst durch die Rechtsprechung im Haftungsprozess. Steigende Haftpflichtprämien üben Druck aus, „rechtssicher" zu dokumentieren. Ursula Schroth, Präsidentin des Deutschen Hebammenverbands für die angestellten Hebammen 1983–1989, hatte während ihrer Amtszeit begonnen, sich intensiv mit Haftpflichtansprüchen an Kolleginnen zu beschäftigen. Sie leitete zahlreiche Fortbildungsseminare zum Thema sachgerechte Dokumentation und wurde 1992 von der Bundesdelegiertentagung des Deutschen Hebammenverbandes zur Vorsitzenden der neu gegründeten Gutachterinnenkommission gewählt.

Noch 1990 bewertete sie in einem Artikel über Dokumentation die Formulierung „KHT pos." als ausreichende Dokumentation der kindlichen Herztöne (Deutsche Hebammenzeitung 1990, S. 342–343). Heute soll nach neuester Rechtsprechung alles beschrieben werden, was genau, in welchem Bezug zur Wehe und wie lange gehört wurde, z.B. „HT 124–138 spm, 60 sec nach der Wehe".

Im Jahr 2004 sah die Gutachterinnenkommission des DHV (Fey, Gruber, Knobloch) zusammen mit der Versicherung AXA die Dokumentation schwerwiegender geburtshilflicher Haftungsfälle durch. Dabei stellten sie fest, dass von 70 Berichten nur sechs Berichte gut waren. Die restlichen erfüllten die Anforderungen an nachvollziehbarer Dokumentation nicht. Bei steigenden Haftpflichtansprüchen gegenüber Hebammen hat eine ausführliche Dokumentation also erheblich an Stellenwert gewonnen. Sie ist zu einem wichtigen Beweismittel geworden.

In ärztlichen Gutachten wird die Qualität der Hebammenbetreuung häufig gemessen an den Untersuchungen, die ein Arzt erbracht hätte. Wenn die Hebamme nicht beschreibt, was sie tatsächlich wahrgenommen hat, entsteht für den Leser der Hebammendokumentation der Eindruck, die Hebamme habe keinerlei Instrumente, um sich über den Zustand von Mutter und Kind ein Bild zu machen.

Um sich auf dem neuesten Stand zu halten, empfiehlt sich für jede Hebamme, in regelmäßigen Abständen eine Fortbildung zur Dokumentation zu besuchen.

Beispiel

Nach der Betreuung einer Schwangeren, die über dem errechneten Termin war, wurde einer Hebamme vorgeworfen, sie habe die Frau nicht erneut zum Gynäkologen geschickt. Dieser hatte bereits drei Wochen zuvor Verkalkungen in der Plazenta und eine Fruchtwassermenge „an der unteren Normgrenze" im Ultraschall festgestellt. Nach Ansicht der Gutachter wäre ein weiterer Ultraschall eine Woche nach dem errechneten Termin sinnvoll gewesen. Der Nachweis, dass sich die Hebamme trotz des nicht durchgeführten Ultraschalls sehr wohl ein Bild vom Befinden des Kindes gemacht hatte, konnte nicht erbracht werden. Es fehlten Aussagen über die Fruchtwassermenge, die Beweglichkeit des Kindes bzw. Häufigkeit der Kindsbewegungen, das geschätzte Gewicht des Kindes, die Qualität der Herztöne, welche mit dem Hörrohr oder dem Dopton festgestellt werden können, ebenso wie Aussagen über das Befinden der Mutter und welche Veränderungen diese wahrgenommen hatte.

Gute Dokumentation prägt das Bild einer Situation. Wo dieses Bild unscharf ist, kann es beliebig interpretiert werden. Jede Leserin kann etwas anderes in den Aufzeichnungen erkennen, wenn das Bild der Situation unscharf ist. Wenn es aber scharf ist, lässt es keine Zweifel offen. So soll dokumentiert werden.

Sinn der Dokumentation ist es (➤ Abb. 0.1):

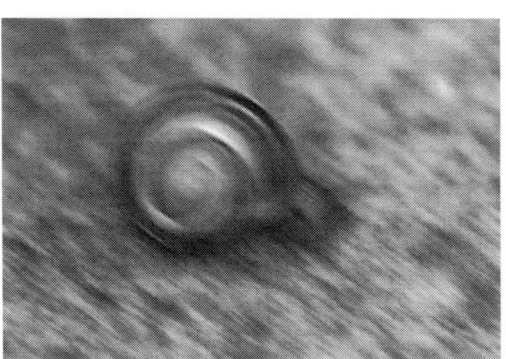

a den Verlauf so klar zu beschreiben, dass nicht interpretiert werden muss, worum es sich handelt,

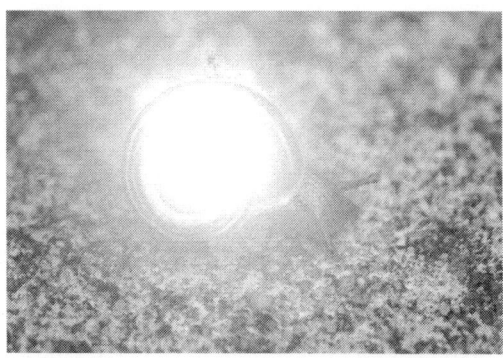

c den Verlauf so zu beschreiben, dass man sich auf das Wesentliche beschränkt und nicht davon ablenkt,

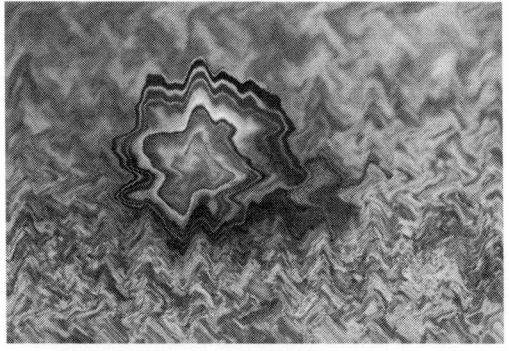

b den Verlauf so zu beschreiben wie er tatsächlich war und ihn nicht zu verfremden,

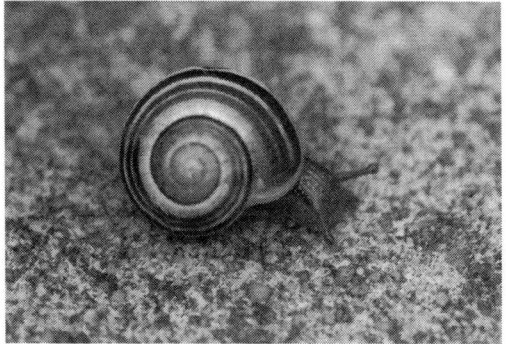

d den Verlauf so zu beschreiben, dass Fachleute wissen, worum es sich handelt! (Und wo die „Dellen" sind!)

Abb. 0.1: Sinn der Dokumentation. [M338]

Einleitung

Zu diesem Buch

Was dokumentiert werden soll, ist abhängig vom Wissensstand der Berufsgruppe, von gesetzlichen Vorgaben und von der Rechtsprechung. Das vorliegende Buch macht den momentanen Status quo der Dokumentation im Hebammenwesen deutlich. Jedoch: Bereits mit dem Erscheinen des Buches wird dieser Status quo weitergedacht und weiterentwickelt. Hier abgebildet ist der Ist-Zustand. Unsere Ausführungen begründen sich auf Gerichtsurteile der letzten 20 Jahre und auf jahrzehntelanger Berufserfahrung. Hebammenwissenschaftliche Evidenzen hierzu liegen jedoch (noch) nicht vor. Wir erheben n i c h t den Anspruch auf universelle Gültigkeit. Uns ist bewusst, dass es eine 100%ig vollständige und rechtssichere Dokumentation nicht gibt. Wir beschreiben, welche Dokumentation aus heutiger Sicht die Hebamme am besten vor (ungerechtfertigten) Vorwürfen schützt. Gleichzeitig hoffen wir, dass Hebammen für sich selbst einen Nutzen im Aufschreiben erkennen. **Wer etwas aufschreibt, wird gelesen und bemerkt.**

Der erste Schritt ist die Sammlung all dessen, was wir beobachten und worüber wir eine Aussage treffen könnten. Im nächsten Schritt überlegen wir, was zusammengefasst und wie das Dokumentieren vereinfacht werden kann, damit Zeit für die eigentliche Aufgabe, die Betreuung der Frau, bleibt.

Dokumentation befindet sich heute im Spagat zwischen dem erwünschten Erfassen des Verlaufs und dem, was Hebammenarbeit ausmacht. Hebammenarbeit unterscheidet sich von der Arbeit anderer Leistungserbringer im Gesundheitssystem. Die Hebammenarbeit findet überwiegend mit Gesunden statt. Im Fokus der Aufmerksamkeit stehen ein gesundheitsfördernder Ansatz, die Stärkung der Eigenkompetenz der Frau und das Handeln unter Berücksichtigung der Perspektive der Frau. Dieser Unterschied, die Arbeit mit Gesunden, führt in der Dokumentation in ein Dilemma, das sich gegenwärtig nicht lösen lässt. Hier spiegelt sich die Schwierigkeit wider, in welcher sich die Verortung der Hebammenarbeit befindet. Einerseits wirken Hebammen innerhalb des medizinischen Systems, andererseits liegt ein Schwerpunkt in der psychosozialen Begleitung der entstehenden Familie. Beides hängt miteinander zusammen und ist in der Hebammentätigkeit nicht voneinander zu trennen. In der rechtlichen Beurteilung, in der Finanzierung von Hebammenleistungen und in den gesetzlichen Grundlagen von Hebammenarbeit werden diese beiden Bereiche – der medizinische und der psychosoziale – nicht zusammen betrachtet. An das heutige Dokumentieren richten sich daher zwei Ansprüche: einerseits die Umsetzung medizinischer und rechtlicher Anforderungen, andererseits zusätzlich die Darstellung des erweiterten Ansatzes des Hebammenberufs, um dessen Weiterentwicklung zu unterstützen.

Wir hoffen, unseren Leserinnen viele Anregungen mitzugeben und wünschen uns, dass Dokumentation als Teil der Hebamenarbeit gesehen und damit die Freude an einer guten Arbeit gefördert wird. (→ Links, ➤ Literatur)

KAPITEL 1

Ziele der Dokumentation

Das Dokumentieren der Hebammentätigkeit hat verschiedene Aufgaben und Ziele.

1.1 Darstellung der Hebammenarbeit

Die Hebamme beobachtet, sie sieht, hört, riecht, ertastet, fühlt und nimmt wahr. Sie berät und ergreift Maßnahmen. Sie stellt fest, welche Auswirkungen ihre Ratschläge und Maßnahmen haben. Durch die Niederschrift wird erkennbar, was Hebammenarbeit ausmacht. Dokumentation fasst das Tätigwerden der Hebamme in Sprache. Sie zeigt die spezifische Kenntnis der Hebamme auf.

Es kann sich eine eigene Fachsprache der Hebamme entwickeln. Eine gemeinsame Fachsprache ermöglicht, Informationen über Schwangere, Gebärende und Wöchnerinnen in Worte zu fassen und so aktuelle und potenzielle Gesundheitsprobleme der Frau einzuschätzen und zu erkennen. Mit der Benennung eines Problems kann die Hebamme eine „Hebammendiagnose" stellen (Cignacco 2006).

Nicht nur die schriftliche Kommunikation mit anderen Berufsgruppen verbessert sich, sondern die schriftliche Fixierung der Hebammentätigkeit schafft die Grundlage für die Entwicklung von Qualitätskriterien für die Hebammenpraxis und ermöglicht so eine professionelle Weiterentwicklung der Hebammenarbeit.

Auf das bereits erarbeitete Wissen können andere Kolleginnen aufbauen und es erweitern.

> Dokumentation zeigt Entwicklungen auf.

Die Dokumentation macht die Arbeit der Hebamme und die von ihr gestellten Diagnosen unterscheidbar zu ärztlichen Diagnosen oder denen anderer Berufsgruppen.

Durch die Darstellung der Hebammenarbeit kann diese gelehrt und erforscht werden. Sie lässt sich durch eine einheitliche Fachsprache besser kommunizieren. Dies ist besonders wichtig bei Übergaben und Entlassung aus dem Krankenhaus.

Die Formulierung einer von der Hebamme gestellten Diagnose macht die darauffolgende Behandlung und Beratung transparent. Dokumentation ist daher eine Voraussetzung, um eine Wissensbasis für klinische Entscheidungen über Hebammeninterventionen zu schaffen. Mit ihr können Gesundheitsziele und Begriffe formuliert werden.

Sie ermöglicht auch ein Klassifikationssystem, das hebammenkundliche Informationen in Datenverarbeitungssysteme integrieren kann.

> Dokumentation macht Hebammenarbeit sichtbar.

1.2 Qualitätssicherung

In der Dokumentation stellt die Hebamme die Qualität ihrer Arbeit dar, weil sie so Arbeitsabläufe und Verläufe sichtbar macht. Bei jedem Besuch der Frau dokumentiert die Hebamme ihre Beobachtungen, ihre Ratschläge und Maßnahmen, so dass sie automatisch die gesamte Betreuung im Verlauf nachvollziehbar macht: Zeigen die Maßnahmen die gewünschte Wirkung? Nimmt die Frau die gegebenen Empfehlungen an und hält sie sie auch ein? Gleichzeitig kann die Hebamme diese Vorgehensweise nutzen, um ihre eigene Arbeit zu überprüfen, z.B. ob sie das Ziel ihrer Betreuung erreicht hat. Sie kann auswerten, was sie besser machen kann, und sie kann aus Fehlern lernen. Dokumentation ist somit ein Hilfsmittel des Qualitätsmanagements der Hebamme (➢ Kap. 3.6).

> Dokumentieren bietet die Chance, die eigene Arbeit zu überprüfen.

In § 135a SGB V (Sozialgesetzbuch) werden die Leistungserbringer im Gesundheitswesen, zu denen genauso wie Ärztinnen, Physiotherapeutinnen und Logopädinnen auch Hebammen gehören, zur Qualitätssicherung verpflichtet (➢ Kap. 3.6). Darin heißt es in Absatz 1: „Die Leistungserbringer sind zur Sicherung und Weiterentwicklung der Qualität der von ihnen erbrachten Leistungen verpflichtet. Die Leistungen müssen dem jeweiligen Stand der wissenschaftlichen Erkenntnisse entsprechen und in der fachlich gebotenen Qualität erbracht werden."

Diese Anforderungen sind auch in den Berufsordnungen der Länder und den Verträgen nach § 134a zur Versorgung mit Hebammenhilfe festgelegt. Die Hebamme sollte die Qualität ihrer Arbeit durch Fortbildung und Qualitätsmanagement stetig verbessern. Gerade neue wissenschaftliche Erkenntnisse verändern die Anforderungen an die Dokumentation. Musste die Hebamme z.B. früher besondere Sorgfalt auf die Entleerung der „Milchseen" in der Brust legen, so ist dies heute nicht mehr nötig, da man inzwischen weiß, dass diese „Milchseen" gar nicht existieren. Hebammen widmen sich heute vermehrt der Interaktion von Mutter und Kind. Deshalb hat sich auch die Dokumentation verändert hin zu einer detaillierten Beschreibung des Stillvorgangs und der dabei stattfindenden Interaktionen zwischen Mutter und Kind.

> Dokumentation ist ein Hilfsmittel der Qualitätssicherung.

1.3 Arbeitshilfe und -entlastung

Dokumentation schafft eine Struktur im Arbeitsalltag der Hebamme und entlastet sie dadurch. Ein gutes Formular führt durch die Betreuung der Frau und hilft, dass die Hebamme nichts Wichtiges vergisst. So kann sie sich voll und ganz auf das Wesentliche ihrer Arbeit konzentrieren.

> Dokumentation ist ein Arbeitsmittel.

Ferner dient Dokumentation auch dazu, Informationen festzuhalten, um die Zusammenarbeit mit einer Kollegin oder einer Ärztin zu erleichtern. Arbeiten Kolleginnen beispielsweise in einer Hebammenpraxis oder in einem Geburtshaus zusammen, so wird der Betreuungsverlauf auch dann deutlich und nachvollziehbar, wenn mehrere Kolleginnen an der Betreuung beteiligt sind. Im Falle einer Vertretung kann die Hebamme die Akte der Frau übergeben, so dass die zuständige Vertreterin über den bisherigen Verlauf informiert ist und ihre eigenen Beobachtungen eintragen kann.

Bei der Zusammenarbeit mit einer niedergelassenen Kinderärztin, die z.B. die U2 nach einer ambulanten Geburt durchführt, kann die Hebamme die Ärztin mithilfe eines entsprechenden Formulars oder eines kurzen formlosen Begleitschreibens über das Neugeborene informieren. Dies unterstützt die Ärztin darin, den Zustand des Kindes einzuschätzen. Wichtig ist hier auch, die Bestimmungen zur Schweigepflicht (➢ Kap. 2.5) zu beachten.

1.4 Erleichterung der Abrechnung

Für freiberuflich tätige Hebammen erleichtert eine gute Dokumentation die Abrechnung. Eine gute Systematik verkürzt die Zeit, die zur Abrechnung benötigt wird und hilft dabei, erbrachte Leistungen auch in Rechnung zu stellen. In das Dokumentationsformular kann die Hebamme die zutreffende Abrechnungsziffer gleich mit eingetragen; so muss sie bei der Rechnungserstellung nicht noch einmal nachlesen, was sie geschrieben hat, um zu entscheiden, ob es sich bei der erbrachten Leistung etwa um eine Beratung oder Hilfe bei Beschwerden gehandelt hat.

Ein weiteres wichtiges Ziel der Dokumentation ist der Nachweis der Abrechnungsfähigkeit, da die Krankenkassen zunehmend die Abrechnungen ihrer Leistungserbringer detailliert überprüfen. Die Krankenkassen dürfen den Medizinischen Dienst des Spitzenverbandes Bund (MDS) beauftragen, nach Einwilligung der Versicherten Einsicht in die Dokumentation ihrer Leistungserbringerin zu nehmen. In den Aufzeichnungen der Hebamme muss daher eindeutig erkennbar sein, welche Leistung sie erbracht hat.

Bei einer Formulierung wie „Rückenschmerzen in LW → Gymnastik" wird nicht deutlich, ob die Hebamme der Schwangeren nur zur Gymnastik geraten hat, was sie als Beratung berechnen kann, oder ob die Hebamme mit der Schwangeren Gymnastikübungen durchgeführt hat, was sie als Hilfe bei Schwangerschaftsbeschwerden abrechnen kann. Fragt nun die Krankenkasse anlässlich einer Rechnungsprüfung bei ihrer Versicherten nach und diese bestreitet, bestimmte Leistungen von der Hebamme erhalten zu haben, z.B. weil sie sich nicht mehr erinnert, kann die Hebamme durch eine konsequent nachvollziehbare Dokumentation ihre Leistung belegen. In dem erwähnten Beispiel sollte die Hebamme die Art der Rückenschmerzen benennen, eine Diagnose stellen (soweit dies in ihrem beruflichen Rahmen möglich ist) und ausführen, welche Übungen sie der Frau gezeigt bzw. mit ihr durchgeführt hat.

> Im Niedergeschriebenen ist erkennbar, welche Leistung die Hebamme erbracht hat.

1.5 Haftungsrechtliche Absicherung

„Sie dokumentieren für den Staatsanwalt", so ein trockenes Zitat des Justiziars des Deutschen Hebammenverbandes. Die Dokumentation ist ein wichtiger Nachweis dafür, sorgfältig gehandelt zu haben. Sie hat eine bedeutende Beweisfunktion in einem Zivil- und Strafprozess und gilt – gerade in ihrer handschriftlichen Form – als Urkunde. Wer in unserem Rechtssystem der Ansicht ist, er sei falsch behandelt worden, und deshalb Schadensersatz fordert, muss darlegen und beweisen, dass die Beklagte fehlerhaft gehandelt hat. In medizinischen Fällen versucht die Klägerin mithilfe eines Gutachtens nachzuweisen, dass ein Behandlungsfehler als Ursache für den eingetretenen Schaden vorliegt. Grundlage eines Gutachtens ist, neben den Aussagen der Klägerin, die Dokumentation über das Tätigwerden der medizinischen Fachkraft, hier der Hebamme. Fehlen wichtige Aufzeichnungen, kommt die Hebamme in Beweisnöte. Was nicht dokumentiert wurde, gilt als nicht erbracht. Hat die Hebamme die Abläufe nachvollziehbar und glaubhaft dokumentiert, so trägt dies entscheidend zu ihrer Entlastung bei (➤ Abb. 1.1).

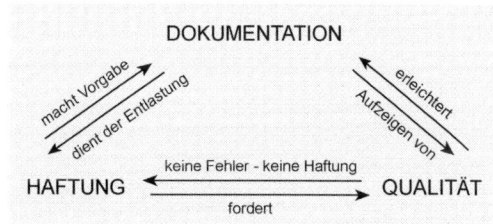

Abb. 1.1 Wie Dokumentation, Qualität und Haftung zusammenhängen.

> Durch ihre Dokumentation weist die Hebamme nach, dass sie ihre Leistung sorgfältig erbracht hat.

Aufgaben und Ziele von Dokumentation
- Darstellung der Hebammentätigkeit
- Qualitätssicherung
- Arbeitshilfe und -entlastung
- Erleichterung der Abrechnung
- Haftungsrechtliche Absicherung.

KAPITEL 2

Rechtliche Grundlagen

Rechtliche Grundlagen für die Dokumentation sind definiert in Gesetzestexten und entstanden durch Gerichtsurteile.

2.1 Hebammengesetz und -Berufsordnungen

Die Pflicht zur Dokumentation gehört zu den Berufspflichten der Hebamme. Sie ist im **Hebammengesetz** und in den **Hebammen-Berufsordnungen** bzw. den Hebammengesetzen der Länder verankert (→ 2.1 Gesetzestexte).

Im Hebammengesetz (HebG vom 4. Juni 1985) ist die Dokumentation als eines der Ausbildungsziele definiert.

> **§ 5 Ausbildung**
> Die Ausbildung soll insbesondere dazu befähigen, Frauen während der Schwangerschaft, der Geburt und dem Wochenbett Rat zu erteilen und die notwendige Fürsorge zu gewähren, normale Geburten zu leiten, Komplikationen des Geburtsverlaufs frühzeitig zu erkennen, Neugeborene zu versorgen, den Wochenbettverlauf zu überwachen und eine Dokumentation über den Geburtsverlauf anzufertigen (Ausbildungsziel).

Die näheren Bestimmungen in den Berufsordnungen sind sehr unterschiedlich beschrieben. Während in manchen Berufsordnungen nur allgemeine Formulierungen zu finden sind, beschreiben andere detailliert, was zu dokumentieren ist. So heißt es im Sächsischen Hebammengesetz (SächsHebG) vom 9. Juli 1997, Stand 3. Mai 2003:

> **§ 7 Dokumentationspflicht**
> (1) „Hebammen haben die in ihrer beruflichen Tätigkeit getroffenen Feststellungen und Maßnahmen zu dokumentieren. Anhand der Dokumentation müssen sämtliche Vorgänge nachvollziehbar sein."

Sehr ausführlich wird die Pflicht zur Dokumentation beispielsweise in der → 2.2 Thüringer Berufsordnung für Hebammen und Entbindungspfleger vom 24. November 1998 und in der Berufsordnung für Hebammen und Entbindungspfleger in Nordrhein-Westfalen (HebBO NRW) vom 4. Mai 2002 beschrieben. In beiden finden sich in den Anlagen „Richtlinien für die Dokumentation der Hebammenhilfe".

2.2 Vertrag nach § 134a SGB V

Die Dokumentationspflicht wurde auch in den **Vertrag über die Versorgung mit Hebammenhilfe** nach § 134a SGB V zwischen den Berufsverbänden der Hebammen und den Spitzenverbänden der Krankenkassen aufgenommen. Es wird darauf hingewiesen, dass die Dokumentation, wie sie in den Berufsordnungen vorgeschrieben ist, ausgeführt werden muss. Außerdem soll der bisherige Versorgungsverlauf für mitbetreuende Fachkräfte transparent gemacht werden. So heißt es dort in:

> **§ 6 Abs. 1**
> „Die Hebamme meldet sich vor der erstmaligen Leistungserbringung nach diesem Vertrag bei dem für sie zuständigen Gesundheitsamt gemäß der jeweiligen Landesberufsordnung an und führt die vorgeschriebenen Dokumentationen."

und in:

> **§ 9 Abs. 3 Prozessqualität**
> (3) „Die Hebamme ist darüber hinaus verpflichtet, zur Sicherstellung einer ggf. erforderlichen Mit- oder Weiterversorgung durch andere Leistungserbringer (z.B. andere Hebammen, Kliniken, Gynäkologen, Kinderärzte) die zur Weiterversorgung notwendigen Angaben des Versorgungsverlaufes zu dokumentieren und der Versicherten zuzuleiten."

2.3 Behandlungsvertrag

Jede Betreuung durch eine Hebamme basiert auf einem Behandlungsvertrag, den die Frau mit der Hebamme eingeht. Dieser kommt stillschweigend, d.h. also ohne Worte zustande, sobald die Frau eine Hebamme in Anspruch nimmt. Eine schriftliche Vereinbarung ist deshalb nicht unbedingt nötig. Der Behandlungsvertrag ist ein Sonderfall des allgemeinen Dienstvertrags, der in § 611 ff. BGB geregelt ist. Im Dienstvertrag wird derjenige, der Dienste zusagt, zur Leistung der versprochenen Dienste verpflichtet. Derjenige, der Dienste erhält, ist zur Gewährung der vereinbarten Vergütung verpflichtet. Die Hauptpflicht aus dem Behandlungsvertrag auf Seite der Hebamme ist eine fachgerechte Durchführung der Betreuung und Behandlung. Fach- oder kunstgerechte Durchführung („lege artis") meint eine Durchführung nach dem aktuellen Stand des Wissens und nach der Notwendigkeit. Dies erfordert von der Hebamme eine kontinuierliche Fortbildung.

> Die Dokumentation weist die fachgerechte Durchführung der Betreuung und Behandlung nach.

Neben der Hauptpflicht gibt es Nebenpflichten aus dem Behandlungsvertrag, die sich aus anderen Gesetzen ergeben und in Urteilen interpretiert oder bestätigt wurden. In der Rechtsprechung gibt es nur wenige Urteile, die sich direkt auf die Berufsausübung der Hebamme beziehen. Die Rechtsprechung über das Tätigwerden von Ärzten oder Pflegenden kann jedoch häufig auf die Hebammentätigkeit übertragen werden.

Zu den **Nebenpflichten der Hebamme** gehören:
- Aufklärung (≫ Kap. 4.2)
- Dokumentation
- Anzeigepflicht (z.B. Anmeldung des Kindes beim Standesamt, wenn die Eltern dazu nicht in der Lage sind)
- Meldepflicht (z.B. gegenüber dem Gesundheitsamt beim Vorliegen bestimmter Infektionskrankheiten)
- Schweigepflicht (≫ Kap. 2.5)
- Datenschutz (≫ Kap. 2.6)
- Aufbewahrung der Akte (≫ Kap. 2.7)
- Weiterbildung.

Nebenpflichten der Frau sind:
- Zahlung der Leistungen, wenn sie privat versichert ist
- Vorlage einer gültigen Versichertenkarte, wenn sie gesetzlich versichert ist
- Mitwirkung an der Behandlung

Die Hebamme kann die weitere Behandlung verweigern, wenn die Frau ihren Pflichten aus dem Behandlungsvertrag nicht nachkommt. Dies ist z.B. der Fall, wenn

- sie wesentliche Ratschläge der Hebamme nicht befolgt (z.B. das Kind einem Kinderarzt vorzustellen)
- sie die Abrechnung der Hebamme unmöglich macht (z.B. keine Vorlage einer Versichertenkarte, Verweigerung der Quittierung einer Leistung).

Dass Dokumentation eine vertragliche Nebenpflicht sei, stellte der Bundesgerichtshof (BGH) 1978 in einem Urteil fest. Aus dem Arzt- bzw. Krankenhausaufnahmevertrag und der allgemeinen ärztlichen Behandlungspflicht ergäbe sich eine ausführliche, sorgfältige und vollständige Dokumentation der Operation einschließlich der pflegerischen Maßnahmen (BGH, NJW 1978, 2337).

Weitere Urteile ergingen über die Art bzw. den Umfang der Dokumentation:
- Die Dokumentation kann schlagwortartig sein (BGH, NJW 1984, 1403) (≫ Kap. 3.3)
- Die Dokumentation kann eingeschränkt sein bei Anwendung von Standards (BGH, MedR 1986, 324) (≫ Kap. 3.5)
- Routinemaßnahmen müssen nicht dokumentiert werden (OLG Oldenburg, MedR 1991, 203) (≫ Kap. 3.3).

Wie eingangs beschrieben, kommt ein Behandlungsvertrag automatisch zustande, wenn die Frau die Hebamme in Anspruch nimmt. Insofern ist ein **schriftli-**

cher **Behandlungsvertrag** nicht zwingend notwendig. Dieser stellt jedoch sicher, dass beiden Seiten der Vertragsinhalt genau bekannt und dies auch nachweisbar ist. Verzichtet die Hebamme auf einen schriftlichen Behandlungsvertrag, so muss sie neben dem Betreuungsverlauf auch dokumentieren, welche allgemeinen Regelungen sie mit der Frau vereinbart hat.

Der Abschluss eines schriftlichen Behandlungsvertrages ist immer dann zu empfehlen, wenn Regelungen erforderlich sind, die die Frau eventuell finanziell belasten oder die sehr komplex sind. Dies ist z.B. der Fall bei:

- Privatversicherten und Selbstzahlern
- Anmeldung zu einem Kurs
- Vereinbarung einer Rufbereitschaftspauschale
- Tätigwerden mehrerer Personen (Hebammengemeinschaft, Kooperation mit einer Ärztin) (➢ Kap. 2.9, ➢ Kap. 3.7)
- Bei einer Geburt in einer von Hebammen geleiteten Einrichtung ist der Abschluss eines Behandlungsvertrages gemäß den Verträgen mit den Krankenkassen vorgeschrieben.

> Ein schriftlicher Behandlungsvertrag erspart eine aufwändige Dokumentation des Besprochenen.

In einem Behandlungsvertrag werden alle Hebammenleistungen aufgeführt, die die Hebamme anbietet bzw. die die Frau in Anspruch nehmen möchte. Durch ihre Unterschrift verpflichtet sich die Frau zur Zahlung der in Anspruch genommenen Leistungen, soweit es sich um Leistungen handelt, die der Krankenkasse nicht in Rechnung gestellt werden können.

Im Behandlungsvertrag hält die Hebamme die **besprochenen Vereinbarungen** fest. Im Allgemeinen sind dies:

- Benennung der vertragsschließenden Parteien (wichtig vor allem bei Gemeinschaften ➢ Kap. 2.9)
- Verantwortlichkeit, Haftung entsprechend der Rechtsform
- Erreichbarkeit
- Vertretungsregelung
- Einwilligung zur Datenweitergabe bei Vertretung/Kooperation, Verlegung, Nutzung einer Abrechnungszentrale
- Anwesenheit von Schülerinnen und Praktikantinnen.

Bestandteile eines Behandlungsvertrages zur **Anmeldung zum Kurs** können sein:

- Regelung zur Bezahlung der Gebühr bei Absage der Teilnahme
- Bezahlung für Stunden, an denen die Frau nicht teilgenommen hat
- Partnergebühr
- Ausfall und Ersatztermine für Stunden, die aus einer Ursache, die die Hebamme zu vertreten hat, ausgefallen sind
- Inhalte des Kurses.

Bestandteile eines Vertrages für die **Geburt** können sein:

- Leistungen der Hebamme
- Erreichbarkeit
- Vertretungsregelung
- Rufbereitschaftspauschale
- Haftung entsprechend der Rechtsform
- Hinzuziehung einer Ärztin
- Modalitäten bei Komplikationen und Verlegung
- Bestätigung über die Aufklärung zur Geburt
- Einwilligung zur Datenweitergabe bei Verlegung, Vertretung, Perinatalerhebung.

Für die Geburt in einer außerklinischen von Hebammen geleiteten Einrichtung befindet sich ein → 2.3 Behandlungsvertrag (Muster) in der Anlage zum Vertrag mit den Krankenkassen. Auch Berufsverbände, Softwarehersteller für die Abrechnung, Abrechnungszentralen und Verlage stellen Muster zur Verfügung. Verwendet die Hebamme Musterverträge, muss sie darauf achten, dass diese den tatsächlichen Gegebenheiten angepasst werden.

> Schließen Hebamme und Frau einen stillschweigenden Behandlungsvertrag ab, muss die Hebamme die Inhalte zu den mündlich getroffenen Vereinbarungen dokumentieren.

2.4 Patientenrechte

Dokumentation ist auch ein Patientenrecht. Den Patientenrechten liegen eine Vielzahl von Gesetzen und Normen zugrunde, die damit auch die Rechte der Frau in der Hebammenbetreuung betreffen. Sie leiten sich ab aus den Grundrechten unserer Verfassung, insbesondere den Rechten auf körperliche Unversehrtheit und Selbstbestimmung. So ist beispielsweise jeder Heileingriff gemäß § 223 StGB zunächst eine Körperverletzung. Erst durch die Einwilligung der Patientin in den Eingriff wird dieser straffrei. Die Frau kann aber nur dann ihr Selbstbestimmungsrecht ausüben, wenn sie weiß, welche Folgen eine Entscheidung für oder gegen eine Maßnahme hat. Daraus ergibt sich die Aufklärungsverpflichtung (➢ Kap. 4.2) der Hebamme gegenüber der Frau.

> **!** Dokumentation ist ein Patientenrecht.

In der Broschüre „Patientenrechte in Deutschland", herausgeben vom Bundesministerium für Gesundheit und Soziale Sicherung und vom Bundesministerium der Justiz, sind die Patientenrechte verständlich zusammengefasst. Darin heißt es unter anderem: „Die wichtigsten diagnostischen und therapeutischen Maßnahmen, z.B. Diagnoseuntersuchungen, Funktionsbefunde, […] Medikation, […] Behandlungspflege, Abweichung von der Standardbehandlung und Verlaufsdaten (z.B. Aufklärung bzw. Verzicht auf eine Aufklärung durch den Patienten, […] Besonderheiten im Behandlungsverlauf) sind zu dokumentieren." Eine Aufzeichnung in Stichworten reicht aus, sofern diese für mit- oder weiterbehandelnde Fachkräfte verständlich sind (➢ Kap. 3.3).

> **!** Aus der Dokumentation und dem Umgang mit Dokumenten muss ersichtlich sein, dass die Rechte der Frau bei der Betreuung durch die Hebamme gewahrt wurden.

2.5 Schweigepflicht

Die Hebamme unterliegt ebenso wie einige andere Berufsgruppen (z.B. Ärzte, Pflegepersonal, Rechtsanwälte, Steuerberater, Sozialarbeiter, Amtsträger) der Schweigepflicht. Diese rechtliche Verpflichtung ergibt sich aus der Tatsache, dass jede Person ein Recht auf Schutz ihrer Privat- und Intimsphäre hat. Deshalb dürfen Personen, die der Schweigepflicht unterliegen, ihnen anvertraute Geheimnisse nicht an Dritte weitergeben.

Die Hebamme ist gemäß § 203 Strafgesetzbuch (StGB) streng verpflichtet zur Verschwiegenheit über alle Geheimnisse, die ihr im Rahmen ihrer Berufsausübung anvertraut wurden oder sonst bekannt geworden sind. Die Bedeutung der Schweigepflicht ist sehr hoch anzusiedeln, da auf ihr das Vertrauen beruht, das die Frau der Hebamme entgegenbringt. Die Schweigepflicht umfasst sowohl Umstände, die sich direkt aus der Betreuung ergeben als auch alle Umstände aus dem persönlichen Bereich der Frau, die sie der Hebamme erzählt oder die diese beobachtet. Allein die Tatsache, dass die Hebamme eine Frau überhaupt betreut, fällt schon unter die Schweigepflicht.

> Die Verletzung der Schweigepflicht hat neben zivil- und arbeitsrechtlichen auch strafrechtliche Konsequenzen (§ 203 Strafgesetzbuch StGB): Ein Verstoß gegen die Schweigepflicht wird mit Freiheitsstrafe bis zu einem Jahr oder mit Geldstrafe bestraft, wenn die Offenbarung der Geheimnisse unbefugt erfolgt.

Die Schweigepflicht der Hebamme gilt auch gegenüber:
- der behandelnden Ärztin
- anderen Hebammen
- Familienangehörigen
- den Eltern einer minderjährigen Schwangeren
- neuen Partnern der Frau oder des Mannes in Bezug auf vorangegangene Betreuungen
- Polizei und Gericht
- Ämtern und Behörden.

Beispiel

Fallbeispiel

Eine Frau ruft bei einer Hebamme an: Sie suche eine Hebamme, die sie bei einer Hausgeburt begleiten würde. Es seien noch vier Wochen bis zum errechneten Termin. Weiter berichtet die Frau, sie habe bereits mit drei anderen Hebammen gesprochen. Eine der Hebammen, deren Namen sie benennt, habe ihr gerade aus wenig nachvollziehbaren Gründen abgesagt. Nun sei ihr von einer Bekannten die kontaktierte Hebamme wärmstens empfohlen worden. Die Hebamme vereinbart einen Termin mit der Frau. Zwei Tage später ruft die Hebamme die Frau an und sagt ebenfalls ab. Sie habe mit den anderen Kolleginnen gesprochen, die alle eine Betreuung der Frau ablehnen. Deshalb wolle sie die Frau ebenfalls nicht betreuen. Die Frau reicht daraufhin eine Beschwerde beim Gesundheitsamt ein, da die Hebamme durch das Gespräch mit den anderen Hebammen die Schweigepflicht gebrochen hat.

Eine weitere typische Situation kommt öfter in Geburtsvorbereitungs- oder Rückbildungskursen vor: Ohne das ausdrückliche Einverständnis der Frau darf die Hebamme nichts über andere Teilnehmerinnen erzählen, selbst wenn es sich um ein „freudiges Ereignis" handelt und eine Teilnehmerin glücklich geboren hat. Die Kursleiterinnen sollten daher zu Beginn des Kurses kurz auf die Schweigepflicht eingehen. Möchten die Teilnehmerinnen untereinander Informationen austauschen, so können sie eine Telefonkette initiieren, bei der die Mutter selbst oder der Vater die Informationen weitergibt, die sie weitergeben möchten.

> Vorsicht ist geboten bei der Darstellung anonymisierter Fallbeispiele im Kurs. Häufig gelingt es einer Teilnehmerin, aus der besonderen Art des Falles Rückschlüsse auf die Identität der Betroffenen zu schließen. Auch in diesem Fall hat die Hebamme gegen die Schweigepflicht verstoßen.

2.5.1 Offenbarungsbefugnisse

Es gibt vier Situationen, in denen die Hebamme von der Schweigepflicht rechtmäßig entbunden ist. In diesen Fällen ist sie befugt, die ihr anvertrauten Geheimnisse zu offenbaren (Offenbarungsbefugnis).

1. Offenbarungsbefugnis: die Einwilligung der Frau

Die Hebamme darf Informationen weitergeben, wenn die betreffende Person dazu einwilligt. Das Einverständnis der betreuten Frau holt die Hebamme möglichst schriftlich ein.

___ Beispiel ___
Einwilligungserklärung

Ich .... (Name der Frau) entbinde die Hebamme .... (Name der Hebamme) von der Schweigepflicht gegenüber:
- Mit- und weiterbetreuenden Ärzten und Kliniken (Namen)
- Hebammen, die in Vertretung der Hebamme .... tätig werden

In diesen Fällen bin ich auch mit der Weitergabe von Befunden und Untersuchungsergebnissen einverstanden.

Datum, Unterschrift der Frau

Die Hebamme kann die Einwilligung der Frau zur Weitergabe von Informationen an mit- und weiterbehandelnde Personen auch im Rahmen des Behandlungsvertrages (➤ Kap. 2.3) einholen.

Ein schriftliches Einverständnis einzuholen ist auch dann sinnvoll, wenn mehrere Hebammen zusammenarbeiten oder die Hebamme mit einer Ärztin in einer Praxisgemeinschaft zusammenarbeitet (➤ Kap. 2.9, ➤ Kap. 3.7).

Wenn die Hebamme eine Einzelpraxis betreibt und sie nur im Verhinderungsfall mit einer anderen Kollegin zusammenarbeitet, darf sie nur dann personenbezogen die Kollegin informieren, wenn die Frau ihr Einverständnis dazu gegeben hat. Eine telefonische Einverständniserklärung ist im Notfall ausreichend (z.B. bei Krankheit). Die Hebamme dokumentiert den Inhalt des Gesprächs in Stichworten.

___ Beispiel ___
„23.2.08, 10.00, Tel., bin krank, Vertretung macht Heb. Müller, Frau ist mit Übergabe einverstanden".

2. Offenbarungsbefugnis: die mutmaßliche Einwilligung der Frau

Die Hebamme verstößt nicht gegen die Schweigepflicht, wenn sie eine mutmaßliche Einwilligung der Frau unterstellt, d.h. die Offenbarung vermutlich im Interesse der Betroffenen ist, ohne dass diese gefragt werden kann, wie z.B. bei einer eiligen Verlegung.

> **Beispiel**
>
> Die Hebamme beobachtet bei der vaginalen Untersuchung einen Blasensprung bei vollständigem Muttermund. Nahezu im selben Moment schiebt sich eine Nabelschnurschlinge durch die Scheide vor. Die Hebamme hat keine Hand frei, weil sie den Kopf des Kindes hochschiebt. Die Hebamme lässt sofort den Rettungswagen rufen und telefoniert anschließend mit dem Krankenhaus, um über die Frau und die Situation zu berichten, während der Partner der Frau ihr den Telefonhörer an das Ohr hält.

In einer solchen Situation ist kaum Zeit für die Rückfrage, ob die Hebamme denn dem Krankenhaus über die Situation berichten darf. Wenn die Hebamme einen schriftlichen Behandlungsvertrag mit der Frau abgeschlossen hat, kann sich die Hebamme bereits im Vorfeld das Einverständnis für solche Situationen einholen.

3. Offenbarungsbefugnis: die gesetzlichen Offenbarungspflichten und -rechte

Einsichtsrecht

Die Hebamme ist dazu verpflichtet, den von ihr betreuten Frauen Auskunft über deren eigene personenbezogene Daten zu erteilen. Die Betreuten können von der Hebamme verlangen, Einsicht in die Originalunterlagen zu nehmen (BGB § 810, Einsicht in Urkunden). Die Hebamme hat der Frau also Einsicht in die Originaldokumentation zu gewähren. Die Einsicht in die Originalakten muss nach § 811 BGB an dem Ort stattfinden, an dem sich die Akte befindet, also in der Klinik, im Geburtshaus, in der Hebammenpraxis oder bei der Hebamme zu Hause. Hat die Hebamme keine Praxisräume, kann sie der Frau auch Einsicht in die Akte bei einem Hausbesuch gewähren.

Dieses Einsichtsrecht ist eine Nebenpflicht, die sich aus dem Behandlungsvertrag (➤ Kap. 2.3) ergibt, den die Frau mit der Hebamme eingeht. Das Einsichtsrecht der Betreuten ist außerdem auch in manchen Berufsordnungen der Hebammen geregelt.

Die betreuten Frauen müssen für die Einsichtnahme also kein besonderes Interesse erklären oder gar nachweisen. Nach der Rechtsprechung erstreckt sich das Einsichtsrecht der betreuten Frauen auf alle objektiven Befunde. Rein subjektive Eindrücke und Wahrnehmungen der Hebamme müssen der Frau nicht ausgehändigt werden. Einzelne Sätze können geschwärzt werden. Die Frauen können ihr Einsichtsrecht auch wahrnehmen, indem sie eine andere Hebamme oder eine sonstige Person ihres Vertrauens, wie etwa einen anwaltlichen Vertreter, damit beauftragen. Hierfür muss die Frau der anderen Person eine Vollmacht für das Recht auf Einsicht ausstellen und eine „Erklärung zur Entbindung von der Schweigepflicht" abgeben.

Die betroffenen Frauen können auch Kopien der Dokumentation anfordern, müssen dann jedoch die anfallenden Kosten selbst tragen.

Abrechnung mit den Krankenkassen

Nicht einwilligungspflichtig ist die Datenweitergabe, wenn sie im Rahmen von gesetzlichen Offenbarungspflichten und -rechten erfolgt, z.B. zur Abrechnung mit den gesetzlichen Krankenkassen. Allerdings dürfen dann auch nur abrechnungsrelevante Informationen zur Person weitergegeben werden, das heißt, die Krankenkassen dürfen die Behandlungsunterlagen nicht einsehen. Bei Überprüfungsbedarf kann die Krankenkasse eine gutachterliche Stellungnahme des medizinischen Dienstes der Krankenkassen einholen, der die erforderlichen Behandlungsunterlagen einsehen kann und der Krankenkasse das Ergebnis der Begutachtung mitteilt (BSG-Urteil vom 23.7.2002-B3, KR 64/01 R, Hebammenforum 5/2003, S. 328).

Abrechnung über eine Abrechnungszentrale

Rechnet die Hebamme über eine Abrechnungszentrale ab, so darf sie die Daten der Versicherten **nicht** ohne deren schriftliche Einwilligung weitergeben. Einverständniserklärungen zur Weitergabe von Abrechnungsdaten gibt es bei den jeweiligen Abrechnungszentralen.

Besonderheiten bei der Wegegeldabrechnung

Eine Besonderheit ist die Überprüfung der gefahrenen Wegstrecke durch die Krankenkasse. Verlangen Krankenkassen eine Auflistung aller täglich mit dem Auto besuchten Frauen, so verstößt dies gegen die Einhaltung der Schweigepflicht, da hier zwangsläufig auch Versicherte anderer Krankenkassen genannt werden müssten. Die Kassen besitzen zwar ein Auskunftsrecht, müssen aber ihr Auskunftsverlangen auf stichprobenartige Überprüfungen beschränken (Urteil des BSG vom 23.07.02, Hebammenforum 5/2003, S. 328).

Für den Fall, dass das Wegegeld einer Privatrechnung angezweifelt wird und daher die anteilige Berechnung nachgewiesen werden muss, ist die Schweigepflicht unbedingt einzuhalten.

> **!** Es ist nicht zulässig, Namen und Adressen ohne Einverständnis der Betroffenen weiterzugeben.

Um eine Kollision der bestehenden Interessen mit den Gesetzen zu vermeiden – einerseits das Interesse der Hebamme, ihr Honorar durchzusetzen, und andererseits die Schweigepflicht und der Datenschutz im Interesse der Frau –, sind Fahrten zu einer Privatpatientin immer als Einzelfahrt abzurechnen. Das Urteil des Bundessozialgerichts belegt, dass die Schweigepflicht absoluten Vorrang vor der Bürokratieregelung der anteiligen Wegegeldberechnung hat.

Weitere Offenbarungsbefugnisse

Die Hebamme kann Steuerberatern und Juristen bei beruflicher Notwendigkeit Einsicht in die Daten gewähren, da Letztere ebenfalls der Schweigepflicht unterliegen. Bei der **Einkommensteuererklärung** kann die Hebamme der Finanzbehörde Auskünfte erteilen, die nach der Abgabeordnung § 93 und § 200 zur Erstellung des Steuerbescheids erforderlich sind. Möchte die Hebamme z.B. zur Abgrenzung ihrer beruflichen und privaten Fahrten die Fahrtenbuchlösung des Einkommensteuergesetzes in Anspruch nehmen, muss sie Namen und Anschrift der von ihr besuchten Frauen korrekt benennen. Diese Auskünfte gegenüber der Finanzbehörde stellen keinen Verstoß gegen die Schweigepflicht dar.

Der (Fach-)Vorgesetzte für eine freiberufliche Hebamme ist die zuständige **Amtsärztin**. In den Berufsordnungen der Länder steht, welche Pflichten die Hebamme gegenüber dem Gesundheitsamt hat. In Nordrhein-Westfalen beispielsweise dürfen die Gesundheitsbehörden die Dokumentation für medizinal-statistische Zwecke nur in anonymisierter Form einsehen. Andere Berufsordnungen sehen vor, dass die Hebamme dem Gesundheitsamt zur Ausübung seiner Aufsicht auf Verlangen Auskünfte erteilen und Einsicht in die Aufzeichnungen gewähren muss. Die Gesundheitsbehörde unterliegt ebenfalls der Schweigepflicht. Die Hebamme hat andererseits aber auch Informationspflichten, wie z.B. die Meldepflichten nach dem Infektionsschutzgesetz (IfSG), wenn sie bestimmte ansteckende Krankheiten feststellt. In manchen Bundesländern muss auch der Tod von Mutter oder Kind gemeldet werden.

4. Offenbarungsbefugnis: der sogenannte rechtfertigende Notstand

Ein rechtfertigender Notstand gemäß § 34 StGB liegt vor, wenn die Hebamme eine Gefährdung der Mutter oder des Kindes erkennt. Wann eine Gefährdung vor allem des Kindeswohls im Einzelfall vorliegt, ist jedoch nicht immer leicht zu entscheiden. Familienhebammen können hier in eine Zwickmühle geraten: Manchmal erwarten Jugendämter Auskunft von der Hebamme, die ihr jedoch routinemäßig nicht möglich ist. Dies ist besonders dann der Fall, wenn Jugendämter in Unkenntnis der Schweigepflicht der Hebamme erwarten, dass sie Auskünfte nach SGB VIII Kinder- und Jugendhilfe, § 8a Schutzauftrag bei Kindeswohlgefährdung, erteilt.

Eine Orientierung für Familienhebammen bietet hier das vom Land Rheinland-Pfalz am 21.03.2008 in Kraft getretene Landesgesetz zum Schutz von Kindeswohl und Kindergesundheit. Dieses vorbildliche Gesetz, an dem sich auch Familienhebammen aus anderen Bundesländern orientieren können, zeigt die verschiedenen Abstufungen für die Verletzung der Schweigepflicht auf.

§ 12 Schweige- und Geheimhaltungspflichten, Befugnis zur Unterrichtung des Jugendamts

„Werden Personen, die Schweige- oder Geheimhaltungspflichten im Sinne des § 203 des Strafgesetzbuchs unterliegen, gewichtige Anhaltspunkte für eine Gefährdung des Wohls eines Kindes oder einer oder eines Jugendlichen bekannt und reichen die eigenen fachlichen Mittel nicht aus, die Gefährdung abzuwenden, sollen sie bei den Personensorge- oder Erziehungsberechtigten auf die Inanspruchnahme der erforderlichen weitergehenden Hilfen hinwirken. Ist ein Tätigwerden dringend erforderlich, um die Gefährdung abzuwenden und sind die Personensorge- oder Erziehungsberechtigten nicht bereit oder in der Lage, hieran mitzuwirken, sind die in Satz 1 genannten Personen befugt, dem Jugendamt die vorliegenden Erkenntnisse mitzuteilen; hierauf sind die Betroffenen vorab hinzuweisen, es sei denn, damit wird der wirksame Schutz des Kindes oder der oder des Jugendlichen in Frage gestellt."

In § 17 wird das Landeshebammengesetz um den § 1a ergänzt.

§ 1a Landeshebammengesetz

Hebammen und Entbindungspfleger sollen im Rahmen der Wahrnehmung der in § 1 Abs. 1 Satz 2 genannten Aufgaben auch als Ansprechpersonen für Fragestellungen in den Bereichen Familie, Elternschaft und Partnerschaft zur Verfügung stehen, über entsprechende Unterstützungsangebote informieren und bei der Vermittlung der im Einzelfall erforderlichen Hilfen mitwirken. Bei erkennbaren Risiken für Vernachlässigungen oder Misshandlungen von Kindern wirken sie darauf hin, dass die notwendigen Schutz- und Unterstützungsmaßnahmen erfolgen. Sie arbeiten hierzu insbesondere mit den Einrichtungen und Diensten der öffentlichen und freien Jugendhilfe und dem öffentlichen Gesundheitsdienst zusammen und beteiligen sich an den lokalen Netzwerken nach § 3 des Landesgesetzes zum Schutz von Kindeswohl und Kindergesundheit."

Harald Horschitz, Justiziar des Deutschen Hebammenverbandes, führt hierzu im Hebammenforum 5/2008, S. 376, Folgendes aus:

„Für die Familienhebammen ergibt sich aus diesem Gesetz eine Hilfe bei der Frage der Beachtung der Schweigepflicht.

Sind die Familienhebammen nicht von der Schweigepflicht entbunden, dann können sie die Träger der lokalen Netzwerke, mit denen sie zusammenarbeiten, nicht routinemäßig über ihre Wahrnehmungen informieren. Sie haben vielmehr (selbstverständlich) die Schweigepflicht des § 203 StGB zu beachten. Für eine Verletzung der Schweigepflicht sieht das Gesetz folgende Abstufung vor:

- Zunächst einmal braucht die Hebamme nur „gewichtige Anhaltspunkte für eine Gefährdung des Kindeswohls" wahrzunehmen. Entsprechen die Zustände bei den Eltern nicht den Vorstellungen der Hebamme, dann muss sie dies hinnehmen, wenn sich daraus nicht solche gewichtigen Anhaltspunkte für eine Gefährdung des Kindes ergeben.
- Liegen solche gewichtigen Anhaltspunkte für eine Kindeswohlgefährdung vor, dann hat die Hebamme zunächst einmal die Pflicht, die Eltern darauf hinzuweisen und ihnen eigene Ratschläge zum Abstellen dieser Kindeswohlgefährdung zu geben.
- Reicht dies nicht aus, dann soll sie den Eltern Anlaufstellen benennen, die den Eltern eine Hilfe für das jeweilige Problem erteilen könnten und sie sollte sich auch darum kümmern, dass die Eltern diese Hilfen in Anspruch nehmen. Da die Hebamme die Eltern vorab darauf hinzuweisen hat, dass sie andernfalls das Jugendamt informieren müsse, sollte sie diesen Hinweis unterstützend anbringen, es sei denn, dass gerade dadurch der Schutz des Kindes in Frage gestellt würde.
- Sind die Eltern nicht bereit oder in der Lage, die angebotenen Hilfen wahrzunehmen oder anderweitig die massive Kindeswohlgefährdung abzustellen, dann hat die Hebamme, wenn gewichtige Anhaltspunkte für eine Kindeswohlgefährdung weiterhin vorliegen, das Jugendamt zu informieren und dem Jugendamt die ihr vorliegenden Erkenntnisse mitzuteilen."

Diese Ausführungen beziehen sich zwar auf Familienhebammen, betreffen aber auch die Tätigkeiten der normalen Hebammenhilfe, wo die Hebamme mit ähnlichen Konstellationen konfrontiert ist.

2.6 Datenschutz

2.6.1 Allgemein

Während die Schweigepflicht nur für bestimmte Berufsgruppen gilt, denen ein besonderes Vertrauensverhältnis zugrunde liegt, gelten die Bestimmungen des Datenschutzes für alle Personen, die Daten erheben, speichern oder verwerten. Da die Hebamme mit sensiblen Patientendaten umgeht, muss sie sich auch mit dem Datenschutzgesetz (→ 2.1 Gesetzestexte) auseinandersetzen. Deshalb muss sie bei ihrer Dokumentation sowohl die Schweigepflicht als auch die Bestimmungen zum Datenschutz berücksichtigen. Die Datenschutzbestimmungen regeln detailliert, welche Daten die Hebamme zu welchem Zweck erheben und weiterleiten darf und wie diese Daten gegen den Zugriff Unberechtigter geschützt werden müssen.

> **Die wichtigsten Regelungen des Datenschutzes**
> - Bereits vor der Erhebung von Daten muss die Frau wissen, welche Daten zu welchem Zweck gesammelt und an wen sie weitergeleitet werden.
> - Alle Daten sind so aufzubewahren, dass sie gegen den Zugriff Unberechtigter geschützt sind (> Kap. 2.7).
> - Die Vernichtung von Daten muss gewährleisten, dass die Daten nicht durch Unbefugte rekonstruiert werden können (> Kap. 2.8).
> - Die Datenweitergabe unterliegt der Einwilligung der Frau.

Die hier beschriebenen Datenschutzbestimmungen wurden in den jeweiligen Kapiteln zum Umgang mit der Dokumentation berücksichtigt.

Schweigepflicht und Datenschutz müssen nicht nur von der Hebamme selbst, sondern auch von Personen eingehalten werden, die für die Hebamme tätig sind. Tritt die Hebamme als Arbeitgeberin auf und beschäftigt sie Büroangestellte oder andere Hebammen, dann muss sie diese darüber aufklären, dass auch sie der Schweigepflicht und den Bestimmungen des Datenschutzes unterliegen. Der Nachweis dieser Aufklärung wird dokumentiert, indem die Angestellte entweder einen Arbeitsvertrag, der einen Passus zur Schweigepflicht und zu den Datenschutzbestimmungen enthält, oder eine entspre-

---

Beispiel

Rauchen in Anwesenheit des Neugeborenen bedeutet keine akute Gefährdung des Kindes. Die Hebamme wirkt aber darauf hin, dass nicht in unmittelbarer Nähe des Kindes geraucht wird. Sie kann nicht allein aufgrund der Tatsache, dass in Gegenwart des Neugeborenen geraucht wird, ihre Schweigepflicht dem Jugendamt gegenüber brechen.

Beispiel

Die Hebamme besucht eine Frau, die das achte Kind bekommen hat. Es ist knapp vier Wochen vor dem errechneten Termin geboren, mit einem Geburtsgewicht von 2400 g. Die Frau verließ auf eigene Verantwortung drei Stunden nach der Geburt die Klinik. Es ist der dritte Tag nach der Geburt. Die Frau füttert eine Folgenahrung an das Neugeborene. Trotz Hinweis und ausführlicher Erklärung will die Frau keine Pre-Nahrung füttern (die anderen Kinder hätten dies auch ohne Probleme vertragen). Die Frau berichtet nun, dass das Kind letzte Nacht sehr gut geschlafen habe. Beim Wickeln des Kindes wirkt das Kind apathisch, die Haut ist faltig und die Windel trocken. Die Hebamme spricht mit der Frau über ihren Eindruck. Sie macht sich Sorgen. Eine Nahrungsumstellung und Wecken zum Füttern des Neugeborenen will die Frau nicht akzeptieren. Die Hebamme nimmt wahr, dass die Frau überfordert ist, sie hat gleichzeitig ihre fünf jüngsten Kinder im Alter zwischen ein und sieben Jahren zu versorgen. Der Partner übernimmt zwar Haushaltsarbeiten, jedoch anders als die Frau dies wünscht, und ist mit den älteren Kindern unterwegs. Die Hebamme empfiehlt nun dringend, Hilfe beim Jugendamt zu beantragen. Die Frau lehnt auch dies ab wegen früherer schlechter Erfahrung. Auch eine Vorstellung des Kindes beim Kinderarzt hält sie nicht für erforderlich. Da die Frau keine Änderung ihrer Vorgehensweise erkennen lässt und die Hebamme ernsthaft eine schwere Beeinträchtigung der Gesundheit des Kindes befürchtet, nimmt sie Kontakt mit dem Jugendamt auf.

chende separate Erklärung unterschreibt. Gleiches gilt für Schülerinnen im Externat und für Praktikantinnen sowie für Familienangehörige, die für die Hebamme tätig sind.

Diese Mustererklärung (→ 2.4 Erklärung zur Schweigepflicht und zum Datenschutz (Muster)) muss an die jeweiligen Gegebenheiten angepasst und ggf. juristisch überprüft werden. Dies betrifft z.B. Formulierungen zur Gesellschaftsform und zur Vertragspartnerschaft. Die entsprechenden → 2.1 Gesetzestexte zur Schweigepflicht sind dabei zu berücksichtigen.

2.6.2 Sozialdaten

Damit ein Sozialleistungsträger (z.B. Krankenkasse, Arbeitsamt) seine Aufgaben wahrnehmen kann, muss er Daten erheben, verarbeiten und nutzen. Dabei handelt es sich um persönliche und soziale Daten.

Sozialdaten, die in den Aufgabenbereich der Hebamme fallen, sind:
* Namen
* Anschrift
* Geburtsdatum und -ort
* Familienstand
* Ausgeübter Beruf, Schul- und Berufsausbildung
* Arbeitgeber
* Versicherungsverhältnisse
* Behandelnde Ärztinnen
* Diagnosen
* Schwangerschaft
* Krankenhausbehandlung
* Versorgung mit Heil- und Hilfsmitteln
* Namen von Familienangehörigen.

Alle diese Sozialdaten sind durch das Sozialgesetzbuch geschützt, d.h. sie dürfen nicht unbefugt erhoben, verarbeitet oder genutzt werden.

> **§ 35 SGB I (Sozialgeheimnis)**
> „Jeder hat Anspruch darauf, dass die ihn betreffenden Sozialdaten (§ 67 Abs. 1 SBG X) von den Leistungsträgern nicht unbefugt erhoben, verarbeitet oder genutzt werden (Sozialgeheimnis). Die Wahrung des Sozialgeheimnisses umfasst die Verpflichtung, auch innerhalb des Leistungsträgers sicherzustellen, dass die Sozialdaten nur Befugten zugänglich sind oder nur an diese weitergegeben werden."

In der Praxis bedeutet das, dass die Hebamme die Sozialdaten nur verwendet, um ihre Aufgaben zu erfüllen. Jeder andere Verwendungszweck bedarf der ausdrücklichen Zustimmung der Frau.

Ohne Zustimmung der Frau ist z.B. untersagt:
* Die Weitergabe von Daten an einen Versicherungsvertreter oder
* Die Veröffentlichung einer Babygalerie auf der Homepage der Hebamme.

In Kursen ist es häufig üblich, dass die Teilnehmerinnen eine Liste aller Teilnehmerinnen erhalten. Hier gibt die Hebamme die erhobenen Daten nicht „als Service" allen Teilnehmerinnen, sondern sie lässt eine separate Liste rundgehen, bei der es jeder Frau freisteht, sich einzutragen oder nicht.

Statistische Daten

Auch Daten, die für statistische Zwecke erhoben werden, gehören zu den Sozialdaten. Sie dürfen anonymisiert weitergegeben werden, ohne das Sozialgeheimnis zu verletzen. Hierzu zählen Angaben, die im Rahmen der Perinatalerhebung erfasst werden. Die Weitergabe ist zustimmungspflichtig, wenn nicht ausgeschlossen werden kann, dass durch geringe Fallzahlen Rückschlüsse auf die Person möglich sind. Dies könnte ggf. auf die Perinataldaten zur außerklinischen Geburtshilfe zutreffen.

Abrechnungsunterlagen

Die Abrechnungsunterlagen der Hebamme enthalten Sozialdaten, die sie zur Abrechnung mit den Krankenkassen an diese weiterleiten kann. Ist eine ärztliche Anordnung und die Versichertenbestätigung vorhanden, fügt sie diese der Rechnung bei bzw. versendet sie an die Belegannahmestellen der Krankenkassen. Es ist nicht vorgeschrieben, Kopien von diesen Unterlagen anzufertigen. Für den Fall, dass die Originalbelege auf dem Postweg oder bei den Krankenkassen verloren gehen, ist eine Kopie der Unterlagen jedoch hilfreich.

2.7 Aufbewahrung

> Die Hebamme muss die Dokumente so aufbewahren, dass sie für andere nicht zugänglich sind.

Hat die Hebamme ihr Arbeitszimmer in der eigenen Wohnung, so muss sie sicherstellen, dass Familienangehörige und Besucher keinen Zugang zur Dokumentation haben. Die Akten werden so aufbewahrt, dass sie so weit wie möglich gegen Zerstörung (Feuer, Wasser, Kleinkinder, Haustiere) und Diebstahl geschützt sind.

Während bei der Zerstörung der Dokumente lediglich deren Verlust zu beklagen ist, kommt beim Diebstahl noch hinzu, dass Unbefugte die vertraulichen Unterlagen einsehen können. Aus diesem Grund sollten die Akten während eines Hausbesuchs nicht im Auto verbleiben. Dass das Fahrzeug einer Hebamme aufgebrochen wird, kommt immer wieder vor. Auch Akten werden dann mitunter entwendet. Mit Glück finden sich dann – Monate später und vom Regen völlig durchweicht – die Akten bei der Polizei wieder. Sind der Hebamme Akten gestohlen worden, sollte sie dies bei der Polizei anzeigen. Die Hebamme listet alle Namen der Frauen auf, deren Akten entwendet wurden. Sollte sie die Akte benötigen, weil ihr Vorwürfe wegen eines Fehlers gemacht werden, kann sie zumindest glaubhaft machen, dass sie die Akten nicht vorsätzlich vernichtet hat.

Bei einem Verlust der Dokumentation wegen Zerstörung oder Diebstahl sollte sie gleich eine neue Akte anlegen und eine Zusammenfassung der bisherigen Betreuung aus dem Gedächtnis aufzeichnen. Hierbei gibt sie das Datum und eine Begründung für die Neuanlage an.

Beispiel

„13.01.09: Neuanlage wegen Diebstahl der Akte aus PKW am 12.01.09, angezeigt bei Polizeistation Hockenheim am 12.01.09".

2.7.1 Aufbewahrungsfristen

Dokumentationen müssen, wie auch alle steuerlich relevanten Unterlagen, zehn Jahre lang aufbewahrt werden, in einzelnen Bundesländern (z.B. Sachsen) sogar 30 Jahre.

Da Haftpflichtansprüche aus der Geburtshilfe erst nach 30 Jahren verjähren, sollte die Hebamme zumindest die Geburtsdokumentationen 30 Jahre lang aufbewahren. So kann sie sich mithilfe ihrer Dokumentationsakten entlasten, z.B. wenn ihr nach über zehn Jahren ein schwerer Behandlungsfehler vorgeworfen wird.

Zwar kann der Hebamme kein Vorwurf daraus gemacht werden, wenn sie die Akten bereits nach zehn Jahren vernichtet hat, aber dann hat sie im Falle von späteren Anschuldigungen keine schriftlichen Beweise mehr in der Hand, die sie entlasten könnten.

Auch die geburtshilflichen Abteilungen an den Kliniken bewahren die Akten 30 Jahre lang auf. Dies sollte ebenso für die Dokumentation von außerklinischen Geburten und in manchen Fällen für die Betreuungsdokumente im Wochenbett (z.B. wenn das Neugeborene eine Hyperbilirubinämie hatte) gelten.

> Die gesetzliche Aufbewahrungsfrist für Dokumentationen beträgt wie für steuerlich relevante Unterlagen meist zehn Jahre. Einzelne Berufsordnungen bestimmen eine Aufbewahrungsfrist von 30 Jahren.

2.7.2 Archivierung

Was für eine kurzfristige Aufbewahrung gilt, gilt erst recht für eine langfristige Archivierung. Die Hebamme muss die Akten der betreuten Frauen verschlossen archivieren, damit sie vor dem Zugriff Dritter geschützt sind. Als Aufbewahrungsorte eignen sich trockene Räume. Die Akten sollten hier in einem feuerfesten, verschlossenen Schrank aufbewahrt werden. Ungeeignet sind Garagen, Keller und Dachböden, die sich im Gemeinschaftseigentum befinden, da dort häufig nur unzureichende Vorkehrungen gegen Diebstahl getroffen werden können. In sehr feuchten Räumen können die Akten schimmeln oder einem Wassereinbruch (Keller) ausgesetzt sein.

> Akten, die langfristig aufbewahrt werden, lagern in einem trockenen Raum und dort in einem feuersicheren, verschlossenen Schrank.

Die Anforderungen an die Aufbewahrung von Akten können sehr sicher durch Inanspruchnahme eines

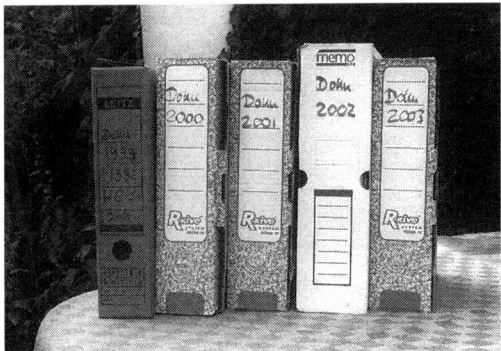 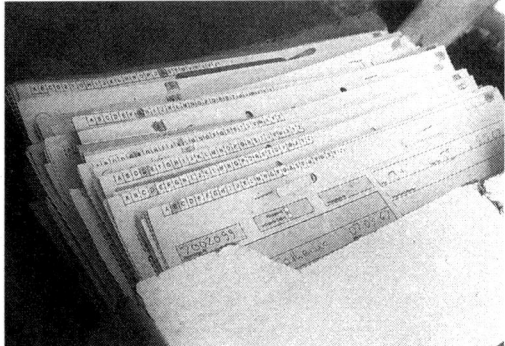

Abb. 2.1 Die Archivierung nach Jahrgängen. Ein Schuber enthält einen Jahrgang. Die einzelnen Akten dieses Jahrgangs sind alphabetisch geordnet. [M339]

Archivierungsdienstes erfüllt werden. Es ist sowohl die Archivierung der Papierbelege möglich als auch eine Mikroverfilmung. Ein Nachteil ist hier, dass der Zugriff auf die Akten erschwert ist, z.B. wenn die alte Akte gebraucht wird, weil die Frau ein weiteres Kind bekommt.

Zugriff auf archivierte Akten

Bei der Wahl des Archivierungssystems ist es wichtig, dass die Dokumentationsakten leicht wiederzufinden sind. Die häufig verwendete rein alphabetische Sortierung ist nicht zu empfehlen, da dann immer alle Akten für Beiheftungen in Gebrauch sind und sie bei einem Namenswechsel nur schwer zu finden sind. Stattdessen bietet sich die alphabetische Sortierung nach Jahrgängen an (➣ Abb. 2.1). Wird eine Frau ein weiteres Mal betreut, fügt die Hebamme die alte Akte einfach der neuen hinzu. So sind die verschiedenen Betreuungszeiträume einer Frau immer im Jahrgang des letzten Kontaktes zu finden.

Bei der Arbeit im Team besteht häufig die Schwierigkeit, dass Akten vorübergehend nicht auffindbar sind, z.B. weil sie von einer Hebamme für die Abrechnung der Leistungen mit nach Hause genommen wurden.

Einerseits ist das Geburtshaus/die Praxis oder das Team verpflichtet, die Akten aller betreuten Frauen zu archivieren, andererseits muss eine freiberufliche Hebamme auch nach Jahren noch sicheren Zugang zu der Dokumentation ihrer Arbeit im Geburtshaus haben. Die Akten werden so aufbewahrt, dass sie in jedem Fall wieder auffindbar sind, auch dann, wenn eine Frau inzwischen den Namen gewechselt oder weitere Kinder bekommen hat.

Möglich ist folgende Vorgehensweise: Wie oben beschrieben, werden die Dokumentationen von Geburten sortiert und archiviert. Zu jedem archivierten Jahrgang legt das Geburtshaus eine Übersicht als Deckblatt des Ordners an, die Geburtsnummer, Namen und Raum für die Aktenverfolgung enthält. Entnimmt eine Hebamme eine Akte, so trägt sie in diese Übersicht handschriftlich ein, wo die Akte nun verbleibt.

Geburten 2006				
Name	Vorname	Geb.nr.	Wohin	Neuer Name
Ander	Sandra	4		
Becker	Ulrike	9	2007	Fiebig
Bodel	Heike	5		
Cetim	Anna	12	2008	
Dahl	Sarah	2		
Fischer	Maria	3		
Geber	Anna	8		
Heiner	Jane	1	2009	Schmitz
Ibrahim	Meral	9		
Klein	Jutta	10		
Ludwig	Michelle	13	Heb. Müller	
March	Chantal	7		
Schubert	Klara	11		
Schulze	Sina	6		

Bei Berufsaufgabe, Umzug ins Ausland oder Tod der Hebamme werden die Unterlagen an das zuständige Gesundheitsamt weitergeleitet. Dadurch ist gewährleistet, dass die Akten sicher verwahrt und außerdem wieder gut auffindbar sind. Die Hebamme sorgt dafür, dass Angehörige darüber informiert sind, wie im eigenen Todesfall mit den Akten zu verfahren ist. Bei Auflösung von Einrichtungen, in denen verschiedene Personen gemeinsam dokumentierten (z.B. Geburtshaus), werden die Akten ebenfalls gesammelt an das zuständige Gesundheitsamt übergeben. Diese Zuständigkeit ist allerdings nicht bundesweit einheitlich schriftlich fixiert.

Digitale Archivierung

In Kliniken setzt sich neben der Archivierung in Papierform immer mehr die elektronische Archivierung durch. Allerdings sind hier in der Vergangenheit Probleme aufgetreten. In der ersten Euphorie über die neuen Möglichkeiten, Datenmengen räumlich zu komprimieren, wurde die Geschwindigkeit der technischen Entwicklung unterschätzt. Denn trotz der recht guten Haltbarkeit der Datenträger lassen sich die Daten später häufig nicht mehr lesen, z.B. weil Geräte, Speichermedien und Software zur Datenwiedergabe inzwischen überholt sind. Relativ teuer, dafür aber sicher, ist die Mikroverfilmung. Aufgrund der hohen Anschaffungskosten eignet sich diese im eigenen Haus jedoch nur für große Datenbestände. Als Alternative kommt die Mikroverfilmung durch spezialisierte Firmen in Betracht.

Für Hebammen und hebammengeleitete Einrichtungen besteht die Möglichkeit, ursprünglich handschriftliche Dokumente zu scannen und in digitaler Form aufzubewahren. Digital archivierte Dokumente bergen ein gewisses Risiko, im Fall eines Prozesses nicht voll anerkannt zu werden, da sie im Gegensatz zu handschriftlichen Unterlagen nicht als Urkunde klassifiziert sind. Dennoch ist dieses Vorgehen ratsam, denn das Risiko, Daten nicht mehr zu finden oder nach einer gewissen Zeit nicht mehr lesen zu können, ist bei einer digitalen Archivierung geringer als bei einer Papierarchivierung (z.B. CTGs oder Faxe). Bedingung für die digitale Archivierung ist die Verwendung eines Dateiformates, welches nachträgliche Änderungen nicht ohne Weiteres zulässt, z.B. Bilddatei (.jpg oder .tif).

> Die Hebamme digitalisiert die Akten erst nach Abschluss der Betreuung.

Grundsätze ordnungsgemäßer digitaler Archivierung

Grundsätze beim Scannen von handschriftlichen Dokumenten:
- Sicherstellung, dass die Datei unveränderbar ist (schreibgeschützt)
- Schreibgeschützte Indexierung (Inhaltsverzeichnis)
- Einheitliche, plattformunabhängige Formate für die Wiedergabemedien
- Einfach zu beschaffende und allgemein gebräuchliche Wiedergabe-Software
- In Einrichtungen: schriftliche Organisationsregelung, wer, wann, was, wie scannt
- Qualitätskontrolle auf Lesbarkeit und Vollständigkeit.

Rechnet die Hebamme auch elektronisch ab, so ist es auf Dauer sinnvoll, wenn die Daten und Befunde nur einmal erfasst werden und sowohl für die Dokumentation als auch für die Abrechnung der Leistungen verwendet werden können. Unter dem Stichwort „E-Health" findet in allen Bereichen des Gesundheitswesens eine Entwicklung hin zur Digitalisierung der Datenerfassung statt.

Vermutlich werden in absehbarer Zeit auch Systeme für Hebammen entwickelt, die von vornherein auf digitale Erfassung und Archivierung der Dokumentation ausgelegt sind. In diesen könnten die Ansprüche auf Schreibschutz und Archivierungsfähigkeit berücksichtigt werden.

2.8 Vernichtung von Daten

Personenbezogene Daten dürfen nur nach strengen Maßstäben vernichtet und keinesfalls einfach ins Altpapier gegeben werden. Für die Vernichtung personenbezogener medizinischer Daten eignen sich nur Aktenvernichter ab Sicherheitsstufe 4. Alternativ dazu können Akten verbrannt oder von spezialisierten Firmen zur Vernichtung abgeholt werden.

> **!** Ein einfacher Aktenvernichter erfüllt die Bedingungen an den Datenschutz **nicht**.

Entsprechende Firmen und Organisationen sind im Internet unter dem Suchbegriff „Aktenvernichtung" oder „Datenvernichtung" zu finden.

In Deutschland wird die Datensicherheit eines Aktenvernichters nach fünf Sicherheitsstufen der DIN 32757 bewertet. Die fünf Sicherheitsstufen für Papier sind in ➤ Tab. 2.1 definiert (DIN 32757-1, 1995-01).

Bei elektronischer Datenhaltung genügt es nicht, die Daten einfach zu löschen, da es möglich ist, die Daten der gelöschten Festplatte zu rekonstruieren. Deshalb können Daten nur endgültig vernichtet werden, indem die Speichermedien wie Festplatten oder CDs zerstört werden. Auch diese Dienstleistung übernehmen Firmen, die dann anschließend ein Zertifikat über die ordnungsgemäße Vernichtung der Daten gemäß Datenschutzgesetz ausstellen.

2.9 Rechtsformen der Zusammenarbeit

Die Zusammenarbeit unter Hebammen erfreut sich zunehmender Beliebtheit. Sie reicht von Vertretungen und Übergaben bei Bedarf bis zur Gründung von Gesellschaften, in denen Hebammen ständig zusammenarbeiten. Hebammen organisieren sich dabei in Form von Geburtshäusern, Hebammenpraxen oder Beleghebammenteams. Die Zusammenarbeit bietet zahlreiche Vorteile, z.B. geregelte Arbeits- und Freizeit, Kostenteilung und kollegialen Austausch.

Vielen Hebammen ist nicht bewusst, dass die Wahl der Rechtsform entscheidend ist in Bezug auf den Umgang mit Schweigepflicht, Datenschutz und Dokumentation. Daher werden an dieser Stelle die Rechtsformen und deren Konsequenzen für die Dokumentation dargestellt.

2.9.1 Einzelunternehmerin und Praxisgemeinschaft

Die Einzelunternehmerin ist eine freiberufliche Hebamme, die alleine als Unternehmerin tätig ist. Die Rechtsform der Einzelunternehmerin kann auch in einer Hebammenpraxis mit mehreren Hebammen oder einem Beleghebammenteam vorliegen. Die Hebammen bilden dann eine **Praxisgemeinschaft**.

Tab. 2.1 Sicherheitsstufen für Aktenvernichter.

Stufe	Bei Streifenschnitt (max. Streifenbreite)	Bei Cross-Cut (max. Partikelfläche)	Empfohlen für
1	12 mm	1000 mm²	Allgemeines Schriftgut
2	6 mm	400 mm²	Internes, nicht besonders vertrauliches Schriftgut
3	2 mm	240 mm² Partikelfläche (max. 4 mm Breite auf max. 60 mm Partikellänge)	Vertrauliches Schriftgut
4		30 mm² Partikelfläche (max. 2 mm Breite auf max. 15 mm Partikellänge)	Geheim zu haltendes Schriftgut
5		12 mm² Partikelfläche (max. 0,8 mm Breite auf max. 15 mm Partikellänge); zerkleinerte Asche, Suspension, Lösung oder Fasern	Für maximale Sicherheitsanforderungen

Merkmale der Einzelunternehmerin und der Praxisgemeinschaft sind:
- Jede Hebamme führt ihre eigene Praxis.
- Die Hebammen treten nicht gemeinschaftlich nach außen auf.
- Jede Hebamme rechnet ihre Leistungen separat ab.
- Der Behandlungsvertrag besteht zwischen der Frau und jeweils einer Hebamme.
- In Belegkliniken hat jede Hebamme einen Einzelvertrag mit der Klinik.

Bei dieser Gesellschaftsform gelten die Schweigepflicht- und Datenschutzbestimmungen untereinander uneingeschränkt. Jede Hebamme dokumentiert unabhängig von ihren Kolleginnen und so, dass diese keine Möglichkeit haben, die Dokumentation einzusehen. Findet im Einzelfall doch eine gemeinsame Betreuung statt, z.B. im Vertretungsfall, dann muss die Frau vor dem Informationsaustausch zwischen den Kolleginnen ihr Einverständnis geben.

Die Belegklinik bildet hier eine Ausnahme, da die Frau zusätzlich einen Behandlungsvertrag mit der Klinik eingeht, der eine gemeinsame Aktenführung aller an der Betreuung Beteiligten vorsieht. Die Hebammen können gemeinsam in der Klinikakte dokumentieren und sich über die Vorgänge in der Klinik austauschen, ohne dass eine Verletzung der Schweigepflicht vorliegt.

Ein Geburtshaus oder eine Hebammenpraxis kann von einer Einzelunternehmerin geführt werden, auch wenn mehrere Hebammen dort tätig sind. Ob Schweigepflicht und Datenschutz untereinander gelten, hängt davon ab, in welcher vertraglichen Beziehung die weiteren Hebammen zu der Einzelunternehmerin als Eigentümerin der Einrichtung stehen und mit wem die Frau einen Behandlungsvertrag eingeht. Vermietet die Einzelunternehmerin lediglich die Räumlichkeiten an andere Hebammen, dann gilt die Schweigepflicht, und die jeweiligen Akten können weder gemeinsam geführt noch eingesehen werden. Geht die Frau den Behandlungsvertrag mit der Einzelunternehmerin ein, die sie darin darauf hinweist, dass weitere Hebammen angestellt oder vertraglich gebunden sind, die an der Betreuung beteiligt sind, dann kann in einer Akte dokumentiert und personenbezogene Informationen können untereinander ausgetauscht werden.

Nicht ohne weiteres möglich ist, dass zwei in der Rechtsform der Einzelunternehmerin organisierte Hebammen gemeinsam eine Einrichtung betreiben. Legen sie hier nichts anderes fest, so handelt es sich um eine Gesellschaft des bürgerlichen Rechts (GbR) (➢ Kap. 2.9.2), da beide einen gemeinsamen Zweck zumindest im Betrieb der Einrichtung verfolgen. Wollen die Hebammen die gemeinsame Haftung ausschließen, gelten die Ausführungen zur Partnerschaftsgesellschaft (➢ Kap. 2.9.3).

Zusammenarbeit bei Bedarf (Vertretung, Leistungsergänzung)

Bei dieser Form der Zusammenarbeit haben beide Kooperationspartnerinnen eigene Räume und einen eigenen Kundinnenstamm. Arbeitet eine Einzelunternehmerin mit einer Kollegin zusammen, mit der sie sich vertritt, ohne dass eine gemeinsame Außendarstellung oder eine gemeinsame Abrechnung erfolgt, dann bedarf es vor dem Austausch von Informationen der Entbindung von der Schweigepflicht durch die Frau. Jede Kollegin führt eine eigene Dokumentation. Bei einer Vertretung vermittelt die Hebamme bei der Übergabe wesentliche Informationen. Bei komplexen Sachverhalten oder kritischen Übergabepunkten verfasst sie zusätzlich zur mündlichen Übergabe eine schriftliche Notiz. Dies kann z.B. der Fall sein, wenn die Frau nach der Geburt noch keine Anti-D-Prophylaxe erhalten hat, weil das Laborergebnis zur Blutgruppe des Kindes erst abgewartet werden muss.

Beispiel

Übergabenotiz

„Blutgruppenbestimmung durch Labor xy, Anti-D-Prophylaxe steht noch aus, Rhesogam liegt in Apotheke xy bereit, Rezept ausgestellt".

Bei einer kurzfristigen Vertretung durch eine andere Hebamme (z.B. am Wochenende) empfiehlt es sich, doppelt zu dokumentieren. Dabei beschreibt die Hebamme sowohl in den Formularen der Kollegin als auch in der eigenen Dokumentation die Betreuung kontinuierlich weiter. Die Dokumentation in den Papieren der Kollegin kennzeichnet sie namentlich. Es ist auch möglich, dass die erste Hebamme ihre Dokumentation kopiert und sie bei der Frau belässt. In diese Kopie kann die vertretende Hebamme ihre Besuche weiter dokumentieren. Dies ist dann ihr Original. Die Vertretungshebamme kann wiederum ihren Besuch ebenfalls kopieren und der Frau zur Weitergabe an die erste Hebamme übergeben. Die eigene Dokumentation verbleibt dabei also immer im Original bei der jeweiligen Hebamme.

Untermiete

Die Hebamme mietet Räume bei einer anderen Hebamme an, beide arbeiten jedoch mit eigenem Kundinnenstamm und unabhängig voneinander.

Hier ist zu beachten, dass für die Frau ersichtlich sein muss, dass es sich um voneinander unabhängige Angebote handelt. Die Hebammen müssen alles vermeiden, was den Anschein erweckt, dass es sich um ein gemeinsames Unternehmen handelt. Die Hebammen verzichten auf gemeinsames Briefpapier, gemeinsame Werbung und gemeinsame Visitenkarten. Die Hebammen unterliegen gegeneinander der Schweigepflicht, die Dokumentation erfolgt getrennt und die Akten der betreuten Frauen werden auch getrennt voneinander aufbewahrt.

Gemeinschaftspraxis

Anders verhält es sich bei der Gemeinschaftspraxis. Die Hebamme betreibt eine gemeinsame Praxis mit einer oder mit mehreren Hebammen. Hier übernimmt die Gemeinschaft die Betreuung der Frau, unabhängig davon, wie viele Personen tatsächlich mit der Frau Kontakt haben. Der Frau gegenüber wird durch gemeinsames Auftreten (z.B. Werbung, Briefpapier, Behandlungsvertrag) bewusst, dass sie es mit einer Gemeinschaftspraxis zu tun hat. In der Gemeinschaftspraxis führen alle Hebammen eine gemeinsame Akte und sie müssen sich auch nicht separat von der Schweigepflicht entbinden lassen, wenn die Hebammen Informationen über die Frau austauschen und gemeinschaftlich dokumentieren.

Eine Gemeinschaftspraxis kann in der Rechtsform einer Gesellschaft des bürgerlichen Rechts oder einer Partnerschaftsgesellschaft geführt werden.

2.9.2 Gesellschaft bürgerlichen Rechts (GbR)

Wenn sich mindestens zwei Personen zur Verfolgung eines gemeinsamen Zweckes zusammenschließen, entsteht eine GbR. Wird nicht explizit eine andere Gesellschaftsform festgelegt, so wird immer davon ausgegangen, dass es sich um eine GbR handelt.

Die Gesellschafterinnen haften füreinander mit ihrem Gesellschafts- und Privatvermögen. Dies gilt vor allem für die gemeinsam eingegangenen Verbindlichkeiten (z.B. Mietschulden, Kredite). Die Haftung ist nicht beschränkt. Alle Gesellschafterinnen haften gemeinsam auch für die Fehler der anderen. Nach einem Urteil des BGH (Beschluss vom 09.06.2008, AZ II ZR 268/01) wird zunächst das GbR-Mitglied in Anspruch genommen, das den Schaden verursacht hat. Ist dieses GbR-Mitglied jedoch nicht mehr zahlungsfähig, kann sich die Geschädigte an jede andere Gesellschafterin halten, auch wenn diese nicht an dem Schadensereignis beteiligt war. Nur wenn die Versicherungssumme der abgeschlossenen Haftpflichtversicherung nicht ausreicht, haftet im Schadensfall auch jede andere Kollegin mit ihrem persönlichen Vermögen. Es ist sinnvoll, dass Kolleginnen, die gemeinschaftlich in einer GbR arbeiten, ihre Haftpflichtversicherung bei demselben Versicherer abschließen, um unterschiedliche Versicherungssummen auszuschließen.

Auch was die Abrechnung angeht, müssen sich die Kolleginnen die Leistungen der anderen Kolleginnen anrechnen lassen. Dies gilt z.B. in Bezug auf die Abrechnungsfähigkeit kontingentierter Leistungen wie telefonischer Beratungen oder bei der Abrechnung der Geburtspauschalen, in denen eine bestimmte Anzahl von Stunden in der Pauschale enthalten ist. Bei der GbR schließt die Frau einen Behandlungsvertrag mit der GbR. Die Hebammen der GbR dokumentieren gemeinsam in der Akte der Frau. Die Hebammen können sich über die Einzelheiten bei der Betreuung der Frau austauschen, ohne dass eine Verletzung der Schweigepflicht vorliegt.

2.9.3 Partnerschaftsgesellschaft (PartG)

Bei der Partnerschaftsgesellschaft muss grundsätzlich ein Partnerschaftsvertrag abgeschlossen und die

Partnerschaft ins Partnerschaftsregister eingetragen werden. Angehörige können nur natürliche Personen freier Berufe sein. Gemäß § 8 Abs. 2, Partnerschafts-Gesellschaftsgesetz, haftet bei der Partnerschaft nur diejenige Hebamme, die die Behandlung durchgeführt hat. Hat die Partnerschaftsgesellschaft jedoch gemeinsame finanzielle Verpflichtungen, so haften die Kolleginnen auch hier gemeinsam unbeschränkt mit ihrem Privatvermögen.

Bei der Partnerschaftsgesellschaft schließt die Frau den Behandlungsvertrag mit der Partnerschaftsgesellschaft.

Die Hebammen können sich wie bei einer GbR über die Einzelheiten bei der Betreuung der Frau austauschen, ohne dass eine Verletzung der Schweigepflicht vorliegt.

2.9.4 Gesellschaft mit beschränkter Haftung (GmbH)

Während es sich bei den bisher genannten Rechtsformen um Personengesellschaften handelt, ist die GmbH eine **Kapitalgesellschaft.** Die Gründung einer GmbH kommt infrage, wenn die unbegrenzte Haftung mit dem Geschäfts- und Privatvermögen ausgeschlossen werden soll. Lange Zeit war eine GmbH als Gesellschaftsform für freie Berufe (z.B. Ärzte, Rechtsanwälte, Hebammen) nicht möglich. Dies hat sich aber geändert. Inzwischen werden zahlreiche Arztpraxen und auch die ersten Geburtshäuser als GmbHs betrieben. Für von Hebammen geleitete Einrichtungen ist diese Möglichkeit im Ergänzungsvertrag zum Vertrag zur Versorgung mit Hebammenhilfe nach § 134a explizit festgelegt. Allerdings sind an die Gestaltung Bedingungen geknüpft. Die Gründung einer GmbH als Hebammenpraxis ohne Geburtshilfe ist unter den derzeitigen rechtlichen Rahmenbedingungen nicht sinnvoll, da eine GmbH als Vertragspartner der Kassen nicht zugelassen werden kann.

Die GmbH unterliegt strengen gesetzlichen Anforderungen:
- Bei der Gründung müssen die Gesellschafter Eigenkapital einbringen.
- Ein Eintrag ins Handelsregister ist verpflichtend.
- Ein notariell beglaubigter Gesellschaftsvertrag muss abgeschlossen werden.

Eine „Unternehmergesellschaft (haftungsbeschränkt)" ist eine Sonderform der GmbH. Sie ermöglicht die Gründung einer GmbH mit einem Mindestkapital von 1 €. Hier muss jedoch ein Viertel der Überschüsse zur Bildung von Rücklagen verwendet werden. Wird das für eine „richtige" GmbH notwendige Stammkapital erreicht, fällt diese Sonderregelung der Unternehmergesellschaft weg und man darf (muss aber nicht) die Gesellschaft in eine GmbH umfirmieren. Die GmbH kann auch nur aus einer Person bestehen.

Die Organisation haftet nur mit dem Gesellschaftsvermögen, nicht mit dem Privatvermögen der Gesellschafter. Allerdings gilt im Schadensfall, dass die Hebamme, die einen Schaden verursacht hat, in Anspruch genommen wird, und sie mit ihrem Vermögen haftet. Jede in einer GmbH tätige Hebamme muss also für ihre berufliche Tätigkeit eine Haftpflichtversicherung abschließen.

> **!** Für die Dokumentation bei einer GmbH gilt, dass streng darauf zu achten ist, dass allen Beteiligten die Datenschutz- und Schweigepflichtbestimmungen bekannt sind.

Insbesondere muss beachtet werden, in welcher Eigenschaft (Hebamme, Gesellschafterin, Angestellte) welche Regelungen gelten und beachtet werden müssen.

2.9.5 Verein

Die Gründung eines Vereins ist immer dann möglich, wenn sich mindestens sieben Personen eine dem Vereinsrecht entsprechende Satzung geben, ein Vereinsvorstand rechtsgültig gewählt ist und der Verein ins Amtsregister eingetragen ist. Ein Verein kann die Gemeinnützigkeit beantragen und genießt dann steuerliche Vorteile. Das Erbringen von Hebammenleistungen gilt aus steuerlicher und vereinsrechtlicher Sicht als wirtschaftlicher Geschäftsbetrieb. In der Vergangenheit wurden einige Geburtshäuser in der Rechtsform eines Vereins betrieben. Dies war möglich, solange mit dem Betrieb des Geburtshauses ein gemeinnütziger Zweck verfolgt wurde. Seitdem die Übernahme der Betriebskosten durch die gesetzlichen Krankenkassen gesetzlich geregelt ist, handelt es sich bei einem Geburtshaus und bei anderen von Hebammen geleiteten Einrichtungen jedoch um wirtschaftliche Geschäftsbetriebe. Die Organisationsform als Verein ist daher nicht mehr zeitgemäß. In den Verträgen zur Versorgung mit Hebammenhilfe nach § 134a SGB V wurde die Rechtsform des Vereins als Träger für von Hebammen geleitete Einrichtungen ausgeschlossen. Für bestehende Einrichtungen gibt es Übergangsregelungen.

Nach wie vor ist es möglich, dass ein Förderverein Aufgaben übernimmt, die nicht Gegenstand des Leistungskataloges der Krankenkassen sind (z.B. Krabbelgruppen, Stillcafé, Elternbildungsangebote).

> Hinsichtlich der Dokumentation ist bei einem Verein genauso wie bei einer GmbH darauf zu achten, dass Schweigepflicht- und Datenschutzbestimmungen entsprechend der Funktion im Verein (Hebamme, Vereinsvorstand, Angestellte) eingehalten werden.

Vor der Vertragsgestaltung legen die Hebammen fest, welche Regelungen sie untereinander treffen wollen. Diese werden dann vertraglich umgesetzt. Es gibt Musterverträge bei den Berufsverbänden, im Internet und bei Anwälten. Selbst aufgesetzte Verträge sollten die Beteiligten vor Abschluss immer juristisch überprüfen lassen. Beschäftigt die Gesellschaft oder die Hebamme als Einzelunternehmerin andere Hebammen als Angestellte oder Honorarkräfte als Erfüllungsgehilfen, so haftet jeweils die Arbeitgeberin für die Tätigkeit der Angestellten und der Honorarkräfte. Die Arbeitgeberin trägt dafür Sorge, dass den Angestellten und Honorarkräften alle Regelungen zur Dokumentation, Schweigepflicht und Datenschutz bekannt sind und die Dokumentation entsprechend der Vorgaben erfolgt.

Komplexe vertragliche Gestaltungen lassen sich einfach und gut nachvollziehbar in einem Organigramm (➤ Abb. 2.2) darstellen.

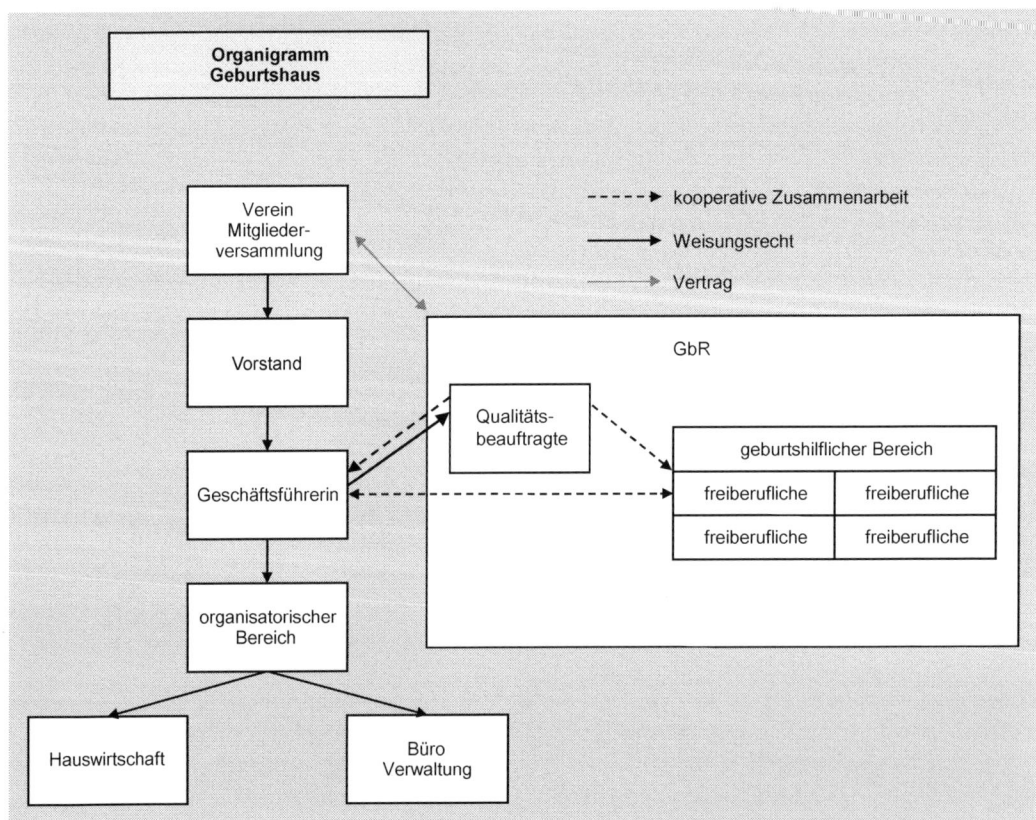

Abb. 2.2 Musterorganigramm: Gesellschaft mit vertraglich gebundenen Einzelunternehmerinnen und Angestellten.

2.9.6 Gesellschaftsvertrag

Für jede Form der gemeinschaftlichen Berufsausübung wird empfohlen, die getroffenen Regelungen und rechtlichen Beziehungen vertraglich festzuhalten, auch wenn der schriftliche Vertrag für die gewählte Gesellschaftsform nicht vorgeschrieben ist. Der von der Hebamme betreuten Frau muss klar sein, mit wem sie einen Behandlungsvertrag eingeht und welche Regelungen für sie mit wem gelten.

Teile des Gesellschaftsvertrages spiegeln sich daher im Behandlungsvertrag (> Kap. 2.3) wider.

Oftmals ergeben sich Mischformen, indem in einer Gemeinschaft sowohl Hebammen arbeiten, die Gesellschafterinnen sind, als auch weitere Kolleginnen, die nicht Gesellschafterinnen sind, sondern Angestellte oder vertraglich gebundene Hebammen.

Ein Gesellschaftsvertrag enthält folgende Angaben:
- Rechtsform
- Namen der beteiligten Gesellschafterinnen
- Anschrift der Gesellschaft
- Zweck der Gesellschaft (welche Leistungen werden gemeinschaftlich erbracht, welche Leistungen separat?)
- Finanzielle Regelungen
- Inhaltliche Verpflichtungen (z.B. Abschluss einer Haftpflichtversicherung, Benutzung gemeinsamer Formulare, Qualitätsmanagement)
- Aufnahme neuer Gesellschafterinnen
- Vertretung
- Urlaub
- Kündigung.

KAPITEL 3

Kriterien guter Dokumentation

> **Eine gute Dokumentation ist gekennzeichnet durch**
> - Vollständigkeit der Akte,
> - Vollständigkeit des einzelnen Eintrages,
> - Einhaltung formaler und inhaltlicher Kriterien.

Der erste Teil des Kapitels zeichnet auf, welche formalen Kriterien die Dokumentation erfüllen muss. Anschließend wird dargestellt, wie die Hebamme eine gute Dokumentation unter Anwendung von Qualitätsmanagement erstellen und aktuell halten kann. Im darauf folgenden Kapitel wird auf die inhaltlichen Kriterien in verschiedenen Tätigkeitsbereichen eingegangen.

3.1 Die Akte

Unabhängig von der erbrachten Leistung sind folgende Bestandteile in jeder Akte einer Frau enthalten:
- Sozialdaten (➢ Kap. 2.6.2)
- Anamnese (➢ Kap. 4.1)
- Laborbefunde (➢ Kap. 4.7)
- Abrechnungsunterlagen (➢ Kap. 2.6.2)
  - Rechnung (Kopie)
  - Versichertenbestätigung (Kopie)
  - Ggf. Ärztliche Verordnung (Kopie).

Zusätzlich sind leistungsbezogen folgende Dokumente enthalten:
- Betreuung in der Schwangerschaft (➢ Kap. 4.3)
- Betreuung im Wochenbett (➢ Kap. 4.6)
- Dokumente über eine erfolgte Aufklärung (➢ Kap. 4.2)
- Einwilligungserklärung
- CTG (➢ Kap. 4.5.2)
- Geburtsbericht (➢ Kap. 4.5.4)
  - Ggf. Partogramm
  - Ggf. Verlegungsbericht
  - Perinatalerhebungsbogen.

Außerdem bei intensivmedizinischer Betreuung/OP:
- Aufklärungsbogen/Einwilligungserklärung für Eingriffe (Sectio, PDA, Narkose)
- Anästhesieprotokoll (PDA)
- Überwachungsbogen (bei schwerer Blutung, Eklampsie) (➢ Kap. 4.5.3)
  - OP-Bericht.

Ergänzend sind folgende Unterlagen möglich:
- Behandlungsvertrag (➢ Kap. 2.3)
- Einverständnis zur Datenweitergabe (➢ Kap. 2.5.1)
- Entbindung von der Schweigepflicht (➢ Kap. 2.5.1)
- Statistische Daten (➢ Kap. 2.6) für
  - Perinatalerhebung
  - Erhebung des Gesundheitsamtes
  - Ergänzungsvertrag zur Abrechnung der Betriebskostenpauschale für von Hebammen geleitete Einrichtungen nach § 134a SGB V
- Dokumente aus dem Qualitätsmanagement (z.B. Checkliste zur Aufklärung) (➢ Kap. 3.6)
- Korrespondenz mit anderen Leistungserbringern (➢ Kap. 3.7.1).

3.2 Der Eintrag

Aus dem einzelnen Eintrag sind alle Informationen ersichtlich, die für die Beurteilung der Situation notwendig sind. Der vollständige Eintrag zu einem Kontakt enthält Angaben zu:
- Datum und Uhrzeit
- Namentlicher Kennzeichnung bei gemeinschaftlicher Betreuung

- Art des Kontaktes (telefonische Beratung, Wochenbettbesuch, Schwangerenvorsorge usw.)
- Gesundheitszustand der Frau/des Kindes
- Befinden
- Art der Beschwerden und Besonderheiten
- Verlauf
- Erhobenen Befunden
- Darstellung der Ressourcen
- Information und Aufklärung
- Maßnahmen und Empfehlungen
- Arzneimitteln.

Bei länger dauernder Betreuung, z.B. bei der Geburt, dokumentiert die Hebamme die Aufnahme bzw. den Anfangsbefund lückenlos. Anschließend notiert sie Änderungen ab dem Zeitpunkt des Auftretens. In regelmäßigen Abständen beurteilt sie vollständig die Situation, ebenso immer dann, wenn der festgestellte Befund Konsequenzen für den weiteren Betreuungsverlauf haben kann.

3.3 Formale Anforderungen

Maßnahmen und Verläufe sind stets nachvollziehbar, lesbar und verständlich darzustellen. Dabei reicht es aus, wenn die Hebamme schlagwortartig dokumentiert und das Geschriebene für Fachpersonal verständlich ist. Die Hebamme schreibt auf, was sie sieht, hört, spürt, fühlt, riecht und wahrnimmt. Leitet sie Maßnahmen ein oder gibt sie Arzneimittel (➢ Kap. 4.8), so wird dies begründet.

> Eine gute Dokumentation ist wahr, klar und vollständig.

Das Geschriebene enthält Tatsachen und Messbares. Daneben beschreibt die Hebamme das Befinden der Frau. Ausführungen über das seelische Befinden machen deutlich, wie dieses die körperliche Gesundheit der Schwangeren und der Wöchnerin beeinflusst. Hier liegt häufig der Schlüssel zum besseren Verständnis der medizinischen Parameter.

Verwendet die Hebamme ein Formular, trägt sie die Angaben dort ein, wo sie im Formular dafür vorgesehen sind. Bei Formularen, in denen Kästchen bzw. Felder auszufüllen sind, macht sie die Angaben in den dafür bestimmten Kästchen, soweit dies vom Umfang her möglich ist. Wenn keine Untersuchung stattgefunden hat, wird das Feld gestrichen, da ein leeres Feld Fragen aufkommen lässt: Wurde der Eintrag vergessen? War er kontrollbedürftig? Sollte später eingetragen werden? Wurde er absichtlich nicht eingetragen?

3.3.1 Klare Formulierungen

Die Hebamme verwendet klare Formulierungen. Sie beschreibt Tatsachen wie „Anleitung der Frau gelingt nicht", „Partner schrie mich an", und gibt Uhrzeiten und/oder Zeitintervalle an wie „Kind hat in den letzten 24 Stunden zweimal getrunken (19.00, 5.00 Uhr)". Sie vermeidet wertende und vage Formulierungen wie „unkooperative Frau", „Partner ist aggressiv" oder „Kind hat selten getrunken" (→ 3.1 Formulierungshilfen).

Liegen Beschwerden vor, so beschreibt die Hebamme diese und die im Zusammenhang erhobenen Befunde und getroffenen Maßnahmen nachvollziehbar.

Beispiel

„30. SSW, Hautjucken am ganzen Körper, besonders Bauch betroffen, hier deutliche Kratzspuren. Empf. Kontrolle der Leberwerte beim Gyn. (Termin vereinbart für morgen früh), nicht kratzen! Parfum/äth. Öle vermeiden, Merkblatt „Leberstärkende Nahrungsmittel" besprochen/mitgegeben, Hepatodoron 2-mal 1 Tbl., tel. Info, wenn Leberwerte bekannt".

3.3.2 Abkürzungen

Bei der Verwendung von Abkürzungen achtet die Hebamme darauf, eindeutige Bezeichnungen zu wählen. Oftmals hat dieselbe Abkürzung verschiedene Bedeutungen. Deshalb sollte die Hebamme die Bedeutung der Abkürzungen schriftlich festhalten und archivieren. Bei der Dokumentation im Fließtext ergibt sich die Bedeutung der Abkürzung meist schon aus dem Zusammenhang. In Einrichtungen werden die Abkürzungen in einem Ordner hinterlegt (→ 3.2 Gebräuchliche Abkürzungen). Prinzipiell sollte die Hebamme in der Akte immer die vor Ort üblichen Abkürzungen verwenden. Bei der Betreuung zu Hause ist es empfehlenswert, weniger übliche und nicht eindeutige Abkürzungen festzuhalten und zu archivieren.

> **TIPP**
> BM kann bedeuten: Bauchmassage, Beckenmitte, Brustmassage, Babymassage. Deshalb ist es sinnvoll, mehrdeutige Abkürzungen schriftlich festzuhalten, damit es keine Verwechslungen gibt.

3.3.3 Ausführliche Dokumentation

Die Dokumentation muss so ausführlich sein, dass Befunde, Verlauf und daraus resultierende Empfehlungen und Maßnahmen nachvollziehbar sind.

Während für bestimmte Tätigkeitsbereiche wie der Schwangerenvorsorge knappe Angaben ausreichen, müssen andere Situationen ausführlicher geschildert werden. Besonders dann, wenn nach einem ersten Gespräch ein weiteres folgen soll, wird das erste Gespräch detailliert festgehalten, denn es bestärkt das Vertrauensverhältnis, wenn die Hebamme noch genau rekapitulieren kann, was Inhalt des letzten Gesprächs war.

> **Beispiel**
> Die Frau äußert bei einem Termin, dass sie nur, wenn es unbedingt notwendig ist, vaginal untersucht werden möchte. Die Hebamme erläutert, in welchen Fällen eine vaginale Untersuchung unumgänglich ist, dass aber routinemäßig keine Veranlassung besteht, bei jeder Vorsorgeuntersuchung einen vaginalen Befund zu erheben. In diesem Fall wäre es ungünstig, wenn die Frau zu einem späteren Termin nochmals auf ihren Wunsch hinweisen müsste. Die Hebamme notiert: „Fr. XX möchte nicht vaginal untersucht werden, wenn dies nicht unbedingt erforderlich ist. Gründe wurden nicht benannt. Aufklärung: keine routinemäßige VU, evtl. notwendig, z.B. bei unklaren Blutungen, unklarem BS, Infektionsverdacht."
>
> Getrennt davon aufbewahrt werden Notizen, in denen z.B. der Verdacht auf das Vorliegen sexualisierter Gewalt festgehalten wird.

Besonders bei der Arbeit in einem Hebammenteam ist es notwendig, die Gesprächsinhalte zwischen Frau und Hebamme zu dokumentieren.

Routinemaßnahmen müssen jedoch **nicht dokumentiert** werden. Zu den Routinemaßnahmen gehören z.B.:
- Dammschutz bei der Geburt
- Desinfektion vor einer Venenpunktion
- Waschen der Hände vor einer Untersuchung.

Die Frau berichtet möglicherweise über problematische und intime Dinge, die Auswirkungen auf ihr Erleben der Schwangerschaft haben und sich auch in körperlichen Symptomen zeigen können. Hier ist der Aufbau einer Vertrauensbeziehung ein wesentliches Merkmal der Hebammenarbeit.

In diese Vertrauensbeziehung fließt auch immer die subjektive Wahrnehmung der Hebamme und ihre persönliche Bewertung mit ein. Aufzeichnungen darüber können für die Frau unverständlich und auch kränkend sein. Solche Aufzeichnungen sind wie in psychotherapeutischen Sitzungen als persönliche Notizen zu werten. Diese subjektiven Aufzeichnungen gehören nicht zur Dokumentation und sind für andere nicht zugänglich, die Frau hat also hier kein Einsichtsrecht (> Kap. 2.5). Aus diesem Grund empfiehlt es sich, die objektiven Befunde der Frau von den subjektiven persönlichen Wahrnehmungen der Hebamme zu trennen (Piechotta u. Meier 2002) (> Kap. 6.5).

> Subjektive persönliche Wahrnehmungen über die Frau gehören – im Gegensatz zu objektiven Befunden – nicht in die Dokumentation. Die Frau hat darin auch kein Einsichtsrecht. Die Hebamme sollte daher ihre Aufzeichnungen subjektiver Befunde von den objektiven Befunden getrennt aufbewahren.

3.3.4 Zeitnahe Dokumentation

> Die Dokumentation erfolgt zeitnah, während des Kontaktes mit der Frau und nach jeder Tätigkeit.

Zeitnah bedeutet, dass die Hebamme in unmittelbarem Zusammenhang mit dem Besuch, der Untersuchung und der Hilfeleistung bzw. Maßnahme dokumentiert. Unmittelbar heißt, dass die Hebamme bereits während des Besuches dokumentiert, spätestens jedoch am Ende eines Besuches.

Von juristischer Seite anerkannt ist, dass eine Maßnahme vor ihrer Dokumentation erst vollständig abgeschlossen wird. Das bedeutet, dass die Hebamme keine Zeitverzögerung der Maßnahme durch eine zwischenzeitliche Dokumentation in Kauf nehmen muss. Bei komplexen Situationen wie Schulterdystokie, Reanimation oder Verlegung einer außerklinischen Geburt ist es erforderlich, exakte Zeiten im Verlauf der Maßnahme festzuhalten. Ist die Hebamme alleine, so erleichtert sie sich die anschließende ausführliche Dokumentation, wenn sie zumindest Notizen markanter und relevanter Zeitpunkte macht, aus denen sich nach Abschluss der Maßnahme eine genaue Dokumentation anfertigen lässt.

Markante Zeitpunkte sind z.B.:
- Blasensprung, Ankunft der Frau, Geburtszeit
- Feststellung der Auffälligkeit (Herztonabfall, Schulterdystokie, Kind atmet nicht, Blutung)
- Hinzuziehung und Ankunft von Ärztin, Feuerwehr, zweiter Hebamme, Anästhesistin, Kinderärztin, Ankunft in der Klinik bei Verlegung
- Beginn der Maßnahme (Reanimation, Schulterlösung, Verlegung, Arzneimittelgabe).

Ist eine zweite Fachkraft anwesend, so kann diese die markanten Zeitpunkte notieren. Generell gilt die Dokumentation in der Klinik als abgeschlossen, wenn der Bericht mit der Frau an die nächste Abteilung übergeben wird. Bei einer Hausgeburt oder Geburtshausgeburt entspricht dies dem Zeitpunkt, zu dem die Hebamme die Frau bzw. diese das Geburtshaus verlässt. Bei starkem Arbeitsanfall in der Klinik erstellt die Hebamme die Dokumentation spätestens dann, wenn der Dienst an die nächste Kollegin übergeben wurde. Manchmal ist es schwierig, während eines Gesprächs Notizen zu machen, z.B. wenn das Unterbrechen des Blickkontakts für das Schreiben störend für den Gesprächsfluss wäre. In diesem Fall nimmt sich die Hebamme unmittelbar nach dem Gespräch Zeit, um aus dem Gedächtnis heraus die wesentlichen Punkte zu notieren.

Die Dokumentation gilt nicht mehr als zeitnah, wenn die Hebamme diese erst am nächsten Tag erledigt. In Einzelfällen kann jedoch ein Nachtrag notwendig werden, damit die Dokumentation der Tätigkeit des Vortages nicht gänzlich unterbleibt (➤ Kap. 5.3.1).

3.3.5 Zeitangaben

Die Hebamme notiert jeden Kontakt mit der Frau mit Datum und Uhrzeit, im Verlauf einer längeren Betreuung auch Uhrzeiten von besonderen Beobachtungen und Maßnahmen. Die Uhren in einer geburtshilflichen Einheit müssen regelmäßig auf ihre Genauigkeit überprüft werden. Bei einer Neugestaltung der Räume ist es sinnvoll, Funkuhren anzuschaffen. Insbesondere beim Wechsel von Sommer- und Winterzeit werden dann alle Uhren – auch die der Geräte (CTG, pH-Meter) – überprüft und synchronisiert. Bei Eingriffen im OP ist darauf zu achten, dass die angegebenen Uhrzeiten der Anästhesie im OP-Bericht mit denen der Hebamme im Geburtsbericht übereinstimmen.

3.3.6 Wer dokumentiert?

Grundsätzlich dokumentiert jede Fachkraft im Rahmen der eigenen Tätigkeit und Verantwortlichkeit selbst. Sind mehrere Personen tätig, so wird der Eintrag so gekennzeichnet, dass jeder weiß, welche Person gehandelt und dokumentiert hat. Arbeiten Hebammen zusammen, kennzeichnet jede Hebamme jede einzelne Eintragung in der Akte mit ihrem Namen bzw. Kürzel. Oftmals zeigt sich, dass alleine aufgrund der Dienstpläne einer Klinik nicht mehr nachvollzogen werden kann, welche Hebamme am fraglichen Tag Dienst hatte. Übernimmt eine Hebamme die Betreuung von einer Kollegin, so wird diese Übernahme vermerkt und einmalig mit dem Namen der übernehmenden Kollegin versehen.

Namenskürzel

Die Verwendung von Namenskürzeln ist üblich. Dabei schreibt die Hebamme nur bei der ersten Nennung in einem Dokument ihren Namen aus und stellt das Namenskürzel in Klammern dahinter. In größeren Einrichtungen wie Geburtshäusern oder Kliniken werden zusätzlich die Namen, Kürzel, Beruf und der Zeitraum der Beschäftigung aller Mitarbeiterinnen in einem Namenskürzelbuch verzeichnet. Sonst ist nach einigen Jahren nicht mehr nachvollziehbar, welche Personen welche Kürzel verwendet haben, z.B. wenn diese inzwischen nicht mehr im Haus beschäftigt sind oder über die Jahre gleiche Kürzel von verschiedenen Mitarbeiterinnen verwendet werden.

3.3.7 Schreibmaterial

Zum Schreiben eignen sich am besten normale Kugelschreiber. Filzstifte und Füller sind nur bedingt geeignet, weil sie verwischen können, wenn Flüssigkeit auf das Papier gerät. Ungeeignet sind Bleistifte, weil das Geschriebene nachträglich geändert werden kann. Streichungen müssen lesbar bleiben, Tintenkiller oder Tipp-Ex dürfen nicht verwendet werden, ebenso darf nichts überklebt werden.

Die Hebamme dokumentiert auf Formularen und Einlegeblättern, die mit dem Namen der Frau gekennzeichnet sind. Schreibt sie z.B. Notizen zu einer telefonischen Beratung auf einen Zettel oder in einen Kalender, weil sich die Akte der Frau gerade woanders befindet, oder dokumentiert sie während einer Notsituation auf das nächstgreifbare Papier, z.B. einem Handschuhpapier, so muss die Hebamme diese Notizen später in die Akte der Frau übertragen. Auch Befunde und Maßnahmen, die die Hebamme auf dem CTG-Streifen notiert, werden später vom CTG-Streifen in die Akte übernommen (➢ Kap. 4.5.2).

3.4 Dokumentationssystem

In Kliniken gibt es schon seit langem Formulare mit Vorgaben zur Dokumentation. Sie werden entweder nach den Bedürfnissen der Klinik selbst erstellt oder von Fachverlagen bezogen. Inzwischen findet die Dokumentation zunehmend in digitaler Form statt. Aufgrund der Anforderungen im Rahmen des Qualitätsmanagements (➢ Kap. 3.6) und aufgrund von Gerichtsurteilen werden Formulare kontinuierlich weiterentwickelt und erweitert. Allerdings findet die Veränderung von Formularen häufig unkoordiniert statt, so dass nur ungenügende Dokumentationssysteme entstehen, in denen viele Angaben mehrfach eingetragen werden müssen.

Gewachsene Dokumentationsroutinen bedürfen deshalb einer regelmäßigen Überprüfung, damit so viel Zeit wie nötig, jedoch auch so wenig Zeit wie möglich für die Dokumentation aufgewendet werden muss. Modulare, aufeinander aufbauende Dokumentationssysteme ermöglichen eine bedarfsgerechte Dokumentation. In der freiberuflichen Hebammentätigkeit wurden lange nur Besonderheiten dokumentiert. Der Trend zur Zusammenarbeit unter Hebammen, Veröffentlichungen zu Haftpflichtfällen mit unzureichender Dokumentation und die leichtere Verfügbarkeit von Formularen führten auch in diesem Bereich zu umfangreicheren Dokumentationen.

Ein optimales Dokumentationssystem ist für eine gute Dokumentation hilfreich, verhilft aber nicht automatisch zu einer guten Dokumentation, denn: Das beste Dokumentationssystem ist nur so gut wie die Person, die dokumentiert. Ein schlechtes System kann also durchaus eine nachvollziehbare Dokumentation hervorbringen, während das beste absolut mangelhafte Ergebnisse liefern kann.

Welches Dokumentationssystem am besten geeignet ist, hängt von der eigenen Arbeitsweise und dem Tätigkeitsgebiet ab. Dies kann bedeuten, dass von Firma A die Blätter für die stationäre Betreuung, von Firma B das Stammblatt und die Anamnese, von Firma C das Partogramm und für die Hebammensprechstunde oder die Stillbeobachtung ein eigenes Blatt verwendet werden.

Erstellt die Hebamme eigene Dokumentationssysteme, so überprüft sie ihre Formulare regelmäßig auf Aktualität und Vollständigkeit.

Eine Liste der Anbieter von Formularen und Karteikarten ist im Web unter www.pflegeheute.de unter → 3.3 Bezugsadressen abrufbar.

3.4.1 Formblatt versus Fließtext

Für die Dokumentation gibt es entsprechende Formblätter, auf denen alle wesentlichen und beachtenswerten Punkte zu einem Tätigkeitsbereich vorgegeben sind. Die Hebamme kann die aufgeführten Punkte bei der Frau abfragen bzw. durch Betrachten und Betasten der Frau überprüfen. Natürlich kann die Hebamme in begründeten Fällen gelegentlich auch vom vorgegebenen Standard des Formulars abweichen.

Formblätter eignen sich besonders für die Angaben, die immer enthalten sein müssen, wie Sozialdaten, Laborbefunde, Anamnese, für die Schwangerenvorsorge oder auch für die Betreuung im Wochenbett.

> **!**
> Fließtext ist immer dann sinnvoll, wenn die individuelle Situation die Betreuung bestimmt, etwa Hilfe bei Schwangerschaftsbeschwerden, bei der Geburt und bei Notfällen. Die individuelle Textdokumentation ist auch zweckmäßig bei der Betreuung und Behandlung von präpartalen Situationen, wie z.B. Terminüberschreitung, Plazentainsuffizienz, vorzeitigem Fruchtwasserabgang ohne Geburtsbeginn. Bei komplexen Betreuungssituationen, bei Komplikationen und Notfällen muss die Hebamme immer per Fließtext dokumentieren.

Um die Vorteile beider Dokumentationsformen zu nutzen, empfiehlt sich eine Kombination aus Formblatt und Fließtext. So kann es in der Schwangerenbetreuung sinnvoll sein, die medizinischen Aspekte der Schwangerenvorsorge in einem sogenannten Gravidogramm, das einen tabellarischen Überblick über den Schwangerschaftsverlauf gibt, zu dokumentieren, während die Beratungsthemen, Aufklärung und Gesprächsinhalte als Fließtext beschrieben werden. In der Wochenbettbetreuung kann in den ersten Tagen auch ein Formular mit Eckdaten hilfreich sein, solange Messbares noch einen wesentlichen Anteil des Besuches der Frau ausmacht. Im späteren Wochenbett bilden Beratungsthemen den Schwerpunkt, die sich besser im Fließtext darstellen lassen.

Fehlende Eintragungsmöglichkeiten und zu wenig Platz in einem Formular verleiten dazu, notwendige Angaben nicht oder nicht in der gebotenen Ausführlichkeit vorzunehmen. Für die Wochenbettbetreuung z.B. steht eine Vielzahl von Dokumentationsvorlagen zur Verfügung. Die meisten bieten aber keinen Platz, um eine Situation ausführlicher beschreiben zu können, da die Kästchen zu klein sind. Sie erlauben nur eine äußerst knappe Aussage, jedoch keine Beschreibung eines Zustands bzw. einer Situation in Bezug zu den getroffenen Maßnahmen.

Wenn die Dokumentationsvorlage das genauere Beschreiben nicht zulässt, beschreibt die Hebamme die Situation auf einem Extrablatt.

> **Beispiel**
> Der Hebamme fällt bei der Untersuchung der Brust eine rote Stelle auf. Hier reicht es nicht aus, ins vorgesehene Kästchen für die Brust „rot" einzutragen. Es fehlt die Beschreibung wie rot, wo rot, Größe der Rötung, wie fühlt es sich an? Heiß oder kühl? Schwellung? Schmerzhaftigkeit? Sonstiges?
>
> Besser ist es in diesem Fall, auf der Rückseite des Formulars oder auf einem Extrablatt zu vermerken: „Etwa pflaumengroße deutliche Rötung li. Brust im äußeren oberen Quadranten, seit heute morgen, leichte Schwellung, nicht druckschmerzhaft, leicht wärmer, Beobachtung der Leerung empfohlen, Anlegeposition gezeigt. Kühlung. Bei Verschlimmerung/Fieber → Anruf".

Verwendet die Hebamme für die Dokumentation von Fließtexten und individuellen Leistungen Einlegeblätter, so versieht sie jedes Blatt mindestens mit Namen und Geburtsdatum der Frau, um spätere Verwechslungen und Zuordnungsschwierigkeiten zu vermeiden. Verwendet sie Formblätter, trägt sie den Text an den dafür vorgesehenen Stellen ein. In ein Kästchen, das für Aussagen zur Brust vorgesehen ist, trägt die Hebamme nur Feststellungen über die Brust ein und nicht etwa die Beobachtungen an der Naht. Reicht der Platz im Formblatt für die Dokumentation nicht aus, so ist ein Extrablatt dem Überschreiben mehrerer Kästchen vorzuziehen.

In vielen Krankenhäusern wird für die Dokumentation des Geburtsverlaufs ein Partogramm (> Kap. 4.5.4) verwendet. Je nach Gestaltung kann das Partogramm für eine bessere Übersicht zusätzlich zum Geburtsbericht eingesetzt werden oder auch als alleiniges Formular, zu dem nur besondere Situationen wie Notfälle als Fließtext ergänzt werden.

In der Klinik werden einheitliche Dokumentationsformulare verwendet, auch wenn neben den angestellten Hebammen noch Beleghebammen tätig sind. In der Regel gibt es zur Dokumentation Vorgaben der Klinik oder der ärztlichen Direktion. > Tab. 3.1 gibt eine Übersicht zu Vor- und Nachteilen von Formblatt und Fließtext.

Tab. 3.1 Formblatt versus Fließtext

Vorteile	Nachteile
Formblatt	
• Wesentliche Daten werden zuverlässig aufgenommen • Informationen sind immer an der gleichen Stelle zu finden • Nichts Wesentliches wird vergessen • Bessere Lesbarkeit • Übersichtlich • Spart Zeit • Einheitliche Archivierung möglich • Erleichtert Zusammenarbeit im Team • Besonders geeignet für Sozialdaten, Laborbefunde, Befunderhebung wie Anamnese, Schwangerenvorsorge, frühes Wochenbett	• Passt sich nicht der individuellen Situation an • Genaues Beschreiben oft nicht möglich • Subjektive Empfindungen der Frau werden nicht dargestellt • Gesprächsinhalte werden nicht wiedergegeben • Situation kann schlechter erinnert werden • Weniger geeignet für besondere Betreuungssituationen • Nicht geeignet für Notfälle
Fließtext	
• Passt sich der individuellen Situation an • Genaues Beschreiben möglich • Erfassung der Gesprächsinhalte wie Beratungsthemen, Aufklärung etc. • Bessere Darstellbarkeit der subjektiven Empfindungen der Frau, Wahrnehmung der Hebamme und Beziehungsarbeit • Schwerpunkte sind leicht erkennbar • Leichteres Erinnern an die Situation • Geringere Kosten • Besonders geeignet bei Hilfe bei Beschwerden, präpartalen Situationen, besonderen Betreuungssituationen, Notfällen	• Daten werden evtl. nicht vollständig erfasst • Wenig Übersicht • Wesentliches kann leichter vergessen werden • Mühsames Lesen • Evtl. mehr Zeitaufwand durch Nachdenken, ob alles erfasst wurde • Einheitliche Archivierung bei unterschiedlichen Formaten schwierig • Zusammenarbeit im Team erschwert • Weniger geeignet für medizinische Parameter der Schwangerenvorsorge

3.4.2 Elektronische Dokumentation

Im letzten Jahrzehnt hat sich die Computertechnologie sowohl hinsichtlich Größe und Leistungsfähigkeit der Geräte als auch bezüglich der Programmierungsmöglichkeiten rasant entwickelt. Bisher galt die handschriftliche Dokumentation vor Gericht als Urkunde, deren Fehlen nachteilig für die Beklagte im medizinischen Haftpflichtprozess war. Inzwischen wird elektronisch abgerechnet und in den Kliniken wird die elektronische Patientenakte erprobt. Die elektronische Dokumentation ist insofern problematisch, als dass sie nachträglich verändert und ergänzt werden kann, ohne dass dies durch Streichung o.Ä. ersichtlich wird.

In der Geburtshilfe dokumentieren die meisten Personen handschriftlich, nur Zusammenfassungen zu statistischen und Abrechnungszwecken werden digital erfasst.

Da es technisch möglich ist, den Zeitpunkt der Eingabe in den Computer mitzuerfassen, ist es nur noch eine Frage der Zeit, wann eine fälschungssichere digitale Dokumentation durchführbar ist. Dies würde vor allem wiederholte Aufzeichnungen überflüssig machen, die bisher nötig waren, weil Daten zu verschiedenen Zwecken erhoben werden.

Derzeit eignen sich zur elektronischen Erfassung:
- Sozialdaten
- Perinataldaten
- Abrechnungsdaten
- Zusammenfassungen
- Wiederholungen
- Bescheinigungen und Berichte.

Dokumentiert die Hebamme z.B. den Wochenbettverlauf digital, dann sollte sie abschließend zumindest einen mit Datum und Unterschrift versehenen Ausdruck archivieren. Die Archivierung elektronischer Medien wird in ➤ Kapitel 2.7.2 besprochen.

3.5 Standards

Ein Standard ist eine breit akzeptierte und angewandte Regel oder Norm.

Standards wurden in der Moderne zuerst in der Industrie angewendet. Beispiele dafür sind Vorgaben des Deutschen Instituts für Normung (DIN) im deutschen Geltungsbereich oder die international gültige ISO-Norm (International Organization for Standardization).

In der Medizin wurde der Begriff zunächst für eher formale Erfordernisse gebraucht, z.B. den „Facharzt-Standard". „Der Facharzt-Standard ist das zum Behandlungszeitpunkt in der ärztlichen Praxis und Erfahrung bewährte, nach naturwissenschaftlicher Erkenntnis gesicherte, von einem durchschnittlich befähigten Facharzt verlangte Maß an Kenntnis und Können" (Ulsenheimer u. Erlinger 2004).

Im Klinikalltag wurde der Begriff Standard zuerst im Bereich der Pflege verwendet (Pflegestandards). Zunehmend wurden Standards auch für den Kreißsaal eingeführt, wobei diese allerdings nicht mit Pflegestandards vergleichbar sind, da der Begriff für die Anwendung im Kreißsaal, anders als in der Pflege, bisher nicht definiert wurde.

In Kreißsälen wird der Begriff Standard bis heute für Dokumente ganz unterschiedlicher Form und Verbindlichkeit verwendet. Die ersten Standards stellten zunächst den Ist-Zustand dar, der eine gewisse Qualität der Leistungserbringung sicherstellen sollte.

Heute besteht ein Bewusstsein darüber, dass das einmal Festgehaltene einem ständigen Verbesserungsprozess unterliegen muss, damit die Qualität den erreichten „Standard" halten oder verbessern kann. Heute differenziert sich Qualität in einen inhaltlichen und einen organisatorischen Anteil (≻ Abb. 3.1).

Mit der Einführung des Qualitätsmanagements (QM; ≻ Kap. 3.6) wurden Standards systematisch überarbeitet und weiterentwickelt. Im QM-System (≻ Kap. 3.6.2) werden Form und Verbindlichkeit der erstellten Dokumente präzise benannt. Heute wird der Begriff „Standard" hauptsächlich im Klinikbereich für schriftlich fixierte Dokumente verwendet, die sich mit inhaltlichen Themen befassen. Seit der Jahrtausendwende werden im medizinischen Bereich zunehmend Qualitätsmanagementsysteme eingeführt. Die Standards, die schon vorher existierten, werden überarbeitet und darin integriert. Im QM-System stellen sie Vorgabedokumente dar, d.h. schriftliche Dokumente, die schon vor dem Kontakt mit der Frau bestanden. Sie unterscheiden sich damit von den Dokumenten, die erst im Laufe der Betreuung entstehen.

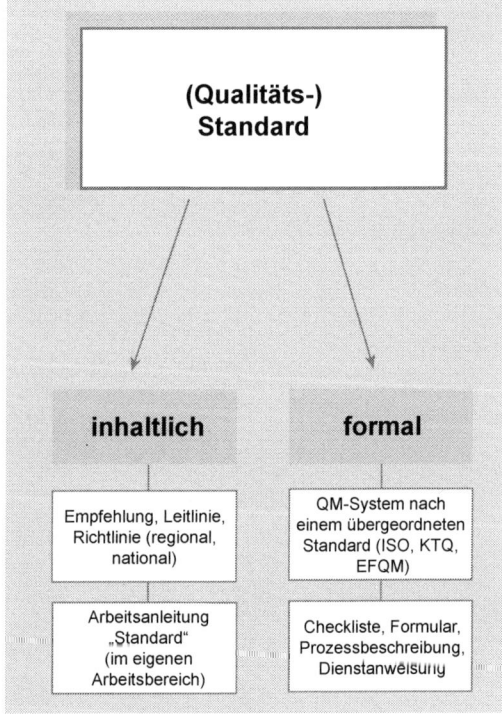

Abb. 3.1 (Qualitäts-)Standards.

Im Folgenden wird der Begriff „Standard" für Dokumente verwendet, die sich mit der inhaltlichen Arbeit beschäftigen.

Standards bieten zahlreiche Vorteile, sie
- vereinfachen die Kommunikation, wenn mehrere Beschäftigte in einer Organisation mit gleichen Arbeitsabläufen beschäftigt sind
- vereinfachen die Dokumentation
- helfen, nichts zu vergessen
- ersparen Zeit
- sorgen für Transparenz
- sind eine Arbeitshilfe
- schaffen ein einheitliches Bild gegenüber den Frauen
- legen klare Verantwortlichkeiten fest
- vermindern Reibungsverluste
- vermeiden sich wiederholende Diskussionen
- erleichtern die Einarbeitung neuer Kolleginnen.

> **Beispiel**
>
> **Infektionsprophylaxe bei vorzeitigem Blasensprung**
>
> Wenn ein Standard zum Vorgehen bei Blasensprung in Bezug auf die Kontrolle der Entzündungsparameter vorliegt, muss die Hebamme im Einzelfall für die routinemäßigen Laboruntersuchungen keine Anordnungen einholen. In der Dokumentation reicht der Hinweis auf die Durchführung der Laborkontrollen nach diesem Standard.
>
> Damit auch nach längerer Zeit noch nachvollziehbar ist, wie der Standard zu einem bestimmten Zeitpunkt aussah, ist eine sorgfältige Archivierung notwendig (▶ Kap. 3.5.2).

3.5.1 Verbindlichkeit von Standards und Vorgaben

Hat die Hebamme in der Freiberuflichkeit einen Standard erstellt, so kann sie diesen jederzeit ändern oder von ihm abweichen. Nimmt sie in der Dokumentation Bezug auf den verwendeten Standard, muss sie diese Abweichungen dokumentieren.

> **Beispiel**
>
> Die Hebamme verwendet für die Beratung zur Ernährung in der Schwangerschaft einen Standard. Sie berät eine Frau, die einen Schwangerschaftsdiabetes entwickelt hat. Sie dokumentiert: „Beratung nach Standard „Ernährung" unter besonderer Berücksichtigung des Diabetes (Zucker- und Kohlenhydrathaltiges, Fruchtsäfte, Obst)."

In der Klinik werden Standards häufig als Anweisungen bekanntgegeben. Hier stellt sich die Frage der Verbindlichkeit eines Standards.

Dienst- oder Arbeitsanweisung

Eine Dienst- oder Arbeitsanweisung ist eine verbindliche Vorgabe für Arbeitnehmer, die der Arbeitgeber aufgrund seines Weisungsrechts erteilen kann. Der Dienstanweisung sind enge Grenzen gesetzt. So kann der Arbeitgeber seinen Angestellten vorschreiben, eine bestimmte Dienstkleidung zu tragen, bestimmte Dokumentationsformulare zu verwenden oder wie der Prozess einer Laboranforderung gestaltet wird. Die Dienstanweisung betrifft also eher organisatorische Belange. Standards, deren Basis eine Dienstanweisung nach diesem Weisungsrecht des Arbeitgebers bildet, sind für die angestellte Hebamme verbindlich.

Bei medizinisch relevanten Fragen liegt die Verantwortung jedoch bei der Person, die die fachliche Kompetenz mitbringt, d.h. bei der Hebamme selbst oder, bei Vorliegen von Pathologie, beim ärztlichen Dienst.

In Kliniken wird das Weisungsrecht des Arbeitgebers oft auf den Chefarzt einer Abteilung übertragen. Damit können Dienstanweisungen nicht nur für formale und organisatorische Themen vorliegen, sondern auch für medizinische. Sind Hebamme und Chefarzt angestellt, so ist dieses Weisungsrecht formal unproblematisch.

Das Weisungsrecht des Arbeitgebers gilt nicht für freiberuflich tätige Hebammen. Krankenhausträger und freiberufliche Hebamme sind hier einander gleichgestellt. Gegenüber Beleghebammen können Standards daher nicht als Dienst- oder Arbeitsanweisung „erlassen" werden.

Möchte die Klinikleitung, dass Hebammen eine bestimmte Leistung in einer bestimmten Form erledigen, wie es im Angestelltensystem mit einer Dienstanweisung zu erreichen wäre, so muss sie mit freiberuflichen Beleghebammen darüber in Verhandlung treten und diese Leistung vertraglich vereinbaren.

> **Beispiel**
>
> **Organisation**
>
> In einer Klinik mit Beleghebammen versendet die Klinikleitung eine Notiz, dass ab sofort das pH-Meter und das Blutzuckermessgerät täglich zu kalibrieren sind und die Ergebnisse dokumentiert werden müssen. Diese Aufgabe wird den Beleghebammen zugewiesen.
>
> Die Hebamme ist hier nicht verpflichtet, diese Leistung zu erbringen. Sie kann nämlich nicht verpflichtet werden, Leistungen zu erbringen, die nicht in ihren Aufgabenbereich fallen oder die sie nicht vergütet bekommt.

Die Hebamme erhält zwar für die Entnahme des Blutes eine Vergütung von den Krankenkassen. Diese umfasst jedoch nur die reine Blutentnahme, nicht die Laborleistung. Diese wird der Klinik über das System der DRGs (Diagnosis Related Groups) von den Krankenkassen vergütet. Damit fällt auch die Unterhaltung, Pflege und Wartung der dafür erforderlichen Geräte in den Zuständigkeitsbereich der Klinik. Möchte die Klinik, dass Beleghebammen die Geräte warten, dann muss sie dies vertraglich vereinbaren und hierfür eine Vergütung mit den Hebammen aushandeln.

Ärztliches Weisungsrecht

Nach Berufsrecht ist die Hebamme berechtigt, normale Geburten selbstständig zu betreuen. Bei Vorliegen einer Pathologie muss sie einen Arzt hinzuziehen, der ihr gegenüber weisungsbefugt ist. Dieses Weisungsrecht gilt sowohl für angestellte als auch für Beleghebammen (> Kap. 2.1). Die ärztliche Weisung kann die Hebamme nur verweigern, wenn sie den anerkannten Regeln der Kunst widerspricht (> Kap. 5.3.2).

Oft liegt die Motivation zur Erstellung von Standards in der Vorstellung, eine haftungsrechtliche Absicherung zu erlangen. Dass dies eine trügerische Sicherheit ist, zeigt folgendes Beispiel: Die Hebamme hält sich exakt an eine Arbeitsanweisung zur atonischen Nachblutung. Erst später fällt auf, dass die Blutung eine andere Ursache hatte (Rissverletzung, stille Ruptur). Trotz der exakten Beachtung der Anweisung war die Behandlung zwangsläufig fehlerhaft.

> Das Vorhandensein und die Einhaltung eines klinikeigenen Standards oder einer vorhandenen Leitlinie einer Fachgesellschaft ist ein Indiz dafür, dass die Hebamme mit der nötigen medizinischen Sorgfalt vorgegangen ist, aber kein Beweis. Ein Behandlungsfehler kann trotzdem vorliegen, z.B. wenn die Behandlung auf einer falschen Befunderhebung beruhte (Ratzel 2000, Vorgaben und Patientenrecht).

Gerade wenn es Vorgaben gibt, werden Aufklärung und Dokumentation oft nicht mehr so genau genommen. Nachfragen der Frau nach Sinn und Zweck der Vorgehensweise werden mit einem knappen „Das machen wir hier immer so" beantwortet und „Selbstverständliches" wird nicht mehr so genau dokumentiert.

Unabhängig davon, wie viel Verbindlichkeit in den Titel (Richtlinie, Anweisung o.Ä.) gelegt wurde, kommt es letztendlich darauf an, dass die Hebamme im Einzelfall unter Wahrung der Patientenrechte mit der erforderlichen Sorgfalt vorgegangen ist (> Kap. 2.4) und nachvollziehbar dokumentiert hat.

Formulierung und Ausführung der Dokumente sollten nicht den Anschein erwecken, dass sie verbindlich für die betreuten Frauen sind.

> Die Einhaltung der Patientenrechte steht über jeder Vorgabe.

An die Verbindlichkeit für die Mitarbeiter werden große Erwartungen gestellt, die sich letztendlich nicht erfüllen lassen, ohne gleichzeitig wieder Haftungsrisiken zu erzeugen. Aus haftungsrechtlicher Sicht empfiehlt sich daher eine „Unternehmenskultur", die Fehlervermeidung thematisiert, Patientenrechte ernst nimmt, gute Vorlagen für die Dokumentation einführt und Zeit für die erforderliche Dokumentation in der Stellenbemessung berücksichtigt, so dass eine gute Betreuungsqualität gewährleistet wird.

Verbindlichkeit im Hebammenteam

In Hebammenpraxen, Geburtshäusern und anderen von Hebammen geleiteten Einrichtungen gibt es häufig keine oder nur eine flache Hierarchie. Entscheidungen werden ausschließlich im Team getroffen. Standards geben hier einen Entscheidungskorridor vor, dienen der Gedächtnisstütze und Arbeitserleichterung und stellen sicher, dass die Frau von allen Beteiligten ähnliche Informationen bekommt. Bei der Erstellung tauschen sich die Beteiligten aus, im Idealfall führt dies zu einem Konsens über die bestmögliche Vorgehensweise. Die Verbindlichkeit gemeinsam erstellter Dokumente beruht hier auf der Vereinbarung untereinander. Sie kann im Gesellschaftsvertrag (> Kap. 2.9.6) festgehalten werden.

3.5.2 Erstellen und Überarbeiten eines Standards

Themen

In der freiberuflichen Tätigkeit kann das Niederschreiben eines Beratungsthemas, z.B. zu Ernährung, Sexualität in der Schwangerschaft, Übelkeit oder niedrigem Blutdruck, einen Standard darstellen.

Als Thema für einen Standard in der Klinik eignen sich Sachverhalte, die nach der Indikationsstellung immer nach dem gleichen Schema ablaufen.

Gut geeignet für die Festlegung einer gemeinsamen Vorgehensweise sind Abläufe und Verantwortlichkeiten in allen Notfallsituationen. Hier ist es wichtig, dass gerade in Notfällen keine Zeit verlorengeht mit Anweisungen im Einzelfall und dass alle Beteiligten wissen, wer –gerade auch in fachübergreifenden Abläufen – für welche Aufgabe zuständig ist.

Folgende Situationen eignen sich u.a. für eine Standardisierung:
- Schulterdystokie
- Blutungen
- Eklampsie
- Wassergeburt
- Neugeborenes einer diabetischen Mutter
- Vorgehen bei Übertragung
- Vorzeitiger Blasensprung
- BEL
- Totgeburt
- (V.a.) Hyperbilirubinämie
- Sämtliche geburtshilflichen Notfälle.

Gerade bei eher seltenen Vorkommnissen wie der Totgeburt ist es sinnvoll, eine Arbeitshilfe zur Hand zu haben, die sowohl Hinweise zum formalen Vorgehen (Bestatter, Pathologie, Totenschein) als auch für die Trauerarbeit der Eltern wichtige Elemente enthält (schönes Dokument mit Foto und Fußabdruck des Kindes, Körbchen, Hinweisblatt mit weiterführenden Kontakten, eventuell Durchführung einer Nottaufe).

Weitere Themen für schriftliche Vorgaben im medizinischen Bereich können alle Situationen sein, in denen die Hinzuziehung von Fachärztinnen nötig ist. Wenn es regelmäßig vorkommt, dass Hebammen ärztliche Aufgaben übernehmen oder übernehmen müssen, so müssen Voraussetzungen, Ausmaß und Verantwortlichkeiten geklärt sein.

Solche Tätigkeiten können u.a. sein:
- Routinemäßiges Legen von intravenösen Verweilkanülen
- Gabe von Schmerzmitteln (nicht jedoch bei Opiaten, da diese patientenbezogen verordnet werden müssen)
- Indikationsstellung und Verabreichung von Wehenmitteln bei sekundärer Wehenschwäche
- Nachspritzen in den liegenden Periduralkatheter.

Die Erstellung einer Vorlage ist dann sinnvoll, wenn die Vorgehensweise einheitlich ist. Je größer die Bandbreite von Indikationsstellung und Entscheidungsmöglichkeiten der Frau ist, desto weniger geeignet ist eine Vorgabe.

Vorgehensweise

Freiberufliche Hebammen können die Themen in ihrem eigenen Team bearbeiten oder auch in einem Qualitätszirkel. In der Klinik können kleine Teams mit Vertreterinnen aller am eigentlichen Prozess beteiligten Berufsgruppen gebildet werden.

Für die Erstellung von medizinischen Standards eignet sich folgende Vorgehensweise:

> **Vorgehensweise zur Erstellung medizinischer Standards**
> - Eine Verantwortliche benennen
> - Material zum Thema sammeln
> - Mögliche Vorgehensweise mit Vor- und Nachteilen besprechen
> - Ersten Entwurf erstellen und besprechen
> - Konsens finden
> - Verabschiedung
> - Alle Beteiligten informieren
> - Alle Beteiligten unterzeichnen
> - Zeitraum der Gültigkeit festlegen.

Mögliche Quellen für den Inhalt des Standards können sein:
- Empfehlungen der medizinischen Fachgesellschaften und Berufsverbände
- Studien
- Veröffentlichungen in Fachzeitschriften
- Internationale Empfehlungen, z.B. National Institute for Health and Clinical Excellence: http://www.nice.org.uk.

Bei speziellen medizinischen Fragen lohnt es sich oft, auch Patienten-Selbsthilfegruppen einzubinden, da sich diese oft eingehend und auf hohem Niveau mit dem Thema auseinandersetzen. Außerdem können sie einen wichtigen Einblick in die Bedürfnisse der Betroffenen geben.

Bei allen Quellen muss deren Qualität kritisch betrachtet werden. Vom einfachen Abschreiben bei anderen Kliniken ist abzuraten, da die Qualität von geburtshilflichen Standards insgesamt noch nicht zufriedenstellend ist. Erfreulich wäre jedoch, wenn klinikübergreifende Arbeitsgruppen sich eines Themas annehmen könnten (analog zu ärztlichen Qualitätszirkeln). Damit ließe sich auch leichter eine methodische Beratung und Begleitung realisieren.

Den Inhalt eines Standards kann die Hebamme anhand der folgenden Aufzählung auf Vollständigkeit überprüfen.

✓
Überprüfen der Vollständigkeit eines Standards
- Voraussetzungen/Vorbereitungen
- Indikationen und Kontraindikationen
- Alternativen zum empfohlenen Vorgehen
- Aufklärungsinhalte
- Vorgehen
- Aufgabenverteilung/Verantwortlichkeiten
- Abbruch der Maßnahme
- Maßnahmen bei Komplikationen
- Dokumentation
- Quellenangaben, Bezüge.

Formale Kriterien

An erster Stelle steht bei der Erstellung eines Standards meist der Inhalt. Mindestens ebenso wichtig ist jedoch die Form, da sie entscheidend zur Akzeptanz und Handhabbarkeit beiträgt.

Die formalen Angaben bilden den Kopf des Dokumentes, der folgende Angaben enthalten kann:
- Genaue Bezeichnung des Standards
- Datum der Verabschiedung (Verabschiedung durch Chefärzte der beteiligten Abteilungen, Pflegedienstleitung, Stationsleitung, leitende Hebamme, Hebammenteam)
- Versionsnummer oder Datum der letzten Änderung (Sammlung in einem Handbuch mit Inhaltsverzeichnis und Durchnummerierung bietet sich an)
- Befristung der Gültigkeit (nach höchstens zwei Jahren muss jeder Standard überarbeitet werden)
- Namen der Verantwortlichen: Obwohl es naheliegt, dass in der Klinik der Chefarzt letztlich verantwortlich ist, sollten für die Überarbeitung und Aktualisierung die Mitarbeiter verantwortlich sein. Das erhöht die Akzeptanz, führt in der Regel zu besseren Ergebnissen, zuverlässigerer Überarbeitung und birgt weniger Konflikte
- Standort von Kopien, z.B. Reanimationsplatz, OP, am Telefon (wichtig um sicherzustellen, dass bei Änderungen auch alle Kopien ausgetauscht werden).

Beispiel
Beschriftung eines Standards
Geburtshaus: *Neustadt*
Datum der Freigabe: *01.12.2008*
Gültig bis: *01.12.2010*
Stand: *20.10.2008*
Verantwortlich: *Judith S.*
Arbeitsanleitung: *Wassergeburt*
Kopien: *Praxis, Geburtsbad*

Archivierung

Wichtig ist, von Anfang an besonders auf die Archivierung der Dokumente zu achten, da in einem oft erst viel später bekanntwerdenden Haftungsfall immer entscheidend ist, wie zu der infrage kommenden Zeit vorgegangen wurde. Ein sorgfältig bearbeiteter Kopfteil erleichtert die Archivierung und richtige Zuordnung. Werden die Dokumente elektronisch archiviert, so wird darauf geachtet, dass sie in einem Format gespeichert werden, das versions- und plattformunabhängig lesbar ist (z.B. als Bilddatei, Endung .jpg, .tif) und dass Dateibezeichnungen gewählt werden, die thematisch und zeitlich gut auffindbar sind (z.B. 2008-12-01-AA-Wassergeburt.jpg).

3.6 Dokumentation und Qualitätsmanagement

> **!**
> Qualitätsmanagement (QM) bezeichnet alle organisierten Maßnahmen, die der kontinuierlichen Verbesserung von Produkten, Prozessen oder Leistungen jeglicher Art dienen.

In § 135a SGB V hat der Gesetzgeber alle Leistungserbringer im Gesundheitswesen zur Weiterentwicklung der Qualität ihrer Arbeit verpflichtet. Darin heißt es:

> **Verpflichtung zur Qualitätssicherung**
> (1) „Die Leistungserbringer sind zur Sicherung und Weiterentwicklung der Qualität der von ihnen erbrachten Leistungen verpflichtet. Die Leistungen müssen dem jeweiligen Stand der wissenschaftlichen Erkenntnisse entsprechen und in der fachlich gebotenen Qualität erbracht werden."

Darüber hinaus verpflichtet Abs. 2 vor allem Ärzte und medizinische Einrichtungen:
„1. sich an einrichtungsübergreifenden Maßnahmen der Qualitätssicherung zu beteiligen, die insbesondere zum Ziel haben, die Ergebnisqualität zu verbessern und
2. einrichtungsintern ein Qualitätsmanagement einzuführen und weiterzuentwickeln."

Die zwischen den Spitzenverbänden der Krankenkassen und den Berufsverbänden der Hebammen zur Versorgung mit Hebammenhilfe geschlossenen Verträge greifen dies auf und stellen Anforderungen an die Struktur-, Prozess- und Ergebnisqualität.

Hebammen, die in Kliniken oder in von Hebammen geleiteten Einrichtungen arbeiten, sind schon jetzt mit der Einführung und Weiterentwicklung eines QM-Systems (> Kap. 3.6.2) konfrontiert. In den Verträgen zur Übernahme der Betriebskosten für Geburten in von Hebammen geleiteten Einrichtungen wurde die Einführung eines einrichtungsinternen Qualitätsmanagementsystems als Voraussetzung für die Vergütung festgelegt.

> **!**
> Zur fachlich gebotenen Qualität nach Abs. 1 gehört auch die Qualität der Dokumentation bzw. wird mit der Dokumentation nachgewiesen, dass die Leistung der Hebamme in der fachlich gebotenen Qualität erbracht wurde.

Die Dokumentation ist sowohl Gegenstand von QM, indem die Dokumentation an sich verbessert wird, als auch Mittel für QM, indem Qualitätsmaßnahmen dokumentiert werden. Die Aufgabe des QM ist es, die schon vorhandenen Elemente in eine Systematik zu bringen, zu ergänzen und einem Prozess der ständigen Verbesserung zu unterziehen.

> **!**
> Zwischen Qualitätsmanagement und Dokumentation besteht eine enge Beziehung.

3.6.1 PDCA-Zyklus

Im Qualitätsmanagement werden die einzelnen Phasen im Prozess der kontinuierlichen Verbesserung mit dem **Demingkreis** oder **PDCA-Zyklus** (> Abb. 3.2) dargestellt.

Werden Haftpflichtansprüche an die Hebamme gestellt, fallen bei der Prüfung der Dokumentation häufig Lücken in der Darstellung auf. Hebammen begründen diese Nachlässigkeit häufig mit Argumenten, die vor Gericht nicht haltbar sind, z.B. dass sie bei einem Hausbesuch die Akte der Frau nicht dabei hatten, sie zu wenig Zeit hatten oder in den

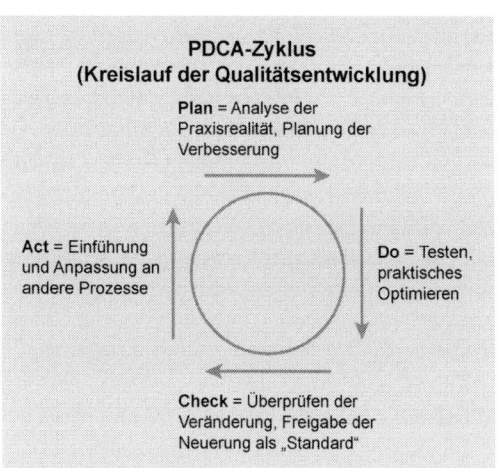

Abb. 3.2 PDCA-Zyklus.

Formularen zu wenig Platz war für eine angemessene Dokumentation. So manövriert sich die Hebamme von vornherein in eine vermeidbare benachteiligte Position.

Deshalb ist es wichtig, dass sich die Hebamme fragt, wie sie die Qualität ihrer Dokumentation verbessern kann. Hilfreich hierfür ist folgendes Schema:

> **Was kann ich tun, damit**
> - ich auch dann dokumentieren kann, wenn ich die Akte der Frau nicht dabei habe?
> - der Ablauf der Betreuung nicht gestört wird?
> - ich abends nicht noch am Schreibtisch sitzen muss?
> - es mir nicht so lästig ist?
> - ich zufrieden mit den Formularen bin?
> - ich weniger Zeit brauche?

Zu jeder Frage überlegt sich die Hebamme mögliche Maßnahmen und setzt diese um. Der Kreislauf der Qualitätsentwicklung lässt sich auf die Dokumentation übertragen.

> Qualitätsmanagement sorgt dafür, dass die Dokumentation optimal ausgeführt werden kann.

Planung eines guten Dokumentationsprozesses (Plan)

In der Planungsphase entwickelt die Hebamme Maßnahmen zur Qualitätsverbesserung. Sie analysiert den Ist-Zustand und die Rahmenbedingungen für die von ihr benötigte Dokumentation. Dabei berücksichtigt sie das Leistungsspektrum der angebotenen Tätigkeiten. Besonderes Augenmerk legt sie auf die Teile, in denen es zu Mängeln kommt oder die sie als unbefriedigend erlebt. In Zusammenarbeit und im Austausch mit anderen Hebammen (z.B. in Qualitätszirkeln) lassen sich wertvolle Hinweise zur Verbesserung gewinnen.

Mögliche Maßnahmen sind:
- Benutzung von Formularen für die häufigsten Anlässe und Tätigkeiten
- Ordnungssystem für zu Hause und unterwegs
- Überlegung, wann in der Betreuung die Dokumentation störungsfrei erledigt werden kann

- Optimierung der eigenen Arbeitsorganisation durch:
  - Zurechtlegen der Akten für den nächsten Tag
  - Mitnahme von Blanko-Formularen und Einlegeblättern.

Umsetzung des Dokumentationsprozesses (Do)

Die Hebamme setzt die geplanten Maßnahmen probeweise um. Wenn sie Formulare erstmals benutzt, hält sie fest, was daran stört oder fehlt. Hersteller standardisierter Formulare sind häufig dankbar für Hinweise zur Verbesserung. Entspricht das verwendete Formular überhaupt nicht den Vorstellungen der Hebamme, kann sie ein anderes bestellen. Bei der Verwendung eigener Formulare setzt sie Korrekturen zeitnah um, wenn ersichtlich ist, dass die festgestellte Störung häufiger auftreten wird.

Qualitätssicherung (Check)

Die Hebamme bewertet die Maßnahmen und kontrolliert, ob sie durch die Maßnahmen ihre Ziele erreicht hat. Nach einer gewissen Zeit überprüft sie, ob eine Verbesserung eingetreten ist. Dies geschieht durch Auswertung der bisher gemachten Erfahrungen. Brauche ich jetzt weniger Zeit zur Dokumentation? Ist die Dokumentation leichter vollständig zu erledigen? Ist meine Dokumentation jetzt eine Unterstützung für die Nachvollziehbarkeit, für die Abrechnung?

Die gewonnenen Informationen aus der vorherigen Phase setzt sie für die Verbesserung der Struktur und zur Prozessoptimierung ein, was zu einem Qualitätsgewinn führt.

Gelebte Dokumentation (Act)

Auf der Grundlage des Check-Ergebnisses übernimmt die Hebamme die Veränderungen in die Praxis. Sind die Maßnahmen nicht geeignet, um die eigenen Ziele zu erreichen, müssen eventuelle Korrekturmaßnahmen eingeleitet oder der Zyklus ganz abgebrochen werden. Veränderungen fallen schwer. In dieser Phase geht es darum, sie auch wirklich umzusetzen und ihnen eine Chance zu geben, sich zu entwickeln. So kann es sein, dass es anfangs sogar länger braucht, ein neues Formular zu verwenden oder sich in einem neuen Ordnungssystem zurechtzufinden. Manchmal müssen als Folge einer Änderung auch Änderungen in anderen Bereichen erfolgen.

3.6.2 QM-System

In einem QM-System (> Abb. 3.3) werden alle Bereiche der Tätigkeit optimiert und festgehalten. Alles zusammen befindet sich in einem Handbuch, das in regelmäßigen Abständen auf Aktualität überprüft wird und einem Verbesserungsprozess unterliegt. Eingang finden alle bereits vorhandenen Dokumente und Ansätze aus anderen Qualitätsbereichen (Qualitätssicherung, Risikomanagement, gesetzliche Vorgaben, Beschwerde- und Fehlermanagement).

Für von Hebammen geleitete Einrichtungen beinhaltet das QM-System laut Ergänzungsvertrag mit den Krankenkassen z.B. die → ▓ 3.4 Grundelemente einrichtungsinternes Qualitätsmanagement.

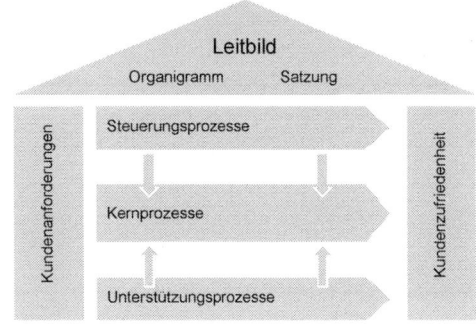

Abb. 3.3 QM-System

3.6.3 Dokumentation als Mittel von Qualitätsmanagement

Im Qualitätsmanagement werden verschiedene Begriffe für die unterschiedlichen Dokumente verwendet. Eine klare Benennung verhindert Unklarheit über Inhalt und Form. Möglich sind z.B. die Begriffe:
- Formular
- Checkliste
- Prozessdarstellung
- Arbeitsanleitung (im Angestelltenbereich auch Arbeitsanweisung, Dienstanweisung).

Formulare

Auf die Vorteile von Formularen wurde bereits in > Kap. 3.4.1 eingegangen.
Formulare sind sinnvoll z.B. für:
- Anamneseerhebung
- Statistische Angaben
- Abrechnungsdaten
- Verlegungsbericht
- Laborbuch
- Bestellwesen
- Vertragliche Vereinbarungen
- Fehlermeldungen
- Befragungen
- Übergabebericht an die weiterbetreuende Hebamme.

Checklisten

Checklisten eignen sich als Hilfsmittel für einfache Arbeitsschritte, bei denen es darum geht, nichts zu vergessen. Im Wesentlichen ist die Checkliste eine Aufzählung von Punkten. Sie wird entweder abgehakt und zu den Akten genommen oder dient als wiederverwendbare Gedächtnisstütze.

Checklisten sind sinnvoll für:
- Richten des Kreißsaals zur Geburt
- Vorbereitung zur Sectio
- Entlassungsgespräch bei ambulanter Geburt
- Aufklärungsgespräche
- Inhalt des Hausgeburtskoffers
- Richten der Reanimationseinheit.

✓
Formularmappe für unterwegs
- Karteikarten/Basisformular
- Versichertenbestätigung
- Behandlungsvertrag
- Laboranforderung
- Aufklärungsbogen
- Einverständniserklärung
- Stillbeobachtungsbogen
- Neugeborenen-Screening
- Fahrtenbuchblätter
- Leere Blätter
- Merkblätter (Neugeborenen-Screening, HIV, eigene)
- Infobroschüren (Arbeit der Hebamme, Stillen, tränenreiche Babyzeit)
- Geburtsbericht
- Verlegungsbericht Hausgeburt
- Kindervorsorgeheft
- Geburtsbescheinigung Standesamt
- Perinatalerhebungsbogen
- Bescheinigung Haushaltshilfe.

Ein weiteres Beispiel hierzu ist → 3.5 Revision Archivierung im Geburtshaus (Checkliste).

Prozessdarstellung

Die Form der Prozessdarstellung eignet sich für die Schilderung von Prozessen, die regelmäßig zum Aufgabengebiet gehören. Schon bei der Erstellung wird nicht nur die Komplexität eines Prozesses deutlich. Fehler in den Prozessen sowie unklare Verantwortlichkeiten werden oft bei der Erstellung erkannt und können bei der Prozesserarbeitung behoben werden. Die Einarbeitung neuer Mitarbeiterinnen wird erleichtert. Bei der Erstellung wirken alle am Prozess Beteiligten mit. Unterschieden werden:
- Kernprozesse (Anmeldung zur Geburt, Entlassung, Aufnahme)
- Unterstützungsprozesse (Arzneimittelbestellung, Gerätewartung)
- Steuerungsprozesse (Finanzkontrolle, Gerätebestellung).

Für die Prozessdarstellung haben sich Flussdiagramme, z.B. für die → 3.6 Anmeldung zur Hausgeburt, bewährt, in denen neben dem Ablauf des Prozesses die Beteiligten und Verantwortlichen dargestellt werden und außerdem Angaben zu den für den Prozessschritt erforderlichen Dokumenten enthalten sind.

Arbeitsanleitungen

Arbeitsanleitungen eignen sich für alle Vorgänge, die nach einem bestimmten Schema vorgenommen werden und in welchen ein bestimmter Aspekt im Vordergrund steht. Dies trifft zu bei:
- Dosierungen von Routine-Infusionen
- Vorgehen bei Sectio, eiliger Sectio, Notsectio
- Umgang mit bestimmten Geräten (pH-Meter, Reanimationseinheit)
- Durchführung eines Wehenbelastungstests
- Vorgehen bei PDA
- Vorgehen bei Reanimation.

Arbeitsanleitungen ergänzen häufig eine Prozessdarstellung. Gegenüber Angestellten können sie auch als Arbeits- oder Dienstanweisung vorliegen.

Assessment-Instrumente

> Der Begriff **Assessment** bedeutet so viel wie Einschätzung oder Beurteilung.

Assessment-Instrumente oder -Verfahren, wie z.B. Skalen oder Screening-Bögen, strukturieren und systematisieren die Erfassung des Ist-Zustandes. Darunter wird ein Zustand verstanden, der zu Beginn des Tätigwerdens der Hebamme vorhanden war.

Das Assessment bildet die Grundlage des Handelns der Hebamme, denn hierdurch kann sie den Handlungsbedarf ermitteln. Mithilfe von Assessment-Instrumenten kann die Hebamme die Art und die Qualität der Betreuung und von Maßnahmen bestimmen. Ein solches Instrument zur manuellen Schwangerenuntersuchung hat die Gesundheits- und Pflegewissenschaftlerin Kirstin Hähnlein entwickelt (→ 3.7 TaKE©ÄU, → 3.8 TaKE©VU, → 3.3 Bezugsadressen). Ihr Anliegen ist es, das Wissen über die berufsspezifischen diagnostisch-therapeutischen manuellen Hebammenfertigkeiten wieder neu zu erlernen bzw. zu optimieren.

Eine wiederholte Dokumentation der Schwangerenuntersuchung bei derselben Frau erleichtert die

Beratungs- und Versorgungsleistung durch die Hebamme. Gleichzeitig kann die Hebamme durch diese wiederholte Dokumentation den Verlauf der Schwangerschaft und die intrapartale Betreuung besser vorhersehen (Hähnlein 2001). Ein anderes Beispiel für ein Assessment-Instrument ist die → 4.15 Stillbeobachtung und Evaluation – Karteikarte des DHV (Auszug). Sind keine Assessment-Instrumente vorhanden, kann die Hebamme eigenständig welche entwickeln.

3.7 Kooperationen
C. Fey, R. Knobloch, M. Selow

Kooperationen finden in der Berufspraxis der Hebamme im Einzelfall und/oder als ständige Zusammenarbeit in unterschiedlichen Organisationsformen statt. Um eine bestmögliche Versorgung der Frau bei individuellem Bedarf zu gewährleisten, arbeitet die Hebamme in einem Netzwerk mit anderen zusammen.

Mögliche Kooperationspartner sind:
- Hebammen
- Ärztinnen
- Andere Professionen (Osteopathin, Psychologin, Haushaltshilfe)
- Kliniken
- Labor
- Lieferanten (Apotheke, Materialien, Geräte)
- Rettungsdienst
- Organisationen (z.B. Pro Familia, Familienbildungsstätten, Diakonie)
- Behörden (z.B. Jugendamt)
- Psychosoziale Dienste.

Die Bandbreite der Zusammenarbeit reicht von mündlicher Absprache bis zum Vertrag, je nachdem, wie umfangreich und komplex die Kooperation ist. Auch hier gilt die Schweigepflicht gegenüber allen anderen Personen und Institutionen. Die Hebamme darf sich daher nur allgemein mit den Kooperationspartnern austauschen, persönliche Umstände einzelner Frauen dürfen hier nicht zur Sprache kommen (➤ Kap. 2.5). Von daher versteht es sich von selbst, dass jeder Kooperationspartner eine eigene Dokumentation führt.

Findet die Kooperation in gemeinsamen Räumlichkeiten statt, überlegen die Kooperierenden, ob und in welchem Umfang sie sich über gemeinsam betreute Frauen austauschen. Ist ein Austausch über persönliche Umstände sinnvoll für die Gesamtbetreuung, wird bei Bedarf eine Schweigepflichtsentbindung eingeholt.

3.7.1 Korrespondenz mit anderen Leistungserbringerinnen

Möchte die Hebamme Daten an andere Leistungserbringerinnen, die die Frau mit- oder weiterbehandeln, weitergeben, so benötigt sie die Zustimmung der Frau. Alternativ kann die Frau das Dokument erhalten und selbst entscheiden, ob sie es weitergibt (➤ Kap. 2.5).

Zieht die Hebamme in der Schwangerschaft oder im Wochenbett eine Ärztin oder für das Neugeborene eine Kinderärztin hinzu, so kann sie durch eine schriftliche Übergabe die Kommunikation und den Nachweis der bisherigen Maßnahmen erleichtern.

Für bestimmte Situationen empfiehlt es sich, ein Formblatt zu verwenden, z.B. für einen Brief an die weiterbetreuende Kinderärztin, Hebamme, Frauenärztin nach einer Geburt in der Klinik oder bei der Verlegung einer Haus- oder Geburtshausgeburt in eine Klinik. Im Idealfall gestalten beide Leistungserbringerinnen die Formblätter gemeinsam.

Übergabe der Frau an eine andere Organisation

Muss die Frau während einer außerklinischen Geburt in ein Krankenhaus verlegt werden, erstellt die Hebamme einen Übergabebericht. Dieser enthält die für die Weiterbetreuung wichtigen Parameter zum derzeitigen Befund und zum bisherigen Verlauf sowie Angaben zu den bisherigen Maßnahmen.

Zusätzlich hält die Hebamme in der Akte den Verlegungsverlauf fest und gibt die Zeitpunkte folgender Maßnahmen an:

- Verlegungsentschluss
- Ruf des Krankentransportes
- Information der Klinik
- Eintreffen des Krankentransportes
- Verlegungsbeginn
- Ankunft in der Klinik.

Neben den Uhrzeiten nennt die Hebamme im Verlegungsverlauf die Namen der Personen, an welche die Übergabe erfolgt ist. Verwendet die Hebamme ein Formblatt, z.B. für einen Verlegungsbericht vom Geburtshaus in eine Klinik (→ 5.1), so verkürzt sie damit die Zeit für die Dokumentation und vermeidet Lücken in der Nachvollziehbarkeit.

Das gleiche gilt entsprechend, wenn eine Frau aus einem Krankenhaus mit z.B. Level 3 in eine Klinik mit Level 1 verlegt werden muss.

3.7.2 Zusammenarbeit mit der Ärztin in der Freiberuflichkeit

Auf die Zusammenarbeit zwischen Hebammen wurde schon in ➤ Kap. 2.9 eingegangen. Häufig arbeiten Hebammen aber mit Ärztinnen zusammen, schon alleine deshalb, weil die Hebamme bei einer vorliegenden Pathologie der Frau oder des Kindes dazu verpflichtet ist, eine Ärztin hinzuzuziehen. Im Regelfall wird die Frau von einer bestimmten Ärztin betreut, mit der die Hebamme nicht zwangsläufig auch eine Kooperation unterhält. Im Idealfall kommuniziert die Hebamme telefonisch oder schriftlich mit der Ärztin über den Grund der Hinzuziehung. Dazu ist es notwendig, dass die Frau die Hebamme von der Schweigepflicht entbindet. Möglich ist aber auch, dass die Hebamme der Frau schriftliche Informationen zum Betreuungsverlauf und zu ihren Beobachtungen aushändigt. Sie entscheidet dann selbst, ob sie diese der Ärztin weitergibt. Eine Kopie dieser Information nimmt die Hebamme zu den Akten.

Für die Zusammenarbeit mit einer Ärztin in einer Praxis gelten dieselben Bestimmungen in Bezug auf die Rechtsform, die Bedingungen für die Dokumentation und die Schweigepflicht wie im vorangegangenen ➤ Kap. 2.9 beschrieben.

Haben Ärztin und Hebamme vereinbart, dass die Hebamme nur den Teil der Vorsorge übernimmt, den sonst eine Arzthelferin übernehmen würde, wie z.B. Blutdruck messen, wiegen und den Urin untersuchen, und die Ärztin führt die weiteren Untersuchungen durch, trägt die Hebamme die von ihr ermittelten Werte in den Mutterpass (➤ Kap. 4.9.1) ein.

In diesem Fall erfüllt die Hebamme die Bedingungen, die für abhängig Beschäftigte gelten. Sie ist nicht als freiberufliche Hebamme mit persönlicher Leistungserbringung tätig und kann die erbrachten Leistungen auch nicht gegenüber der Krankenkasse abrechnen. Die Hebamme wird von dem Honorar vergütet, das die Ärztin für die Erbringung der Leistung abrechnet. Da die Ärztin die Leistung abrechnet, trägt sie auch die Verantwortung für den Eintrag in den Mutterpass und für die korrekte Auswertung und Übermittlung von Untersuchungsergebnissen.

Praxisgemeinschaft

Einige Hebammen arbeiten in Kooperation mit einer Ärztin in deren Praxis. Die am weitesten verbreitete Form der Zusammenarbeit in der ärztlichen Praxis ist die sogenannte Praxisgemeinschaft (➤ Kap. 2.9.1), in welcher jede Kooperationspartnerin für sich ihre eigene Praxis führt. Die Hebamme ist nicht angestellt, sondern arbeitet freiberuflich. Sie betreut die Frauen eigenständig und haftet auch für die von ihr betreuten Frauen selbst. Sie darf sich mit der Ärztin über gemeinsam betreute Frauen nur dann austauschen, wenn die Frau dies zuvor ausdrücklich erlaubt hat. Hier empfiehlt es sich, die Frauen zu Beginn der Betreuung über die Art und Form der Zusammenarbeit von Hebamme und Ärztin zu informieren. Wenn die Frau einen Austausch zwischen Ärztin und Hebamme wünscht, kann sie die beiden durch eine schriftliche Erklärung von der gegenseitigen Schweigepflicht entbinden. Bei dieser Form der Zusammenarbeit führt jede Kooperationspartnerin – Ärztin und Hebamme – eine eigene Dokumentation über die Begegnungen mit den Frauen.

Gemeinschaftspraxis

Arbeitet die Hebamme mit der Ärztin enger zusammen, bilden beide eine Gemeinschaftspraxis. Nach ärztlichem Standesrecht ist dies als Partnerschaft nach dem Partnerschaftsgesellschaftsgesetz oder mit einem Kooperationsvertrag als Gesellschaft des bürgerlichen Rechts (GbR) möglich (➤ Kap. 2.9.2). Als Gemeinschaftspraxis können beide ihre Maßnahmen zur Vorsorge gemeinsam dokumentieren. Allerdings ist es sinnvoll, auch als Gemeinschaftspraxis getrennt zu dokumentieren, da eine getrennte Dokumentation den Vorteil bietet, dass jede Beteiligte ihre eigenen Unterlagen führt und sie mitnehmen kann, z.B. bei einer Weiterbetreuung der Frau zu Hause im Fall von Beschwerden oder im Wochenbett. Von einer gemeinsamen Dokumentation, die in der Arztpraxis verbleiben muss, ist also abzuraten. Bei Besonderheiten tauschen sich Ärztin und Hebamme in einer Besprechung aus und tragen das Ergebnis der jeweils anderen in die eigene Akte ein. Grundsätzlich können alle betreuenden Fachkräfte alle Untersuchungsergebnisse jederzeit im Mutterpass einsehen.

3.7.3 Zusammenarbeit in der Klinik

In der Klinik arbeiten Hebammen und Ärztinnen regelmäßig eng zusammen. Über weite Strecken der Betreuung handelt die Hebamme eigenverantwortlich, berücksichtigt aber die klinikinternen Absprachen und Vorgaben bezüglich des Informationszeitpunktes und der Hinzuziehung einer Ärztin. Unabhängig davon ist die Hebamme gemäß Berufsrecht verpflichtet, eine Ärztin hinzuzuziehen, wenn eine Pathologie auftritt. Zieht die Hebamme eine Ärztin hinzu, dokumentiert sie:
- Zeit und Form des Rufes
- Grund des Rufes
- Gegebene Informationen, ggf. Angaben zur dargestellten Dringlichkeit
- Zeit des Eintreffens der Ärztin.

Bei haftungsrechtlichen Auseinandersetzungen ist oft alleine anhand der Dokumentation nicht mehr nachvollziehbar, welche Information die Hebamme an die zuständige Ärztin weitergegeben hat, da sie nur dokumentiert hat: „Info Ärztin". In der mündlichen Verhandlung kann dann z.B. die Ärztin zu Protokoll geben: „Ja, die Hebamme hat mich informiert, sie hat aber keinen Grund angegeben, aus dem für mich die Dringlichkeit erkennbar gewesen wäre." Durch den unzureichenden Eintrag kann nicht mehr nachvollzogen werden, aus welchem Grund die Ärztin gerufen wurde.

Deshalb muss die Hebamme alle Informationen, die sie an die Ärztin weitergibt, dokumentieren, und zwar mit Uhrzeit, in welcher Form sie informierte und warum und mit welcher Dringlichkeit sie die Ärztin gerufen hat.

Beispiel

Um 13.24 Uhr stellt die Hebamme ein pathologisches CTG fest. Sie beschreibt dies im Geburtsbericht: „Baseline seit 30 Min. bei 160 spm, Undulation eingeengt, seit 20 Min. späte Dezelerationen (Vogelschwingen), Wehen alle 2 bis 3 Min. Telefonische Info Dr. A darüber, Anwesenheit dringend erforderlich".

Der Hinzuziehung vorgeschaltet ist häufig die Information des ärztlichen Dienstes zu bestimmten Gegebenheiten. Dies kann z.B. der Fall sein bei Aufnahme, bei Entlassung, bei vollständigem Muttermund oder bei unmittelbar absehbarer Geburt. Auch diese Information dokumentiert die Hebamme.

Grundsätzlich dokumentieren Hebammen und Ärztinnen ihre Tätigkeiten selbst. In den Berufsordnungen beider Berufsgruppen ist die Pflicht zur Dokumentation hinterlegt.

> Die Ärztin und die Hebamme dokumentieren ihre Tätigkeiten jeweils selbst.

Beispiel

Vakuumextraktion (VE)

Die Hebamme dokumentiert das Lagern der Frau, evtl. auch noch das Ansetzen der VE-Glocke durch Dr. B um 23.15 Uhr. Die weiteren durchgeführten Maßnahmen dokumentiert die Ärztin selbst in der geburtshilflichen Akte oder diktiert einen OP-Bericht über die Durchführung der VE.

Die Hebamme erfasst eine Reanimation durch einen kurzen Vermerk in der Dokumentation, auch wenn diese durch die Ärztin durchgeführt wurde. Hier geht es um den Nachweis, ob eine Reanimation durchgeführt worden ist und durch wen. Die Dokumentation der Art und Weise der Reanimation ist die Pflicht der Ärztin.

Beispiel

Erstversorgung und Reanimation des Neugeborenen durch Dr. H.

Telefonische Anordnungen der Ärztin

Hebammen sind oft unsicher, wie sie mit einer telefonischen Anordnung umgehen sollen. Grundsätzlich schreibt die Ärztin ihre Anordnungen selbst in das Dokumentationsblatt. Ist dies einmal nicht möglich, z.B. weil die Ärztin sich im OP befindet oder die Belegärztin noch in ihrer Praxis ist, kann die ärztliche Anordnung zunächst nur telefonisch erteilt werden. Diese Anweisung dokumentiert die Hebamme, vor allem weil sie die Grundlage für das Tätigwerden der Hebamme bildet.

Beispiel

Bei einer Gebärenden mit einer Einleitung per Wehentropf steigt der Blutdruck auf 160/100 mmHg. Die gerufene Belegärztin hat noch einige Patientinnen in ihrem Wartezimmer sitzen, sichert aber zu, in 30 Minuten anwesend zu sein. Sie verordnet ein Arzneimittel zur Blutdrucksenkung und gibt die Dosierung an.

Eine telefonische Anordnung dokumentiert die Hebamme nach dem **VUG-Prinzip (Vorlesen und genehmigen lassen).**

Das VUG-Prinzip

Die Hebamme fixiert die telefonische Anordnung in der Dokumentation und wiederholt die Anordnung. Die Ärztin bestätigt daraufhin, dass die Hebamme die Anordnung richtig verstanden hat.

Dokumentation bei telefonischer Anordnung:
- Zeit der Information
- Art des Eintrags („Tel. Info")
- Name der gerufenen Ärztin
- Grund der Information
- Erhaltene Anordnung (was, welches Mittel, Menge, Art der Verabreichung)
- Durchführung der Maßnahme.

Die Ärztin zeichnet dann die Anordnung nach ihrem Eintreffen ab.

Beispiel

Anordnung einer Oxytocin-Infusion

Bei Bedarf unterrichtet die Hebamme die Ärztin über die nachlassende Wehentätigkeit, die geburtshilfliche Situation und die evtl. schon unternommenen unterstützenden Maßnahmen. Letztere ordnet dann die medikamentöse Unterstützung an.

Zu dokumentieren ist: „11.25 Uhr, telefonische Info Dr. S über den Geburtsfortschritt und die nachlassende Wehentätigkeit trotz Aktivität der Frau und Uterustonikumöl. Ordination: Wehentropf nach Verfahrensanweisung, 500 ml NaCl + 3 IE Syntocinon angehängt, 10 ml/h".

Als die Ärztin um 12.10 Uhr eintrifft, bestätigt sie die Ordination mit ihrer Unterschrift.

Telefonische Anordnungen sind problematisch, wenn die Ärztin die Gebärende zuvor, z.B. bei der Aufnahme, nicht gesehen hat und sich deshalb kein eigenes Bild von der Gebärenden machen konnte. Letztendlich ist die Zulässigkeit von telefonischen Anordnungen jedoch vom Einzelfall abhängig.

✓
Was muss die Hebamme bei einer Zusammenarbeit mit einer Ärztin beachten?

- Information an die zuständige Ärztin
- Anlass und Dringlichkeit für die Hinzuziehung der Ärztin (mit Datum und Uhrzeit)
- Bei telefonischer Order: Name der Ärztin vermerken und später gegenzeichnen lassen mit Datum und Uhrzeit
- Durchführung der Anordnung
- Ärztin dokumentiert selbst durchgeführte Maßnahmen oder zeichnet gegen
- Schriftlich vermerken, wenn Hebamme und Ärztin nicht einer Meinung sind (➤ Kap. 5.3.2).

KAPITEL 4
Dokumentation in den verschiedenen Tätigkeitsfeldern

Unabhängig vom Tätigkeitsspektrum der Hebammen und Hebammengemeinschaften enthält eine Dokumentation immer bestimmte Bestandteile (Sozialdaten, Anamnese). Bereichsübergreifend ist die Dokumentation von Arzneimittelgaben und Laboruntersuchungen.

4.1 Anamnese

Die Hebamme erhebt bei Betreuungswunsch der Frau entweder im Rahmen eines Interviews oder mithilfe eines Fragebogens die Angaben zur Anamnese. Das Betreuungsverhältnis zwischen Hebamme und Frau hat neben einem medizinischen auch einen zwischenmenschlichen Aspekt, der in der Regel wesentlich für den Aufbau eines Vertrauensverhältnisses ist. Fragt die Hebamme zuerst die Daten der Frau ab, legt sie den Schwerpunkt der Kommunikation auf diese von der Frau als eher unpersönlich empfundenen Formalitäten. Zudem benötigt die Fülle der zu erfragenden Informationen beim ersten Besuch der Hebamme viel Zeit, die dann für andere wichtige Themen zwischen Hebamme und Frau fehlt.

Bietet die Hebamme hingegen einen Fragebogen zu den Daten und der Anamnese an, welchen die Frau selbstständig und in Ruhe ausfüllen kann, so kann dies den Prozess erleichtern. Die Frau erhält so das Gefühl, dass sie sich Zeit lassen kann, um die Fragen zu beantworten. Der Fragebogen sollte allgemein verständlich formuliert sein. Fremdwörter und medizinische Begriffe sind zu vermeiden.

Ein an das Ausfüllen des Fragebogens anschließendes Gespräch bietet der Hebamme die Möglichkeit, zu bestimmten Antworten Rückfragen zu stellen, wichtige Inhalte zu vertiefen sowie die Bedeutung einzelner Antworten für die weitere Betreuung zu erläutern. Besonders wichtige Punkte der Anamnese, z.B. eine Allergie gegen bestimmte Arzneimittel, kann die Hebamme zusätzlich auffällig kennzeichnen.

Die vollständige Anamnese ist auch dann wichtig, wenn die Hebamme erst nach der Geburt im Wochenbett tätig wird.

Nimmt die Frau lediglich an einem Geburtsvorbereitungskurs teil, so ist eine vollständige Anamneseerhebung nicht notwendig. Nach körperlichen Einschränkungen sollte die Hebamme nicht in der Gruppe, sondern in einem Vorgespräch (z.B. bei der Anmeldung) fragen.

Erhebt die Hebamme die Anamnese als Interview, so kann sie einen → 4.1 Fragebogen zur Anamnese als Gesprächsleitfaden bzw. Checkliste nutzen.

4.1.1 Psychosoziale Anamnese

Die psychosoziale Anamnese betrifft die Lebenswelt der Frau. Hier eignet sich die Interviewform eher als ein Fragebogen. Häufig werden diese Fragestellungen auch erst besprochen, wenn bereits ein Vertrauensverhältnis besteht. Psychosoziale Belastungen der Frau können sich ergeben aus:
- Wirtschaftlichen Problemen
- Integrations- und Verständigungsproblemen
- (Sexueller) Gewalt (auch in der Vergangenheit)
- Belastungen in der Familie durch pflegebedürftige Kinder oder Eltern
- Konflikten in der Partnerschaft
- Abwesenheit eines Partners
- Psychischem Stress im Beruf oder körperbelastenden Tätigkeiten.

Psychosoziale Belastungen wirken sich immer auf das Erleben der Schwangerschaft aus. Je nach dem Betreuungswunsch der Frau und den Betreuungsmöglichkeiten der Hebamme wird die Hebamme diesen Teil mehr oder weniger ausführlich erfragen. Die Hebamme kann sich so ein Bild von der Frau machen, wie und unter welchen Umständen die Frau lebt, ob sie sich gesund und kraftvoll fühlt, wo sie Hilfe braucht und wo sie ihre Ressourcen hat.

4.1.2 Ernährung und Bewegung

Ernährung und Bewegung sind auch während einer Schwangerschaft wichtige Aspekte für körperliches Wohlbefinden. Vor allem bei Faktoren, bei denen die Ernährung einen wesentlichen Beitrag zur Vorbeugung oder Verbesserung darstellt, ist eine Ernährungsberatung wichtiger Bestandteil der Hilfeleistung durch die Hebamme. Die Beratung der Hebamme zur Ernährung in der Schwangerschaft nehmen die meisten Frauen daher dankbar an.

> **Beispiel**
>
> Beispiele für Ernährungsberatung sind die Toxoplasmoseprophylaxe durch Vermeidung bestimmter Nahrungsmittel oder die Behandlung bzw. Besserung durch gezielte Ernährung bei z.B. Ödemen, Anämie, Übelkeit oder abweichender Gewichtszunahme.
>
> Berät die Hebamme nach einer von ihr festgelegten Vorgehensweise, z.B. bei Übelkeit, dokumentiert sie „Ernährungsberatung nach Standard Übelkeit".

In diesem Zusammenhang kann die Hebamme der Frau auch eine von ihr erarbeitete Empfehlung zur Ernährung überlassen.

Um mögliche Risikofaktoren und Belastungen frühzeitig erkennen zu können, notiert die Hebamme, wie sich die Schwangere ernährt (z.B. „kocht vorwiegend mit frischen Lebensmitteln", „isst keinen Fisch"). Auch indem die Hebamme die körperliche Betätigung im Beruf und im Sport oder andere Körpererfahrung der Frau erfragt, kann sie Hinweise auf mögliche Belastungen oder Ressourcen der Frau erlangen.

4.2 Aufklärung

Aufklärung ist ein Patientenrecht (Bundesministerium der Justiz 2005) (➤ Kap. 2.4). Sie dient der Wissensvermittlung und Entscheidungsfindung. Nach einer Aufklärung über die bestehenden Fakten und Möglichkeiten kann die Frau von ihren Wahlmöglichkeiten Gebrauch machen. Für diesen Entscheidungsprozess nach Aufklärung werden die Begriffe „Informierte Entscheidung" („Informed choice") oder „Shared-Decision-Making" verwendet.

Schwangerschaft, Geburt, Wochenbett und Stillzeit sind natürliche Vorgänge, über deren Auswirkungen nicht grundsätzlich aufgeklärt werden muss. Aufklärung ist immer dann erforderlich, wenn es Abweichungen vom normalen Verlauf gibt, die eine besondere Beobachtung oder gar Behandlung erforderlich machen. Jede Störung oder kritische Phase erfordert aber auch das Mitwirken der Frau (➤ Kap. 2.3). Sie kann durch ihr Verhalten helfen, den Eintritt einer Erkrankung oder einer Schädigung zu vermeiden und die Folgen zu überwinden.

Damit die Frau überhaupt **eine informierte Entscheidung** treffen kann, muss die Hebamme sie umfassend aufklären. Wenn mehrere Alternativen mit unterschiedlichen Möglichkeiten und Risiken zur Wahl stehen (z.B. Wahl des Geburtsortes, Wahl der Schmerzerleichterung, Ablehnung von Vorsorgeuntersuchungen), ist die Frau über alle Optionen **vollständig** und für sie **verständlich** aufzuklären. Die Alternativen werden mit ihren Vor- und Nachteilen gegenübergestellt.

4.2.1 Wie aufklären?

Die Aufklärung findet im Rahmen eines persönlichen, vertrauensvollen Gesprächs statt. Es ist keinesfalls ausreichend, der Frau ein Aufklärungsformular zu überreichen (BGH VersR 95, 361, 362). In einem Gespräch besteht die Möglichkeit, Fragen zu stellen und auf diese Antworten zu bekommen, so dass die Frau eine informierte Entscheidung über die weitere Vorgehensweise treffen kann.

Ein Formular oder eine Checkliste zu benutzen, kann jedoch aus verschiedenen Gründen hilfreich sein. Bei komplexen Zusammenhängen, wie bei der Aufklärung bei geplanter außerklinischer Geburt, ist die Dokumentation der Aufklärungsinhalte sehr zeitaufwändig. Benutzt die Hebamme ein Formular oder eine Checkliste, so lässt sich der Zeitaufwand für die Dokumentation deutlich verringern. Zudem kann die Hebamme so sicherstellen, dass sie nichts vergisst. Ein Formular hilft auch der Frau, sich mit dem Thema intensiv auseinanderzusetzen und Fragen zu stellen.

Gesprächsinhalte, die sich aus der Anamnese oder dem Informationsbedürfnis der Frau ergeben, dokumentiert die Hebamme in der Akte. Skizzen, mit deren Hilfe sie einen Sachverhalt verdeutlicht hat, fügt sie der Dokumentation bei.

TIPP
Ein Aufklärungsformular ist eine gute Arbeitshilfe.

Die Unterschrift der Frau ist nicht zwingend erforderlich, kann aber in einem Streitfall als Beweis dienen, dass die Aufklärung tatsächlich stattgefunden hat. Zwischen Aufklärung und Einwilligung liegt eine Bedenkzeit, damit die Frau genügend Zeit hat, das Für und Wider abzuwägen.

4.2.2 Zeitpunkt der Aufklärung

In der Rechtsprechung gilt: Die Aufklärung hat rechtzeitig zu erfolgen, wenn die Frau noch in der Lage ist, Art, Umfang und Tragweite ihrer Wahl und der damit ggf. verbundenen gesundheitlichen Risiken ohne psychischen Druck zu ermessen und sich entsprechend zu entscheiden und einzuwilligen (BGH Urteil vom 16.2.1993, Aktenzeichen VI ZR 300/91).

In der Klinik wurde bis vor Kurzem nur bei bevorstehenden Eingriffen wie Sectio oder PDA aufgeklärt. Inzwischen verwenden einige Kliniken bereits ein Merkblatt auch zu anderen häufigen Eingriffen während der Geburt. In dem Vordruck werden übliche Maßnahmen wie das routinemäßige Legen einer Venenverweilkanüle und die Ableitung der kindlichen Herztöne mit dem CTG oder auch eventuell notwendige Eingriffe wie Wehentropf, Arzneimittel, Dammschnitt, VE, Forceps oder bei Blutungen p.p. erläutert. Der Partner unterschreibt, dass z.B. in dem Fall, dass er ohnmächtig wird und sich verletzt, die Klinik oder die Hebamme keine Haftung übernimmt.

Paare erhalten an den Info-Abenden oder bei der Anmeldung zur Geburt Merkblätter über geburtshilfliche Maßnahmen mit der Bitte, diese gut durchzulesen. Bei Geburtsbeginn und Aufnahme unterschreiben, nach ärztlicher Aufklärung, die Frau bzw. das Paar die Einwilligung. Notfall-Aufklärungen zur Sectio und Narkose werden erst im Falle eines Falles besprochen und unterschrieben.

4.2.3 Verzicht auf Aufklärung

Ein aufklärendes Gespräch wird die Hebamme jeder Schwangeren anbieten, auch wenn die Schwangere selbst Hebamme oder Ärztin ist oder die Frau bereits zwei Kinder ohne Probleme zu Hause bekommen hat. Eine Aufklärung kann entfallen, wenn die Frau durch eigenes Wissen, persönliche Erfahrung oder frühere Aufklärung bereits ausreichend informiert ist. Die Hebamme vergewissert sich, dass die Frau die Art der Behandlung bzw. Betreuung kennt, ebenso die Besonderheiten und Unterschiede und deren Chancen und Risiken.

Die Frau hat auch das Recht, auf Aufklärung zu verzichten. Wenn die Frau keine nähere Aufklärung wünscht, was sicher nur selten vorkommt, sollte die Hebamme dokumentieren, worüber die Frau keine Aufklärung möchte und sich dann die Dokumentation von der Frau unterschreiben lassen. Durch diese Unterschrift ist die Hebamme von ihrer Aufklärungspflicht entbunden.

4.2.4 Aufklärung vor einer außerklinischen Geburt

Über die Aufklärung anlässlich einer außerklinischen Geburt wurde in den vergangenen 20 Jahren immer wieder in Fachzeitschriften wie der Deutschen Hebammenzeitschrift (Knobloch 1998, Horschitz 1998) und dem Hebammenforum (Horschitz 2004) sowie in der Literatur (Diefenbacher 2005) geschrieben und zwischen den Hebammen diskutiert. Einzelne Hebammen bzw. Hebammenteams erarbeiteten verschiedene Entwürfe über die Inhalte einer solchen Aufklärung. Das Ergebnis dieser jahrelangen Auseinandersetzung der Hebammen untereinander in Verbindung mit den juristischen Anforderungen an Aufklärung hat im Ergänzungsvertrag nach § 134a zur Übernahme der Betriebskosten einer von Hebammen geleiteten Einrichtung seinen Niederschlag gefunden.

Grundsätzlich gliedert sich die Aufklärung bei außerklinischer Geburt in die Komplexe:
- Ausschlusskriterien
- Ausstattung
- Möglichkeiten von geburtshilflichen Maßnahmen
- Verlegungsmanagement.

Die Hebamme bespricht Gründe, die im individuellen Fall dazu führen können, dass die Geburt nicht außerklinisch stattfinden kann. Aufgrund der Anamnese kann sich bereits beim ersten Gespräch mit der Frau zeigen, ob sie eine außerklinische Geburt planen kann oder nicht.

Die Hebamme zeigt auf, welche Ausstattung ihr für die Geburt zur Verfügung steht, z.B. Dopton oder CTG, Infusionen, Sauerstoffgerät, Homöopathie, und was ihr nur in einer Klinik zur Verfügung steht, z.B. Antibiotikagabe, Wehenmittelgabe, MBU, Kaiserschnittgeburt, Geburt mit Saugglocke, Bluttransfusionen, Narkose. Sie erklärt, welche geburtshilflichen Maßnahmen sie treffen kann, z.B. die Durchführung von Dammschnitt bzw. -naht, Arzneimittelgaben, Maßnahmen bei Notfällen wie überraschender BEL oder Schulterdystokie und ggf. erforderliche Reanimationsmaßnahmen. Ferner stellt sie dar, mit wem sie zusammenarbeitet (allein? Wer vertritt sie? Im Team? Aus welchen Kolleginnen besteht das Team? Gehört eine Ärztin zum Team? Wann wird diese gerufen, in jedem Fall oder nur bei Komplikationen?).

Den Ablauf einer möglichen Verlegung bespricht die Hebamme detailliert: Besteht eine (vertraglich) vereinbarte Zusammenarbeit mit einer Gynäkologin oder einer Klinik? Wie weit ist die nächste Klinik entfernt (räumlich und zeitlich)? Wie ist diese ausgestattet (welches Level)? Wann kann die Frau in eine Wunschklinik gefahren werden, wann muss ein Perinatalzentrum angefahren werden? Besteht evtl. ein Vertrag als Beleghebamme mit einer Klinik? Wie wird verlegt (in Ruhe und im Notfall)?

In den Ergänzungsvertrag nach § 134a wurden als Anlagen mit aufgenommen:

- → 4.2 Aufklärung für Geburten in hebammengeleiteten Einrichtungen (Checkliste)
- Bestätigung über die Aufklärung
- Einverständniserklärung
- Behandlungsvertrag
- Ausschlusskriterien.

Diese Checkliste kann die Hebamme auch für Hausgeburten verwenden. Gebräuchlich sind auch vorgefertigte Aufklärungsbögen (→ 4.3 Aufklärungsbogen für außerklinische Geburten (Muster)), welche mithilfe ihrer Gestaltung und ihres Textes durch das Gespräch führen und strukturiert alle Themen erfassen, die besprochen werden müssen. Sie sind daher eine gute Arbeitshilfe für die Hebamme.

Sinnvoll sind mindestens zwei Vorgespräche. Möchte eine Frau außerhalb der Klinik gebären, so bespricht die Hebamme mit der Frau beim ersten Termin zunächst die Möglichkeiten einer außerklinischen Geburtsbegleitung und benennt Unterschiede zu den Möglichkeiten in der Klinik. Die Einwilligungserklärung für eine außerklinische Geburt lässt sie die Frau erst nach einer Bedenkzeit bei einem späteren Termin unterschreiben. Diese Bedenkzeit verschafft der Frau die Möglichkeit, zwischenzeitlich aufgetretene Fragen zu stellen.

Die Einwilligung zur außerklinischen Geburt kann jederzeit rückgängig gemacht werden. Die Entscheidung der Frau, nicht in eine Klinik gehen zu wollen, wenn die Geburt bereits gut vorangeschritten ist, sollte die Hebamme besonders sorgfältig dokumentieren, damit sie bei einem Schadensfall nachweisen kann, dass sie der Frau mögliche Alternativen aufgezeigt hat. Leider fehlt diese Dokumentation häufig, was sich bei einem eingetretenen Schadensfall negativ für die Hebamme auswirken kann.

> **Beispiel**
>
> Die Eröffnung des Muttermundes bei einer Erstgebärenden zieht sich bereits seit vielen Stunden in die Länge. Bei der Aufnahme ins Geburtshaus ist der Muttermund bereits 5–6 cm geöffnet. Im Laufe der nächsten Stunden werden die Wehen schwächer, die Frau wird müde und schläft ein. Nach dem Aufwachen der Frau ist der Befund unverändert, die Wehen werden jedoch wieder kräftiger. Nach weiteren Stunden, in denen sich der Muttermund von 6 auf 9 cm

erweitert hat, wird die Frau schließlich in die Klinik verlegt. Dort wird das Kind per Kaiserschnitt geboren. Die Hebamme dokumentiert eine Stunde vor der Verlegung: „Frau möchte unbedingt weitermachen, keinesfalls in die Klinik". Kurz nachdem die Frau auf Station verlegt wird, beginnt sie zu bluten. Es werden zwei weitere operative Eingriffe erforderlich. Durch eine Hysterektomie kann die Blutung gestoppt werden. Später wirft der Ehemann der Hebamme aus dem Geburtshaus vor, sie habe die Frau zu spät verlegt und so das Leben seiner Frau gefährdet. Aus der Dokumentation geht nicht hervor, wie die Hebamme die Eltern beraten hat und ob sie auf die Dringlichkeit der Verlegung hingewiesen hat.

In einem Gedächtnisprotokoll (➤ Kap. 6.3), das die Hebamme zwei Tage später verfasst, stellt sie dar, dass gerade der Partner der Frau sich gegen eine Verlegung während der Geburt ausgesprochen habe. Vielmehr habe sie auf die Gefahr einer Blutung nach einer derart protrahierten Geburt hingewiesen. Diese Information an die Eltern hatte sie jedoch nicht in ihrer Dokumentation festgehalten. Da das Gedächtnisprotokoll nicht die Beweiskraft der zeitnahen (➤ Kap. 3.3.4) Dokumentation hat, kann sie sich in einem gerichtlichen Verfahren unter Umständen nicht ausreichend entlasten. Gut wäre etwa folgende Darstellung gewesen: „Auf die Gefahr einer Blutung nach protrahiertem Geburtsverlauf hingewiesen. Dringende Empfehlung: Verlegung in Klinik, dort Therapiemöglichkeit (Wehenmittelgabe, PDA, unterstützende Geburtsbeendigung durch VE bzw. Sectio). Partner ist vehement dagegen, will seiner Frau noch Zeit lassen, Frau schließt sich der Aussage des Partners an. Einigung auf 1 Stunde Zeit, wenn keine wesentliche Veränderung bis dahin eingetreten ist, ist Verlegung unumgänglich, beim Auftreten von pathologischen Herztönen sofortige Verlegung".

4.2.5 Sicherungsaufklärung

Die Sicherungsaufklärung bezeichnet die Aufgabe der Hebamme, Schwangere, Gebärende und Wöchnerinnen auf bestimmte Maßnahmen zur Sicherung des Heilungserfolges (BGH NJW 1987, 705) hinzuweisen.

Eine Sicherungsaufklärung hat zum Ziel, der Frau Informationen darüber zu geben, was sie in der nächsten Zeit erwartet und wann sie sich an die Hebamme, eine Ärztin oder eine Klinik wenden sollte. Der häufigste Anlass für eine Sicherungsaufklärung ist kurz nach der Geburt oder in den ersten Wochenbetttagen gegeben. Gerade kurz nach einer Geburt haben Frauen jedoch nur eine begrenzte Aufnahmefähigkeit für Informationen. Damit die Hebamme selbst nichts vergisst, kann sie eine Checkliste verwenden. Hilfreich kann auch sein, mit den Eltern ein Merkblatt durchzusprechen und es ihnen anschließend auszuhändigen. Ein Merkblatt einfach nur auszuhändigen, reicht hingegen nicht aus, da so nicht sichergestellt ist, dass die Frau es liest bzw. daran denkt, es zu lesen, falls Probleme auftauchen. Verwendet die Hebamme eine Checkliste oder ein Merkblatt, so reicht ein Hinweis in der Dokumentation darauf. Andernfalls dokumentiert die Hebamme alles, was besprochen wurde.

✓
Entlassungsgespräch bei ambulanter Geburt
- Papiere erklären und mitgeben
- Aufklärung über die standesamtliche Anmeldung des Kindes
- Hinweis: Nachsorge-Hebamme anrufen
- Hinweis: Kinderarzt zu U2 anrufen
- Hinweise auf Besonderheiten in den ersten 24 Stunden
- Verhaltensmaßnahmen für die Zeit bis zum ersten Wochenbettbesuch
  - Viel im Bett liegen
  - Nicht schwer heben
  - Viel trinken
  - Vorsichtig aufstehen, nicht alleine aufstehen
- Hinweise: auf Blutung achten, Koagelbildung, regelmäßig Urin lassen
- Anlegen des Kindes
- Versorgung des Kindes
- Lagerung des Kindes
- Hinweis auf Erbrechen von Fruchtwasser, Spucken
- Besonderheiten, die sich aus dem Geburtsverlauf ergeben
- Sind Helfer für Haushalt und Geschwisterkinder bei Bedarf erreichbar?
- Verhalten im Notfall, wen in welchem Fall anrufen? Erreichbarkeit
- Datum, Uhrzeit, Handzeichen der aufklärenden Hebamme.

4.2.6 Wirtschaftliche Aufklärung

Bietet die Hebamme eine sogenannte individuelle Gesundheitsleistung (IGeL) an, muss sie die Frau darüber informieren, welche Kosten auf sie zukommen. Honorarvereinbarungen werden vor der Behandlung schriftlich (> Kap. 2.3) fixiert. Beispiele sind die geburtsvorbereitende Akupunktur, Rufbereitschaftspauschale, Babymassage und Laborleistungen, die nicht in die Erstattungspflicht der Krankenkassen fallen. Zwar hat die Hebamme bei Privatversicherten keine Pflicht zur wirtschaftlichen Aufklärung. In ihrem eigenen Interesse sollte die Hebamme jedoch darauf hinweisen, dass manche Privatkassen bestimmte Leistungen (etwa die Geburtsvorbereitung oder das Vorgespräch) nicht bezahlen oder nur den einfachen Satz. Außerdem ist manchen Frauen gar nicht bewusst, welche Leistungen der Vertrag mit ihrer Privatkasse beinhaltet. Da bei den Verträgen der Privatkassen Gestaltungsfreiheit herrscht, kann es auch sein, dass die Hebammenhilfe ausgeschlossen wurde. Die Frauen haben dann die Möglichkeit, sich bei ihrer Kasse zu erkundigen, bevor die Hebamme tätig wird und eine Rechnung geschrieben hat, die nicht bezahlt wird. Der Abschluss eines schriftlichen Behandlungsvertrags ist mit Privatversicherten besonders zu empfehlen.

4.2.7 Aufklärung während der Geburt

Während der Geburt muss die Hebamme die Frau über jede Maßnahme aufklären und die Frau in diese einwilligen. Die Hebamme klärt über den Grund der Maßnahme, Nebenwirkungen und Behandlungsalternativen auf.

> **Typische einwilligungspflichtige Maßnahmen, die einer Aufklärung bedürfen, sind:**
> - Abtasten des Bauches
> - Arzneimittel (Schmerzen, Antibiose, Wehenförderung, Wehenhemmung)
> - Augen-Prophylaxe (Credé)
> - Akupunktur
> - Blasensprengung
> - Blutentnahme
> - Blutzucker-Kontrollen
> - Dammschnitt, Dammnaht
> - Einlauf
> - PDA
> - Vitamin-K-Prophylaxe
> - Sectio
> - Vaginale Untersuchung
> - Verlegung bei außerklinischer Geburt
> - Wassergeburt.

!
Die Frau hat das Recht, jede Maßnahme abzulehnen (> Kap. 5.4.4). Wenn sie im Vorfeld über die Möglichkeit eines Dammschnitts aufgeklärt wurde, kann die Frau erklären, dass sie, kurz bevor geschnitten wird, nicht darüber informiert werden will. Die Information der Frau richtet sich nach folgendem Schema:
- Was kann bei der Durchführung der Maßnahme geschehen, gibt es ein Risiko?
- Welche Frage soll mit der Maßnahme beantwortet werden?
- Was kann diese Maßnahme nicht?
- Welche Aussagekraft hat diese Maßnahme?
- Können weitere Maßnahmen notwendig werden?
- Welche Alternativen gibt es dazu?
- Welches weitere Vorgehen ergibt sich nach der Maßnahme?

Beispiel

Routineuntersuchung

Situation: Eine Frau befindet sich seit einigen Stunden unter der Geburt. Bisher ging die Geburt gut voran und die Frau kommt mit den Wehen gut zurecht. Die Fruchtblase ist seit drei Stunden gesprungen. Die Hebamme möchte vaginal untersuchen, um den Geburtsfortschritt zu dokumentieren.

Hebamme: „Ich würde Sie gerne noch einmal untersuchen, um den Geburtsfortschritt in meiner Akte festzuhalten. Da die Geburt ja bisher gut vorangegangen ist und Sie mit den Wehen gut zurechtkommen, nehme ich an, dass die Untersuchung zum gegenwärtigen Zeitpunkt keine Konsequenz hat. Mit der vaginalen Untersuchung ist immer die Möglichkeit verbunden, dass Keime aus der Scheide nach oben geschoben werden. Eine Alternative zur Untersuchung im Moment wäre die Verschiebung auf einen späteren Zeitpunkt. Die Untersuchung jetzt

würde wahrscheinlich bestätigen, dass die Geburt vorangeht. Sind Sie mit einer Untersuchung einverstanden?".
Frau: „Ich möchte lieber noch etwas warten."
Hebamme: „Dann messen wir jetzt nur noch einmal die Temperatur und hören die Herztöne des Kindes."
Frau: „Gut."
Dokumentation: „Information über vaginale Untersuchung. Frau X möchte zum gegenwärtigen Zeitpunkt noch keine Untersuchung. Frau X hat regelmäßige Wehen alle 5 min und kommt damit gut zurecht. KHT 128–140 spm n.W., Temperatur: 36,7 °C, Puls 80, FW klar".

Dieses Beispiel verdeutlicht mehrere Besonderheiten, die in der freiberuflichen Hebammentätigkeit häufiger vorkommen:
- Bei ehrlicher Aufklärung lehnen die Frauen Routineuntersuchungen, die in der Klinik in definierten Zeitabständen durchgeführt werden sollen, wie z.B. vaginale Untersuchungen, manchmal ab.
- Die laufende Aufklärung erfolgt in der Form eines einfachen Gespräches.

Wenn die Untersuchung dringend notwendig wäre, müsste die Frau noch einmal darauf hingewiesen und eindringlich über die möglichen Gefahren aufgeklärt werden (➤ Kap. 5.4.4), die mit der Unterlassung der Untersuchung verbunden sind.

Hat die Hebamme, wie hier am Beispiel des Blasensprungs, die Frau einmal ausführlich aufgeklärt und über Maßnahmen informiert, so muss sie die Frau nicht bei jeder Temperaturmessung erneut über den Sinn und Zweck der Maßnahme informieren.

> **!**
> Wichtig ist immer die Dokumentation zum Zeitpunkt der Information und wenn die einmal vereinbarte Vorgehensweise geändert wird.

> **TIPP**
> Die Inhalte dieser üblichen Aufklärungsthemen kann die Hebamme als Standard in einem Ordner im Kreißsaal hinterlegen. Dann ist die Dokumentation über die Aufklärung in knapper Form möglich: „Aufklärung über Vitamin-K-Prophylaxe nach Standard, Name der aufklärenden Hebamme, Datum, Uhrzeit." Lehnen die Eltern eine der Maßnahmen ab, wird die Hebamme auch dies dokumentieren.

4.3 Betreuung in der Schwangerschaft

Die Betreuung in der Schwangerschaft beginnt damit, dass die Hebamme die Schwangerschaft feststellt. Die Art der Betreuung und deren Umfang richten sich nach dem Bedarf der Frau. Dieser kann sich zwischen einem einmaligen Kennenlernen der Hebamme für die Betreuung im Wochenbett bis zu zeitweise täglichen Hausbesuchen bei Beschwerden oder vorzeitigen Wehen bewegen. Bisher gibt es kaum definierte Hebammendiagnosen und Empfehlungen der Berufsverbände für standardisierte Behandlungsmethoden. Das heißt, es gibt so gut wie keine vorgefertigten Formblätter, außer dem Gravidogramm für die Schwangerenvorsorge (➤ Kap. 4.9.1). Benötigt die Hebamme einen solchen Betreuungsstandard, muss sie ihn für den eigenen Bedarf selbst erarbeiten. In der Regel wird die Hebamme die Betreuung der schwangeren Frau im Fließtext dokumentieren.

4.3.1 Beratung

Für die Abrechnung einer Beratung mag ein Stichwort zur Begründung genügen. Soll die Dokumentation jedoch als Unterstützung der Hebammentätigkeit betrachtet werden, als Hilfsmittel zur Verbesserung der Qualität der eigenen Arbeit, ist es sinnvoll, anhand folgender Fragestellungen zu dokumentieren: „Wie ist die Situation?", „Was habe ich geraten?" und als Ergänzung bei einem weiteren Kontakt: „Was wurde daraus?".

> **Beispiel**
>
> Die Hebamme berät eine Frau telefonisch, weil der Besuch bei der Ärztin einige Fragen offen gelassen hat. Ein typisches Beispiel sind hier Ultraschalldiagnosen bei einer niedergelassenen Frauenärztin. Aussagen wie „das Köpfchen des Kindes ist aber groß" oder „das Kind erscheint klein" o.Ä. führen zu großen Unsicherheiten und Ängsten bei der Frau, wenn sie nicht gleich mit der Ärztin, die die Frau untersucht hat, besprochen und geklärt wurden. Die Hebamme führt mit der Frau ein Beratungsgespräch, um die entstandenen Unsicherheiten und Ängste zu glätten oder weitere Möglichkeiten aufzuzeigen. Für die Abrechnung genügt unter dem Datum und der Abrechnungsziffer 010 der Eintrag: „Unsicherheiten wg. US-Befund". Soll der Eintrag eine Arbeitshilfe sein, könnte beim obigen Bsp. stehen: „Unsicherheit/Ängste durch US-Befund (Kopf groß), befürchtet Sectio → Variationsbreite der Messung, Anpassungsmechanismus bei der Geburt besprochen, Ernährungsberatung, Termin vereinbart".

Die Grenzen zwischen Beratung und Hilfe bei Schwangerschaftsbeschwerden sind manchmal fließend. Wenn die Frau unter Sodbrennen leidet und die Hebamme deshalb ein bestimmtes Mittel empfiehlt, ist dies eine Beratung. Nimmt sie sich jedoch Zeit, die Ernährung der Frau zu hinterfragen, macht eine individuelle Ernährungsberatung und rät, wie in diesem speziellen Fall Sodbrennen gelindert werden kann, ist dies als Hilfe bei Beschwerden zu bewerten. Dies spiegelt sich auch in der Dokumentation wider.

> **Beispiel**
>
> **Sodbrennen**
>
> Wenn es eine Beratung war, könnte die Dokumentation so aussehen: Bei Beratung: „13.06.2009, Sodbrennen → übliche Tipps" (hier hat die Hebamme einen Standard erstellt, den sie in ihren Unterlagen hinterlegt hat). Bei Hilfe bei Beschwerden: „13.06.09, 18.10–18.35 Uhr: Sodbrennen häufig beim Hinlegen zur Nachtruhe bei abendlich warmer Mahlzeit, Kind dann sehr aktiv, Ernährungsplan bei Sodbrennen besprochen, Empfehlungen: weniger, dafür häufiger essen, genaues Beobachten, nach welchen Speisen Sodbrennen verstärkt → vermeiden, Kontaktaufnahme mit Kind, Lagerung mit Stillkissen".

Terminvereinbarungen, Auskünfte über Kurse und Nachrichten, die die Frau auf den Anrufbeantworter der Hebamme gesprochen hat, kann die Hebamme nicht als Beratung abrechnen, auch wenn sie sie als Gedächtnisstütze niederschreibt.

Beratung per Kommunikationsmedium

In den letzten Jahren hat die Beratung per E-Mail oder SMS immer mehr zugenommen. Diese Beratungen muss die Hebamme, wie auch die Beratung am Telefon, in Stichworten in die Akte der Frau übertragen. E-Mails können natürlich auch ausgedruckt in die Akte eingelegt werden. Dies ist besonders bei komplexen Beratungen zu empfehlen.

4.3.2 Vorgespräch

Das Vorgespräch beinhaltet je nach gewünschter Form der Hebammenbetreuung unterschiedliche Schwerpunkte. Seine Inhalte orientieren sich am Bedarf der Frau. Ziel des Vorgespräches ist es, der Frau zu ermöglichen, den für sie optimalen Geburtsort auszuwählen, und sie über den ihr zustehenden Anspruch auf Hebammenhilfe zu informieren.

Die Hebamme beantwortet weitergehende Fragen von Frauen, die ausführliche Informationen benötigen, z.B. zum Schwangerschaftsverlauf, zur Geburt und zum Wochenbett oder bei geplanter Geburt mit Beleghebammen. Bei einer geplanten außerklinischen Geburt ist ein weiteres Vorgespräch vorgesehen, so dass die zu besprechenden Themen auf zwei Termine verteilt werden können. Es findet ein ausführliches Aufklärungsgespräch (➤ Kap. 4.2.4) statt. Das allgemeine Vorgespräch beinhaltet u.a.:
- Anlegen der Akte der Frau
- Erhebung der Anamnese

- Erwartungen der Frau über die Betreuung während Schwangerschaft, Geburt und Wochenbett
- Information über das Spektrum der Hebammenhilfe (Geburtsvorbereitung, Hilfe bei Beschwerden, Betreuung im Wochenbett und der Stillzeit)
- Beratung zur Lebensführung (Ernährung, Sexualität, Sport, Reisen, Alkohol, Rauchen etc.)
- Informationen bezüglich der Wahl des Geburtsortes
- Physiologische Veränderung in der Schwangerschaft
- Besonderheiten, die sich aus der Anamnese und dem Verlauf der Schwangerschaft ergeben
- Weiterführende Hilfen bei erhöhtem Beratungs- oder Betreuungsbedarf
- Zeitpunkt, wann die Frau ins Krankenhaus fahren bzw. die Hebamme zur Geburt gerufen werden soll
- Vorgehen bei vorzeitigem Blasensprung
- Informationen über die Wochenbettzeit
- Notwendigkeit der Organisation der Haushaltsführung und Geschwisterbetreuung
- Besuch der Kinderärztin für die U2 bei Frühentlassung aus dem Krankenhaus
- Neugeborenen-Screening
- Vorbereitung auf das Stillen bzw. die Ernährung des Kindes
- Praktische Ratschläge (Babyausstattung, sinnvolle Pflegeprodukte für Mutter und Kind u.a.).

Diese Aufzählung kann die Hebamme auch als **Checkliste** nutzen, die individuell geändert bzw. ergänzt werden kann. Die einzelnen Themen hakt die Hebamme ab, sobald sie besprochen wurden. Die Checkliste vereinfacht die Dokumentation erheblich (→ 4.4 Beratungsthemen Vorsorge (Checkliste)).

Auch wenn die Frau sich ausschließlich für die Wochenbettbetreuung bei der Hebamme anmeldet, gibt ein Besuch in der Schwangerschaft oft wertvolle Hinweise für die weitere Betreuung. Im Gespräch informiert sich die Hebamme über den Verlauf der Schwangerschaft durch die Schilderungen der Frau zu ihrem Erleben. Die Eintragungen im Mutterpass (➢ Kap. 4.9.1) ergänzen das Bild.

Hier sollte die Hebamme besonders auf Dinge achten, die im Wochenbett relevant sein können, z.B.:
- Blutgruppe, Rhesusfaktor, evtl. Antikörperbildung
- Gab es eine behandlungsbedürftige Neugeborenen-Gelbsucht bei Geschwisterkindern oder in der Familie?
- Gibt es einen Streptokokkenbefund? Welche Informationen und Empfehlungen wurden der Frau aufgrund eines positiven Streptokokkenbefundes gegeben?
- Wurde bereits Blut abgenommen zur Bestimmung der Hepatitis-B-Antikörper? Ist das Ergebnis eingetragen? Bei positivem Befund: Welche Empfehlungen wurden der Frau ärztlicherseits gegeben? Wurde die Impfung des Neugeborenen besprochen?
- Liegt ein (Gestations-)Diabetes vor? Ist er insulinpflichtig? Hat die werdende Mutter mit ihrer Internistin/Diabetologin Absprachen getroffen?
- Hat die Frau Bluthochdruck? Ödeme?
- Varizen?

TIPP
Bei bestimmten Blutgruppenkonstellationen und bei Antikörperbildung kommt es häufiger zu einer Hyperbilirubinämie, deshalb sollte die Hebamme sich die serologischen Befunde in der eigenen Akte notieren.

Weitere Aufklärungsthemen sind die Prophylaxen (Vitamin K, Vitamin D, Fluorgabe, Impfungen). Die Hebamme ist zwar hier in der Regel nicht die verordnende Fachkraft, sie wird aber häufig von den Eltern auf diese Themen angesprochen. Beim Wochenbettbesuch plant die Hebamme ausreichend Zeit für ein Beratungsgespräch mit den Eltern ein. Die Hebamme berät ergebnisoffen und wertneutral. Sie beschreibt Standard-Prophylaxen und kann ihre eigene Sicht darlegen. Die eigene Meinung wird als solche erkennbar formuliert und dokumentiert.

4.3.3 Schwangerenvorsorge

Hebammen, die Schwangerenvorsorge anbieten, sollten sich ausführlich mit dem Thema befassen. Die Mutterschaftsrichtlinien (→ Links) sind als Behandlungs-Richtlinie sowohl für Ärzte als auch für Hebammen maßgeblich. In Haftungsfragen werden sie als Maßstab für die Beurteilung der Qualität der Vorsorge durch die Hebamme mit herangezogen. Der Deutsche Hebammenverband e.V. hat zusätzlich eigene Empfehlungen für die Schwangerenvorsorge durch die Hebamme erstellt (→ 3.3 Bezugsadressen). Auch im Kommentar zum Hebammengebührenrecht finden sich Ausführungen zur Schwangerenvorsorge (Horschitz, Selow 2008). Wenn die Hebamme bestimmte Untersuchungen nicht durchführt, die in den Mutterschaftsrichtlinien festgelegt sind, muss sie die Frau darüber informieren und begründen, warum sie auf diese Untersuchung verzichtet (z.B. keine Gewichtskontrolle, sehr gute Ernährung, keine Ödeme).

Im umgekehrten Fall, wenn die Frau eine bestimmte Untersuchung nicht möchte, hat die Hebamme die Aufgabe, über die Konsequenzen aufzuklären, damit die Frau abwägen kann, ob sie bei ihrer Entscheidung bleiben will oder nicht. Die entsprechende Beratung, Aufklärung und Ablehnung der Frau dokumentiert die Hebamme.

Die erste Vorsorgeuntersuchung

Unabhängig davon, in welcher Schwangerschaftswoche der erste Kontakt zwischen Hebamme und Frau stattfindet, steht neben dem Kennenlernen die Erhebung der Anamnese im Vordergrund.

Wenn die Frau als erste fachkundige Person die Hebamme aufsucht, also in dieser Schwangerschaft noch nicht untersucht wurde, dokumentiert die Hebamme die Informationen bzw. Ergebnisse folgender möglicher Gespräche und Untersuchungen in ihrer Akte:
- Gespräch über das derzeitige Befinden der Frau in Stichworten (z.B. Wohlbefinden, erschöpft, müde, Erbrechen morgens einmal, hohe Belastung am Arbeitsplatz, Ziehen im Kreuzbeinbereich, ambivalent dem Kind gegenüber)
- Anamnese (➣ Kap. 4.1)
- Errechneter Geburtstermin und wie er berechnet wurde, also nach der letzten Periode und dem Zyklus, nach der Konzeption, nach der ersten Kindsbewegung
- Körpergröße und -gewicht
- Blutdruck
- Ödeme und Varizen
- Äußere Untersuchung des Beckens und der Michaelis-Raute
- Nachweis von β-HCG im Urin
- Urinuntersuchung auf Glukose und Eiweiß mittels Teststreifen
- Vaginale Untersuchung zur Feststellung der Schwangerschaft, Erhebung des Befundes von Zervix und Muttermund sowie innere Beckenaustastung
- Untersuchung auf Chlamydien
- Untersuchung der Brüste: dient in erster Linie als Gesprächsgrundlage für das Stillen
- Durchgeführte venöse Blutentnahme und erteilter Laborauftrag: Bestimmung der Blutgruppe und Rhesusfaktor, Antikörper-Suchtest, Bestimmung des Rötelntiters, Luessuchreaktion (LSR), kleines Blutbild
- Ausstellung eines Mutterpasses und Eintragung der Befunde, wie vorgesehen
- Ausstellung einer Bescheinigung über Bestehen einer Schwangerschaft zur Vorlage beim Arbeitgeber, falls nötig.

Weitere Vorsorgeuntersuchungen

Bei allen weiteren Vorsorgeuntersuchungen dokumentiert die Hebamme die Informationen bzw. Ergebnisse folgender Gespräche und Untersuchungen:
- Ausführliche Gespräche über das körperliche und seelische Befinden, Selbsteinschätzung der Schwangeren
- Blutdruck
- Körpergewicht
- Symphysen-Fundus-Abstand
- Fundushöhe
- Leibesumfang
- Kindslage
- Kindliche Herztöne
- Erfragte und ertastete Kindsbewegungen
- Fruchtwassermenge
- Ödeme und Varizen
- Urinuntersuchungen
- Bei Bedarf eine vaginale Untersuchung, falls diese zur Abklärung einer unklaren Situation notwendig war
- Ausgefüllter Mutterpass (➣ Abb. 4.9).

Wenn die Frau im Laufe der Schwangerschaft zum ersten Mal zur Hebammenvorsorge kommt, ergänzt die Hebamme die Erhebung der Anamnese, evtl. auch die Untersuchung des Beckens und der Brüste.

Zeigen sich pathologische Entwicklungen, so informiert die Hebamme die Frau über die Notwendigkeit von weitergehenden Untersuchungen und Diagnosen. Die Hebamme empfiehlt dann eine ärztliche (Mit-)Betreuung. Weigert sich die Frau, eine Ärztin aufzusuchen, stellt die Hebamme diese Situation (≻ Kap. 5.4.4) in der Dokumentation sorgfältig dar. Besteht eine Indikation für eine CTG-Kontrolle, so trägt sie die Auswertung sowohl in den Mutterpass (≻ Kap. 4.9.1) als auch in die eigene Akte ein.

Für die Besonderheiten bei der Dokumentation in Kooperation mit der Ärztin gelten die Ausführungen in ≻ Kap. 3.7.2.

4.3.4 Hilfe bei Beschwerden und Wehen

Durch die körperlichen, psychischen und sozialen Veränderungen in der Schwangerschaft können auch während eines physiologischen Schwangerschaftsverlaufs Befindlichkeitsstörungen und Beschwerden auftreten. Ziel der Hilfe bei Beschwerden ist eine Stabilisierung von Körper und Psyche. Die Hebamme dokumentiert die Befindlichkeitsstörungen oder Beschwerden, welche Maßnahmen, auch diagnostische, getroffen wurden, welche Empfehlungen ausgesprochen wurden und wie der weitere Verlauf war.

Beispiel

„Ziehender Schmerz in der Mitte der linken Pobacke bis zur Kniekehle. Stand: deutliche Rückwärtsneigung des Oberkörpers, Hauptgewicht auf der Ferse, ausgeprägtes Hohlkreuz, seitliche Punkte der Michaelis-Raute in gleicher Höhe → Haltung korrigiert (Stehen, Sitzen, Aufstehen vom Stuhl und Boden, Heben). Nächster Termin: Ischiasübungen; wenn keine Besserung → Osteopathie".

Bei der Behandlung einer Beckenendlage (BEL) mit Moxibustion wird dargestellt, welche Lage das Kind einnimmt, wie beweglich es ist, wie viel Fruchtwasser vorhanden ist und wie die Bauchdecken beschaffen sind.

Beispiel

„Fundus Rb-2, Tonus der Bauchdecke weich, Uterusmuskulatur nachgiebig, Kind gut zu tasten bei normaler Fruchtwassermenge, I. BEL, Kind ist gut beweglich, viel aktiv, besonders vor dem Einschlafen der Mutter → Moxibustion erklärt, gezeigt".

Auch muss die Hebamme die Beratung und Aufklärung der Frau (≻ Kap. 4.3.1, ≻ Kap. 4.2) in Stichworten notieren. Werden die Beschwerden mit Akupunktur, Homöopathie o. Ä. behandelt, sind die Maßnahmen detailliert zu beschreiben (≻ Kap. 4.8.3). Befindlichkeitsstörungen können u.a. sein:

- Müdigkeit, Erschöpfung, Schlafstörungen
- Übelkeit und Erbrechen
- Karpaltunnelsyndrom
- Sodbrennen
- Rückenschmerzen, Ischialgie, Schmerzen der Mutterbänder, Symphysendehnung
- Juckreiz, Hautausschläge
- Verdauungsstörungen
- Varizen, Hämorrhoiden
- Schwangerschaftsinduzierte Hypertonie, Ödeme
- Verdacht auf Blasensprung
- Blutungen.

Je nach Art, Intensität und Zeitpunkt in der Schwangerschaft können unterschiedliche Maßnahmen notwendig werden:

- Gespräch
- Äußere Untersuchung
- Vaginale Untersuchung
- Beobachtung von Wehen
- Überprüfen der kindlichen Herztöne
- Veranlassen von Laboruntersuchungen
- Veranlassen von Entlastung der Schwangeren
- Empfehlung naturheilkundlicher Arzneimittel
- Analyse und Beratung zu Ernährungsgewohnheiten
- Einbeziehung des Partners
- Bei Bedarf Überweisung an die Ärztin oder das Krankenhaus.

Grundlage dessen, was die Hebamme behandeln darf, ist ihre **Berufsordnung** (≻ Kap. 2.1). Dort sind ihre Aufgaben beschrieben. Sie darf nur Beschwerden, die durch die Schwangerschaft und die Geburt entstehen, lindern bzw. heilen.

Die **Vergütungsvereinbarung** mit den Krankenkassen (➤ Kap. 2.2) gibt einen weiteren Rahmen vor, in dem die Hebamme sich bewegen kann.

Mitunter ist die Abgrenzung von physiologischen zu pathologischen Schwangerschaftsbeschwerden schwierig. In Absprache mit der Frau entscheidet die Hebamme, wann sie eine Ärztin hinzuzieht. In der Dokumentation ist gerade in solchen Situationen darzustellen, warum die Hebamme wie entschieden hat. Besonders in Fällen, in denen die Hebamme eine pathologische Entwicklung erkennt, die Frau aber keinesfalls eine Ärztin aufsuchen möchte, beschreibt die Hebamme die Empfehlungen besonders sorgfältig. Wird die Frau bei vorzeitigen Wehen oder Bluthochdruck von der Ärztin mitbetreut, hilft es bei der Beobachtung des Verlaufs, die Befunde aus dem Mutterpass (➤ Kap. 4.9.1) zu übertragen und die Empfehlungen der Ärztin zu notieren.

Bei der Betreuung von Frauen mit psychischen Problemen oder Erkrankungen ist eine stichwortartige Darstellung ausreichend.

Gründe für solche Probleme können sein:
- Geburt eines toten oder behinderten Kindes
- Vorangegangene Fehlgeburten und Schwangerschaftsabbrüche
- Unklare oder pathologische Befunde nach Pränataldiagnostik
- Traumatisch erlebte vorangegangene Schwangerschaft oder Geburt
- Negative Gefühle und Ambivalenzen zu der bestehenden Schwangerschaft
- Angst vor der bevorstehenden Geburt oder dem Leben mit dem Neugeborenen
- Konflikte in der Partnerschaft oder im Umfeld der Frau
- Verlust des Partners oder anderer nahestehender Menschen durch Trennung oder Tod
- Belastende soziale oder wirtschaftliche Situation, z.B. durch Sprachprobleme oder Schulden
- Suchtproblematik
- Pathologie in der Schwangerschaft.

Hebammenhilfe ist hier häufig das Gespräch mit der Frau mit dem Ziel, die Frau zu stärken und deren Ängste zu verringern.

Die Dokumentation könnte z.B. so aussehen:

Beispiel

„Gespräch bei Ängsten, ambivalent dem Kind gegenüber, da Frau X nicht sicher weiß, wer der Vater des Kindes ist, einen der drei möglichen lehnt sie ab".

Möchte sich die Hebamme als Erinnerungsstütze ausführliche Notizen machen, notiert sie diese separat auf einem Extrablatt. Diese Notizen sind dann nicht Bestandteile der Dokumentation und werden bei Anforderung der Akte nicht mit herausgegeben (➤ Kap. 3.3.3, ➤ Kap. 6.5).

4.4 Kurse

Meldet sich die Frau zu einem Kurs an, händigt die Hebamme ihr eine Vereinbarung über die Teilnahme am Kurs aus. In der Vereinbarung kann die Frau nachlesen, zu welchen Zeiten der Kurs stattfindet, welche Inhalte im Kurs vermittelt werden und welche Kosten auf sie zukommen. Der Hebamme steht auch dann eine Vergütung zu, wenn die Frau an einzelnen Stunden nicht teilnimmt. Die Frau bekommt dann eine private Rechnung über diese Stunden, da die Krankenkassen nur die Kosten für Stunden übernehmen, an denen die Frau teilgenommen hat. Muster für eine Kursvereinbarung, die diesem Umstand Rechnung trägt, sind über die Berufsverbände zu beziehen. Selbst wenn die Frau nur einen Kurs bei der Hebamme besuchen möchte und die weitere Betreuung bei einer anderen Hebamme stattfindet, empfiehlt es sich, eine Kurz-Anamnese zu erheben, damit die Hebamme, die den Kurs anbietet, weiß, worauf sie bei dieser Frau achten muss. Neben den Daten, die für die Abrechnung erforderlich sind, sind folgende Angaben sinnvoll:
- Grav./Para
- ET
- Aktuelle Erkrankungen
- Bisheriger Schwangerschaftsverlauf
- Betreuende Hebamme/betreuende Ärztin.

Bei Kursen wie der Geburtsvorbereitung und der Rückbildungsgymnastik weist die Hebamme die Anwesenheit der Frau über die Versichertenbestätigungen für die Krankenkassen mit der Unterschrift der Frau nach.

Die Inhalte der einzelnen Stunden sind anhand des Kurskonzeptes nachvollziehbar. Das Kurskonzept wird archiviert und in regelmäßigen Abständen auf Aktualität überprüft. Warum dies von Bedeutung sein kann, zeigt folgendes Beispiel:

Beispiel

Eine Frau hatte der Hebamme u.a. den Vorwurf gemacht, sie habe während des Kurses nicht erwähnt, wie die Schwangere sich bei vorzeitigem Blasensprung zu verhalten habe.

Ob die Hebamme überhaupt verpflichtet werden kann, bestimmte Sachverhalte in ihren geburtsvorbereitenden Kursen dazustellen, ist äußerst fragwürdig. Es existieren keine Konzepte, an die die Hebamme sich halten muss. Dennoch war es hilfreich, dass die Hebamme anhand ihres niedergeschriebenen Kurskonzeptes belegen konnte, dass der vorzeitige Blasensprung ein typisches Thema der dritten Kursstunde war. Das Kurskonzept kann zwar nicht als Beweis gewertet werden, dass die Hebamme dies auch so gesagt hat, in der Gesamtbewertung der angefertigten Dokumentation unterstützt es jedoch die Glaubwürdigkeit ihrer Darstellung.

Stellt die Frau **Fragen nach der Kursstunde,** kann die Hebamme diese Beratungen im Rahmen des Vertrags nach § 134a SGB V abrechnen. Für die Dokumentation dieser Beratung gilt das Gleiche wie für eine andere Beratung (➢ Kap. 4.3.1).

4.5 Geburtshilfe
C. Fey, P. Gruber, R. Knobloch, M. Selow

Der Dokumentation während der Geburt kommt aus haftungsrechtlicher Sicht die größte Bedeutung zu. Während einer Geburt steht die Beziehungsarbeit zwischen Hebamme und Frau im Vordergrund. Die Hebamme unterstützt die Frau, wo sie Hilfe braucht, berät zu möglichen Vorgehensweisen und gibt Hinweise, z.B. zu Atmung und Positionen, die die Frau einnehmen kann. Bei einer normalen Geburt dokumentiert die Hebamme diese Gespräche nicht kontinuierlich, auch wenn sie einen wesentlichen Teil ihrer Arbeit ausmachen (➢ Kap. 3.3.3).

Ein häufiges Beratungsthema ist der fragliche Geburtsbeginn. Die Hebamme dokumentiert, was die Frau geschildert hat und welchen Rat sie ihr erteilt hat.

Beispiel

Die Frau berichtet, sie sei vier Wochen vor dem errechneten Termin und verspüre seit mehreren Stunden ein leichtes Ziehen alle 10 bis 15 min. Sie habe auch etwas Durchfall. Auf Nachfrage der Hebamme erklärt sie weiter, Schleim gehe nicht ab und die Stärke des Ziehens habe nicht zugenommen. Die Hebamme dokumentiert: „13.04.09, 0.12 Uhr, Anruf von Frau G., 4 Wo vor ET, leichtes Ziehen alle 10 bis 15 min, kein Schleimabgang, etwas Durchfall, ist unsicher, ob die Geburt beginne. Angeboten, sie könne zur Kontrolle kommen, evtl. Senkwehen, Frau möchte lieber noch etwas zu Hause bleiben und abwarten. Soll sich melden bei Blutung, Verstärkung der Wehen, BS oder bei Unsicherheit".

Die typischen Beratungs- und Aufklärungsthemen während der Geburt sind in ➢ Kap. 4.2.7 beschrieben.

4.5.1 Beobachtungen und Untersuchungen

Während der Geburt dokumentiert die Hebamme folgende Parameter:
- Wehentätigkeit
- Befinden und Umgang mit den Wehen
- Bewegung und Position der Frau
- Vitalzeichenkontrolle
- Ein- und Ausfuhr
- Herztonkontrollen (➢ Kap. 4.5.2)
- Äußere Untersuchungen
- Vaginale Untersuchungen
- Beratung und Aufklärung (➢ Kap. 4.2.7)
- Verabreichung von Arzneimitteln und Maßnahmen (➢ Kap. 4.8)
- Laborkontrollen (➢ Kap. 4.7)
- Schwierige Situationen (➢ Kap. 5.4)
- Notfallmaßnahmen (➢ Kap. 5.2).

Wehentätigkeit

Die Beobachtung der Wehentätigkeit gibt deutliche Hinweise zum Verlauf der Geburt. Häufigkeit und Intensität der Wehen werden mindestens alle zwei Stunden beschrieben bzw. immer dann, wenn sich etwas wesentlich verändert. Die Beschreibung der Wehentätigkeit wird kombiniert mit einer Aussage über das Befinden der Frau und das Verhalten der kindlichen Herztöne.

Befinden und Umgang mit Wehen

Die Darstellung des Befindens und der Wünsche der Frau fehlt leider in vielen Geburtsberichten. Dabei sind dies sehr wichtige Informationen für die Weiterbetreuenden bzw. für die Nachvollziehbarkeit der Betreuung.

> **Beispiel**
>
> Die Hebamme beschreibt das Befinden der Frau und wie diese mit den Wehen umgehen kann, z.B. „müde, ausgeruht, erschöpft, konzentriert, angespannt, entspannt, hat Angst, freut sich über ..., hat Sorge dass ..., kommt gut zurecht, fühlt sich von den Wehen überrollt, hat starke Wehenschmerzen, ist unruhig, starker Bewegungsdrang".

> **TIPP**
>
> Beschreibungen, die eine negative Haltung der Hebamme der Frau gegenüber zum Ausdruck bringen, wie etwa „stellt sich quer", „macht nicht, was ich sage", „unkooperative Gebärende" etc. sollte die Hebamme vermeiden. Besser ist es, folgende Formulierungen zu verwenden: „Gebärende gerät außer sich vor Angst oder Schmerzen"; „reagiert nicht auf Anleitung", „äußert, dass sie sich von der Situation überrollt fühlt", „ist sehr unruhig, dadurch sind die FHF nicht ausreichend hörbar/ableitbar".

Im weiteren Dokumentationsverlauf ist es in diesen Situationen wichtig, dass die Hebamme die weiteren Maßnahmen, Gedanken und das Vorgehen sachlich und exakt beschreibt, z.B. „beruhigendes Zureden zu der Gebärenden", „Begleitperson gebeten, den Herztonknopf festzuhalten", „zusätzliche Kollegin/Ärztin hinzugerufen" etc.

Bewegung und Position der Frau

Die Hebamme gibt auch die gewählten bzw. empfohlenen Gebärpositionen der Frau an. Wenn eine Frau ständig die Positionen wechselt, muss die Hebamme nicht jede Position einzeln notieren, sondern kann sie zusammenfassen, z.B. „ständig wechselnde Positionen".

Aus der Dokumentation geht klar hervor, welche Lagerungen oder Gebärpositionen die Hebamme einer Frau empfohlen hat aufgrund von Beobachtungen, Leopold-Handgriffen, vaginalen Untersuchungen und CTG-Veränderungen. Dies gilt vor allem auch in der Austreibungsperiode.

Vitalzeichenkontrolle

Auf der medizinischen Ebene ist neben den Aussagen der Frau über ihr Befinden die regelmäßige Vitalzeichenkontrolle eine einfache Methode, um festzustellen, ob es der Gebärenden „gut" geht. Wenn eine plötzliche Präeklampsie oder Herzrhythmusstörungen auftreten sollten, kann die Hebamme dann anhand der regelmäßig dokumentierten Vitalzeichenkontrollen nachvollziehen, wann die Verschlechterung begann.

Blutdruck, Puls und Temperatur kontrolliert die Hebamme bei der Aufnahme.

> **!** Bei Blasensprung und pathologischen Werten erfolgt eine der Situation angepasste Kontrolle.

Bei pathologischem Verlauf mit sehr häufigen Kontrollen und zusätzlichen Maßnahmen, wie z.B. bei einer Dauerüberwachung bei Präeklampsie, ist die Dokumentation der Vitalzeichen auf einem Überwachungsbogen übersichtlicher und zeitlich besser darstellbar als im Geburtsbericht oder Partogramm.

Das Ertasten des mütterlichen Pulses ist dringend zu empfehlen, um sicherzustellen, dass die aufgezeichneten Herztöne im CTG bzw. der gehörte Puls mit dem Hörrohr oder Fetaldoppler tatsächlich die kindlichen Herztöne wiedergeben und nicht den Puls der Mutter. Diese Kontrolle dokumentiert die Hebamme.

> **!** Auch bei scheinbar guter Ableitung der Herztöne überzeugt sich die Hebamme immer wieder davon, dass der aufgezeichnete Puls der des Kindes und nicht der der Mutter ist.

Nahrungsaufnahme und Ausscheidungen

Bei normalem Verlauf der Schwangerschaft reicht zur Dokumentation der Nahrungsaufnahme eine kurze Notiz: z.B. „Frau trinkt immer wieder einen Schluck Wasser, hat großen Durst, 0,5 l Schwarztee mit Traubenzucker, Frühstück mit Kaffee".

Die Hebamme achtet auf regelmäßige Blasenentleerung. Sie dokumentiert z.B. „Spontanurin" oder „Katheter-Urin 400 ml, da spontane Blasenentleerung nicht möglich". Die Hebamme notiert auch Stuhlgang und Erbrechen der Frau.

Bei besonderen Schwangerschaftsverläufen, bei denen es auf die genaue Kenntnis der aufgenommenen und ausgeschiedenen Mengen ankommt, führt die Hebamme einen Überwachungsbogen, in welchem sie auch Infusionen dokumentiert.

Verabreichung von Arzneimitteln und andere Maßnahmen

Bevor die Hebamme der Frau ein Arzneimittel verabreicht oder eine andere Maßnahme (➤ Kap. 4.8) ergreift, benennt sie die Indikation dafür, z.B.: „ist sehr angespannt", „MM dicksäumig, straff", „starke Wehenschmerzen", „hyperaktive Wehentätigkeit", „Uterus teigig, schlecht kontrahiert". Sie gibt die Uhrzeit, die genaue Dosierung und die Applikationsart an sowie die Gabe von Homöopathika oder die Anwendung von Akupunktur.

Bei der Verabreichung des Wehenmittels beschreibt die Hebamme die Art der Gabe: Wehentropf, Dosierung, Laufgeschwindigkeit und bei i.m.-Gabe Menge der IE; bei Prostaglandingaben die Applikationsart und die Dosierung. Nachfolgend beobachtet die Hebamme die Wirkung und dokumentiert diese (➤ Kap. 4.8). Die ärztliche Anordnung trägt die Ärztin selbst in die Akte ein.

Äußere Untersuchungen

Die **Leopold-Handgriffe** sind Routine-Handgriffe. Jede Hebamme weiß, wie sie ausgeführt werden. Das heißt, dass die Hebamme nicht dokumentieren muss, wie und wo sie die Hände auf den Bauch der Schwangeren legt. Die Lage des Kindes zu kennen, hat hingegen eine entscheidende Bedeutung für die Betreuung der Geburt, denn es kommt immer wieder vor, dass sich das Ungeborene bei der Untersuchung einen Tag zuvor in einer anderen Lage oder Stellung befand als dies am nächsten Tag der Fall ist. Die Hebamme sollte daher die Ergebnisse der äußeren Untersuchung der Schwangeren immer dokumentieren.

> **!** Auch ein Kind, das die letzten Wochen in Schädellage lag, kann sich bei der Geburt als Steißlage präsentieren!

Bei der äußeren Untersuchung ertastet die Hebamme den Höhenstand der Gebärmutter, welche Teile des kindlichen Körpers sich im Fundus befinden, die Lage des Kindes (längs, schräg, quer) und wo sich der Rücken befindet (z.B. rechts, links, dorso-anterior, dorso-posterior). Sie ertastet den vorangehenden Teil (ob der Kopf oder der Steiß der vorangehende Teil ist), sie überprüft das Ballottement bzw. die Motilität oder Fixierung des vorangehenden Teils und ertastet evtl. die Halsfurche. Sie kann Aussagen über den Höhenstand des vorangehenden Teils treffen und ggf. seine Einstellung im Becken.

Darüber hinaus nimmt sie die Beschaffenheit der Bauchdecke und der Uterusmuskulatur wahr. Sie kann die Menge des Fruchtwassers einschätzen und vielleicht sogar die Lokalisation der Plazenta (➤ 3.7 TaKE©ÄU).

Beispiel

„Bauchmuskulatur gedehnt, weich, Rektusdiastase 2 QF, Uterus dünnwandig, wenig Spannung, FW-Menge im Normbereich, Kind mobil, Fundus: Rb-2, Rü rechts, VT Steiß (!), im Fundus kugeliges Teil zu tasten, typ. Ballottement des Kopfes, VT schmal, keine Halsfurche zu tasten. Mutter fühlt KB seit gestern vor allem nach unten, auf die Blase und zur Seite".

Auch in der Klinik ist es wichtig, die Leopold-Handgriffe (> Kap. 4.5.2) auszuführen und die Lage des Kindes zu dokumentieren, denn nicht immer wird ein Aufnahme-Ultraschall durchgeführt – und auf den Rückschluss auf die Lage des Kindes durch die Position des CTG-Knopfes sollte die Hebamme sich nicht verlassen. Die Technik ist heute so weit fortgeschritten, dass die kindlichen Herztöne z.B. im rechten unteren Quadranten abgeleitet werden können, obwohl es sich um eine Steißlage handelt. Neben der Dokumentation in der Akte kann deshalb auch ein Vermerk wie „I. SL" auf dem CTG hilfreich sein. Es kann vorkommen, dass alle Räume und Geräte belegt sind oder dass gerade kein Arzt verfügbar ist, der einen Ultraschall durchführen könnte. Auch Stromausfälle in einer ganzen Region kommen immer wieder einmal vor. Die Notstromversorgung einer Klinik kann sehr unterschiedlich sein in der Dauer der Stromversorgung. Daher ist es sinnvoll, die Auskultation der kindlichen Herztöne mittels Hörrohr und die Lagebestimmung des Kindes mittels Leopold-Handgriffen zu trainieren, um selbst dann agieren zu können, wenn keine Geräte zur Verfügung stehen. Außerdem kann die geübte Hebamme über das akustische Signal der Herztöne differenziert die Qualität des Herzschlags beurteilen.

Vaginale Untersuchungen

Zu einer inneren oder vaginalen Untersuchung gehören:
- Länge und Konsistenz der Zervix
- Weite und Konsistenz des Muttermundes
- Ob und wie die Fruchtblase zu tasten ist
- Bei gesprungener Fruchtblase die Beobachtung des Fruchtwasserabgangs; Menge, Farbe, Beimischungen von Blut, Vernix und Mekonium sowie ggf. ein auffälliger Geruch
- Höhenstand und Einstellung des vorangehenden Teils
- Ggf. Geburtsgeschwulst
- Abgang von Blut und Schleim (z.B. Zeichnungsblutung) und ggf. Stärke der Blutung.

> **Beispiel**
>
> „Portio 2 cm, noch sakral, weich, MM 2–3 QF, FB steht, kein Abgang von FW, K schwer abschiebbar in BE, PN quer, kl. Fontanelle links, Abgang von wenig blutigem Schleim." In einem Partogramm mit entsprechenden Vorgaben kann die Hebamme die Angaben übersichtlich darstellen. Hilfreich kann auch ein Stempel sein, der die Vorgaben enthält.

Untersucht die Hebamme nicht in regelmäßigen Abständen, so macht sie dennoch ihre Beobachtungen. Sie stellt fest, welche Qualität die Wehen haben, sie beobachtet, wie die Frau mit den Wehen zurechtkommt und wie das Allgemeinbefinden der Frau ist, und misst evtl. RR und Puls. Diese Beobachtungen dokumentiert die Hebamme und begründet ggf. auch, warum sie auf eine (vaginale) Untersuchung verzichtet.

4.5.2 Herztonkontrolle mit CTG und Auskultation

Jedes CTG wird ausgewertet und in regelmäßigen Abständen im Geburtsbericht/Partogramm (> Kap. 4.5.4) befundet. Die CTG-Streifen müssen eindeutig der richtigen Schwangeren bzw. Gebärenden zugeordnet werden können. Die vollständige Kennzeichnung ist besonders wichtig, wenn gleichzeitig mehrere Schwangere mit gleichem oder ähnlichem Namen betreut werden.

Jeder CTG-Streifen wird gekennzeichnet mit:
- Datum
- Uhrzeit, sofern sie nicht automatisch durch das Gerät aufgezeichnet wird
- Namen und Vornamen der Frau
- Geburtsdatum oder Aufnahmenummer.

Für die persönlichen Daten können auch Aufkleber verwendet werden.

Gravidität, ET, SSW o.Ä. müssen nicht notiert werden, denn diese Angaben kann die Hebamme dem Geburtsjournal bzw. dem Partogramm entnehmen. In Situationen mit großem Arbeitsanfall wird jedoch den betreuenden Personen die rasche Einschätzung des CTG erleichtert, wenn auch diese Basisdaten „vor Ort" sind.

4.5 Geburtshilfe

Je nachdem, ob das CTG physiologisch, suspekt oder pathologisch ist, muss seltener oder öfter dokumentiert werden. Die aktuellen Leitlinien der Deutschen Gesellschaft für Gynäkologie und Geburtshilfe (DGGG, Stand August 2008, S.12; AWMF-Leitlinie 015/036, 2007) empfehlen folgendes Vorgehen, welches sich auch aus der Sicht der Autorinnen bewährt:
- Bei einem physiologischem CTG, das intermittierend alle zwei Stunden geschrieben werden kann, wird dementsprechend alle zwei Stunden dokumentiert.
- Ein suspektes CTG wird nach weiteren 30 Minuten erneut beurteilt und dokumentiert, während es weiterläuft.
- Ein pathologisches CTG wird alle zehn Minuten beurteilt und dokumentiert, während es weiterläuft.

In der Klinik ist es üblich, dass Befunde und Maßnahmen wie O_2-Gabe, Beckenhochlagerung, Seiten- und Positionswechsel sowie Arztinfo auf dem CTG vermerkt werden. Diese Art der Dokumentation bietet sich an, da auf dem CTG der Bezug der Maßnahme zu den kindlichen Herztönen und der Wehentätigkeit besonders gut darstellbar ist. Als Gedächtnisstütze, wenn sich die Akte der Frau gerade woanders befindet, ist diese Art der Dokumentation ebenfalls sinnvoll. Alle Eintragungen auf dem CTG-Streifen müssen jedoch später in die Dokumentation übernommen werden. Die Hebamme soll so genau beurteilen und eben auch dokumentieren, dass im Falle von Unleserlichkeit oder eines verschwundenen CTG nachvollziehbar ist, wie das CTG ausgesehen hat. „FHF o.B., siehe CTG" oder „Herztöne normfrequent" als Eintrag reichen nicht aus.

Folgende Parameter beschreibt die Hebamme (AWMF-Leitlinie 015/036, 2007):
- Basalfrequenz
- Oszillation
- Akzelerationen
- Dezelerationen
- Wehentätigkeit.

Beispiel

„Basalfrequenz 130–140 spm, Oszillation 5–10 spm, späte Dezelerationen auf 60 spm, nach 2 min BL wieder erreicht, nach jeder kräftigen Wehe alle 4–7 min".

TIPP
Es ist eine große Erleichterung im Alltag, wenn die betreuenden Personen (Hebammen und Ärztinnen) die gleichen Beurteilungsparameter verwenden bzw. einen einheitlichen Score für die Beurteilung benutzen.

Das erste CTG zum Beginn des Betreuungszeitraums beschreibt die Hebamme ausführlich. Im weiteren Verlauf kann sie darauf Bezug nehmen, indem sie nur noch auf die Veränderungen und die daraus resultierenden Konsequenzen eingeht. Wenn sich das CTG von der einen bis zur nächsten Beurteilung sehr deutlich verändert hat, wird empfohlen, erneut vollständig zu beurteilen und zu dokumentieren. Bei schlechter Ableitung dokumentiert die Hebamme den Grund dafür, z.B. „Kind sehr lebhaft" oder „kräftige Bauchdecken".

Manchmal werden Herztöne punktuell mithilfe des CTGs aufgezeichnet, im Glauben, eine Aufzeichnung auf dem CTG-Streifen habe größere Beweiskraft als im Bericht beschriebene oder im Partogramm aufgezeichnete Herztöne. Die Herzfrequenz wird jedoch immer in die Dokumentation übertragen.

Es ist dringend darauf zu achten, dass die Uhrzeit auf dem CTG mit der der Uhr im Geburtsraum übereinstimmt. Die auf dem CTG angegebene Uhrzeit gilt als Urkunde. Es ist im Zweifelsfall schwierig, dem Gericht zu erklären, warum im Nachhinein die gedruckte Uhrzeit auf dem CTG durchgestrichen wurde und welche Uhrzeit die zutreffende gewesen sein soll, die im Kreißsaal oder die im OP. In Nächten der Zeitumstellung ist außerdem „SZ" (Sommerzeit) oder „WZ" (Winterzeit) zu vermerken.

Die Uhrzeit auf dem CTG muss unbedingt mit der der Uhren im Kreißsaal übereinstimmen. Korrigiert die Hebamme nachträglich die Uhrzeit auf dem CTG handschriftlich, wird sie sich vor Gericht dafür rechtfertigen müssen, da die auf dem CTG abgedruckte Uhrzeit den Charakter einer Urkunde besitzt.

Es kommt immer wieder vor, dass die Papierstreifen nach einer gewissen Zeit unleserlich werden, Sterillium oder andere Flüssigkeiten darüber verschüttet werden oder dass die CTGs verschwinden. Das CTG-Papier ist ein Thermopapier, das mit der Zeit verblasst. Wird dieses Papier in Plastikhüllen verpackt, beschleunigt sich dieser Prozess. Deshalb sollte die Hebamme unabhängig vom Geburtsort nach kritischen Geburten Kopien von den CTG-Aufnahmen anfertigen.

___ Beispiel ___

Die Hebamme überträgt in die Akte:
„BL ~ 160 spm, eingeengte Osz., keine Akz., leichte späte Dez. (mit neg. Zusatzkriterien, keine initiale und kompensatorische Akz. und langsamer Wiederanstieg) Wehen sind schwierig abzuleiten, daher palpatorische Beurteilung alle 2 min ~ 45 sec lang" (➤ Abb. 4.1).

Falls die Ableitung der Wehen aus technischen Gründen auf dem CTG nicht gewährleistet ist, müssen die Wehen palpiert werden. Im Bericht wird dann dokumentiert: „Wehen nicht aufgezeichnet, daher palpiert, alle 2 min für 40 sec, FHF in der Wehe 125 spm, keine Dezeleration".

___ Beispiel ___

Die Hebamme überträgt in die Akte:
„BL ~ 160 spm, im Verlauf sinkende BL auf 150 spm, silente Osz., keine Akz., zu Beginn Dez., jedoch nicht zuordenbar, da schlechte Ableitung der Wehen im CTG. Palpatorisch unregelmäßig alle 1–3 min, und unterschiedlich in der Länge" (→ ◘ 4.5 CTG-Streifen [Muster 2]).

___ Beispiel ___

Die Hebamme überträgt in die Akte:
„BL ~ 130 spm, undulatorisch, sporad. Akz., keine Dez., Wehenaufzeichnung schwierig, da Gebärende umhergeht. Palpatorisch regelm. alle 2 min, aber kurz" (→ ◘ 4.6 CTG-Streifen [Muster 3]).

Auskultation mit Fetaldoppler oder Hörrohr

Die Rhythmen für das Auskultieren und deren Dokumentation werden in der Fachliteratur (Schneider et al. 2006, WHO 1996, Retzke u. Graf 1996) in Deutschland nicht einheitlich beschrieben. Eine internationale Empfehlung ist die NICE-Guideline 55.

Diese empfiehlt bei normalen Geburten und einer 1 : 1-Betreuung, in der Eröffnungsphase alle 15 Minuten und in der Austreibungsphase alle fünf Minuten für jeweils mindestens eine Minute unmittelbar nach der Wehe die Herztöne zu hören. Gleichzeitig soll der mütterliche Puls getastet werden.

Bei pathologischen Herztönen wird die Frau bei außerklinischen Geburten in die Klinik verlegt, in der Klinik wird ein CTG zur genaueren Analyse geschrieben. Häufig wird von Gerichten die unvollständige Dokumentation der gehörten Herztöne bemängelt. Werden die Herztöne mit dem Fetaldoppler gehört, gibt die Hebamme die Bandbreite der

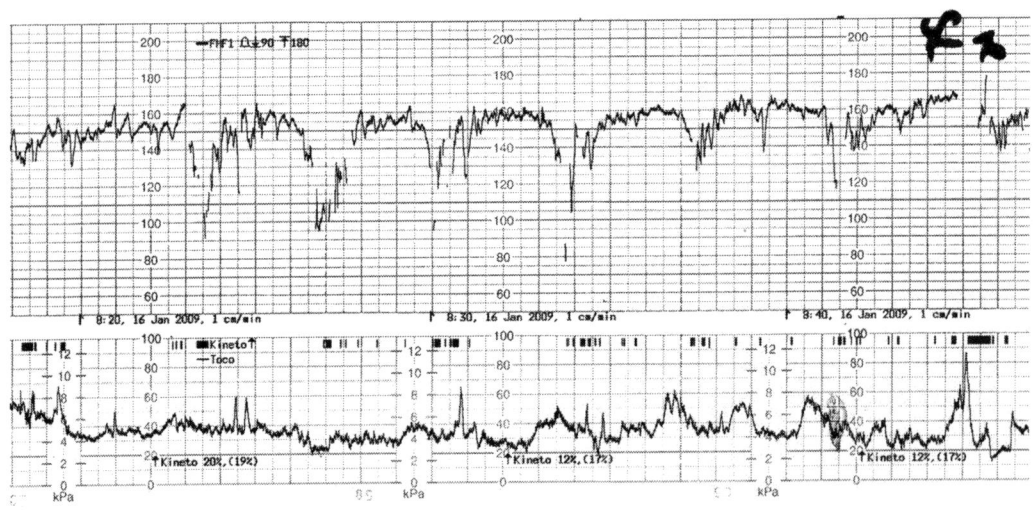

Abb. 4.1 Muster 1 eines CTG-Streifens. [M 338]

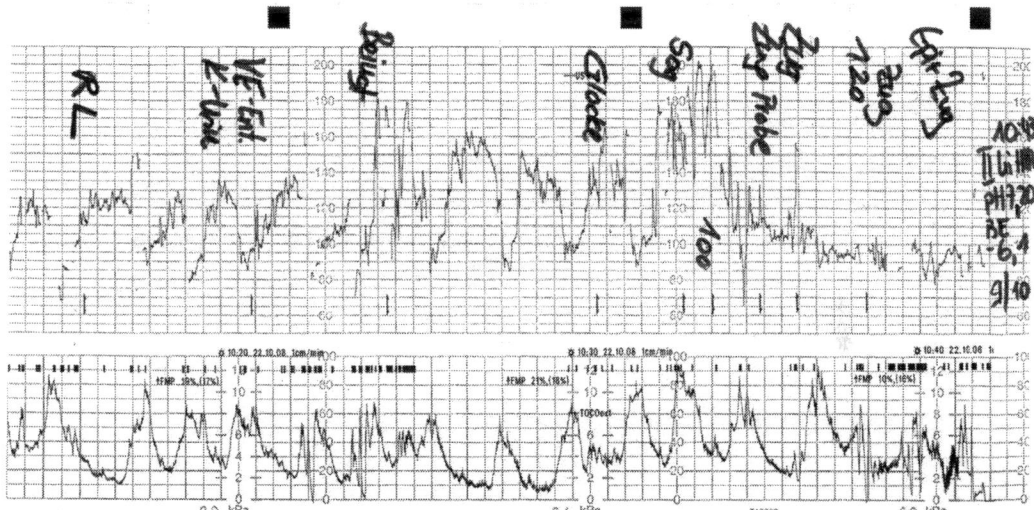

Abb. 4.2 Beschriftung des CTG-Streifens in einer Notsituation. [M338]

Herztonfrequenz an, z.B. „HT 118–134 spm". Vollständig wird der Befund mit der Aussage, wann in Bezug zur Wehe und wie lange die Herztöne gehört wurden. „HT 115–130 spm nach der Wehe 60 sec gehört" oder kürzer: „HT 126–144 n. W/60' ".

Zur Vereinfachung der Dokumentation kann die standardisierte Vorgehensweise in einer Arbeitsanleitung (➤ Kap. 3.3.6) beschrieben werden. Hat die Hebamme keine Arbeitsanweisung hinterlegt, beschreibt sie bei Betreuungsbeginn das Vorgehen. „HT 118–134 n. W/70', MHF 80". Bei allen weiteren Kontrollen kann sie dann nur noch die Bandbreite beim Hören mit dem Fetaldoppler oder die Durchschnittsfrequenz beim Hören mit dem Hörrohr aufzeichnen.

Werden die Herztöne in eine Grafik wie dem Partogramm übertragen, kann die Hebamme die höchste und die niedrigste Frequenz mit einem Punkt markieren und mit einer Linie verbinden (➤ Abb. 4.4., Muster-Partogramm). Nicht ausreichend sind die Aussagen HT pos., HT gut oder HT o. B.

Auffällige oder pathologische Herztöne

Die Hebamme beschreibt nicht nur die Auffälligkeiten der CTG-Kurve genau, sondern sie stellt auch die Besonderheiten des Geburtsverlaufs in Bezug dazu dar. Ereignisse, Maßnahmen und Empfehlungen, z.B. Blasensprung, Positionswechsel, Veränderung der Wehentätigkeit, gegebene Arzneimittel und deren Dosierung, beschreibt die Hebamme und hält sie in der Akte der Frau fest. Natürlich beschreibt sie auch Auffälligkeiten der CTG-Kurve genau.

TIPP

Das **CTG** selbst kann gut als Notizpapier mit Zeitfunktion genutzt werden. Dies erleichtert die zeitliche Zuordnung der Maßnahmen und Rahmenbedingungen und damit deren spätere Dokumentation (➤ Abb. 4.2).

Beispiel

Der Übertrag in den Geburtsbericht könnte so lauten:

10.15 Lagerung in RL, *10.20 VU Dr. M., Entschluss zur VE wegen frühen, mittelschweren Dezelerationen und Geb.stillstand seit 2,5 Std.,* K-Urin (300 ml), 10.24 Lagerung in Beinstützen, 10.30 Glocke aufgesetzt, weiterer Verlauf siehe OP-Bericht Dr. M., 10.41 auf Anordnung von Dr. M. med.-lat. Epi durch Heb. F. wegen terminaler Bradykardie, 10.43 Geburt und Entwicklung auf den Bauch der Mutter eines fitten und rosigen Mädchens aus II. hi HHL, Apgar 7/10/10, pH 7,20, BE- 6,1".

Stellt die Hebamme die auffälligen HT mit **Doptone** bzw. einem **Hörrohr** fest, beschreibt sie in ihrer Dokumentation genau die Auffälligkeiten der Herztöne.

> ! Pauschale Aussagen wie „schlechte Herztöne" sind unbedingt zu vermeiden.

Stattdessen beschreibt die Hebamme alles, was sie hört und alle Feststellungen, die in Bezug zu den auffälligen Herztönen stehen könnten:

_____ Beispiel _____

„Tachykardie 180 spm seit 13 min, saltatorisch, viele Kindsbewegungen, Temperatur: 36,7 °C, leichte Kontraktionen alle 8–10 min, Frau ist unruhig".

Dezelerationen werden grundsätzlich in Bezug zur Wehentätigkeit beschrieben:

_____ Beispiel _____

„Wehen jetzt alle 3 min, stark, seit 5 Wehen frühe Dezelerationen über die gesamte Wehendauer auf 80 spm, gute Erholung nach der Wehe mit Akzelerationen, Oszillation bleibt erhalten, Frau gibt Druck nach unten an".
„Späte Dezelerationen auf 60 spm über 2 min, langsame Erholung, nach 1 min wieder auf 130 spm, Wehentätigkeit unverändert alle 5 min mäßig stark".

Weiter beschreibt die Hebamme, was sie unternommen hat, nachdem sie die auffälligen Herztöne festgestellt hat, wie etwa Lagerung bzw. Positionsveränderung der Frau, Arztinformation, Arztruf, Notfalltokolyse gerichtet etc.

4.5.3 Die einzelnen Phasen der Geburt

Aufnahme der Frau

Bei der Aufnahme zur Geburt in den Kreißsaal, ins Geburtshaus oder bei der Ankunft zu Hause bei der Frau erfasst und dokumentiert die Hebamme:

- Datum, Uhrzeit
- Grund der Aufnahme
- Äußere Untersuchung mit Leopold-Handgriffen
- Ggf. Aufnahme-CTG oder Auskultation der Herztöne
- RR, Puls, Urin, Temp.
- Uhrzeit eines evtl. Blasensprungs, Farbe und Menge des Fruchtwassers sowie evtl. auffälliger Geruch
- Ggf. vaginale Untersuchung
- Arztinformation, wenn nötig oder wenn dies in der Klinik so geregelt ist: wann und worüber erfolgte die Info der Ärztin? (> Kap. 3.7.3)
- Weiteres Vorgehen/Anordnungen/Besonderheiten.

Wenn die Frau in der Schwangerschaft nicht bereits von der Hebamme oder einem Hebammenteam betreut wurde, werden zusätzlich Anamnese (> Kap. 4.1), Alter, Parität etc. erhoben.

Kommt die Frau mit fraglichem Geburtsbeginn, der sich nicht bestätigt, dokumentiert die Hebamme neben dem Befund, wann die Frau sich das nächste Mal melden soll bzw. welche Empfehlungen die Hebamme ihr zum weiteren Vorgehen gegeben hat.

Bei fraglichem Blasensprung notiert die Hebamme das Ergebnis der pH-Messung bzw. der Bromthymolprobe.

Findet keine vaginale Untersuchung statt, trägt die Hebamme ein, warum diese nicht stattgefunden hat (z.B. bei Blasensprung ohne Wehentätigkeit und festem Kopf oder wenn die Frau zu diesem Zeitpunkt keine Untersuchung möchte).

Wird ein Ultraschall-Befund erhoben, trägt ihn die Ärztin selbst in die Akte ein.

Eröffnungsphase

Hat die Frau leichte Wehen in größeren Abständen und liegt ein „Anfangsbefund" vor, befindet sich die Frau evtl. noch in einer Latenzphase. Sie geht häufig noch einmal außerhalb des Kreißsaales spazieren, wird evtl. vorläufig nach Hause entlassen bzw. die Hebamme verlässt die Schwangere noch einmal. Die Wehen können in dieser Phase auch wieder aufhören und der eigentliche Geburtsbeginn ist erst Tage später. Verlässt die Frau in der Latenzphase noch einmal den Kreißsaal, das Geburtshaus oder die

Hebamme die Frau zu Hause, dokumentiert die Hebamme, welche Vereinbarung getroffen wurde und wann die Frau sich erneut melden soll. Dies gilt auch, wenn die Frau aufgenommen und zum Schlafen auf die Station verlegt wird.

Beispiel

„Wehen leicht, alle 5–7 min, sind „gut auszuhalten", Frau ist müde, geht auf Station zum Schlafen. Soll sich melden, wenn Wehen kräftiger werden, wenn sie beunruhigt ist, nicht schlafen kann, bei Abgang von Fruchtwasser oder bei Blutung".

Die folgenden Kontrollen, die zu dokumentieren sind, gelten für die aktive Eröffnungsphase (**Akzelerationsphase**):
- Allgemeinbefinden der Frau, z.B. Erschöpfung, Müdigkeit, empfindet starken Wehenschmerz, ist verspannt/entspannt, hat Angst
- Trinken und Essen, Erbrechen
- Regelmäßiges oder häufiges Wasserlassen
- Regelmäßige Vitalzeichenkontrolle
- Regelmäßige Beschreibung der Wehen in Frequenz und Stärke (kann auch in die CTG-Auswertung einbezogen werden) sowie das Empfinden der Wehen durch die Frau

---
Beispiel

„Mäßig starke Wehen alle 3–5 min, Frau wirkt leicht angespannt", „unregelmäßig, leicht, kann die Wehen gut aushalten".

- Kontrollen der kindlichen Herztöne (➤ Kap. 4.5.2)
- Vaginaluntersuchungen
- Regelmäßige Beschreibung von Bewegung, Haltung und Befinden der Gebärenden
- Medikamente: Indikation, Verabreichungsform, Dosierung und Uhrzeit (z.B. PDA, Tokolyse, Oxy-Tropf etc.) mit den ärztlichen Anordnungen
- Akupunktur, Fußreflexzonentherapie, Entspannungsbad, Aromatherapie etc.
- Ggf. BZ-Kontrollen.

Die Eröffnung des Muttermundes geschieht oft nicht kontinuierlich. Wenn die Wehen in der späteren Eröffnungsphase nachlassen, beschreibt die Hebamme, wie es der Frau und dem Kind geht, da nicht jede Latenzphase einen Geburtsstillstand und damit eine Pathologie darstellt. Bei suspektem oder pathologischem CTG, bei protrahiertem Geburtsverlauf, Geburtsstillstand, Wehensturm oder anderen Auffälligkeiten wird die Benachrichtigung der Ärztin dokumentiert und insbesondere die ihr gegenüber angegebene Dringlichkeit des Erscheinens (➤ Kap. 3.7.3).

Austreibungsphase

Die Austreibungsphase beginnt, wenn der Muttermund vollständig eröffnet ist. Diese ist nicht gleichzusetzen mit dem Beginn der Pressphase. Die aktive Austreibungsphase, also wenn die Frau gezielt mitdrückt, kann im Partogramm (➤ Kap. 4.5.4) besonders gekennzeichnet werden, z.B. mit einer gezackten Linie. Im Fließtext ist die Uhrzeit des Beginns des aktiven Mitdrückens zu dokumentieren, außerdem:
- Häufigkeit der Wehen und deren Qualität
- Zustand des Kindes bzw. Herztöne
- Verhalten der Gebärenden
- Gewählte bzw. empfohlene Gebärposition ggf. mit Begründung
- Medikamente: Indikation, Verabreichungsform, Dosierung und Uhrzeit
- Bei Bedarf regelmäßige BZ-Kontrollen
- Allgemeinbefinden der Frau: Erschöpfung, Müdigkeit, empfindet starken Wehenschmerz, Verspannung/Entspannung, Angst, Essen und Trinken, Erbrechen etc.

Ferner dokumentiert die Hebamme den Zeitpunkt, an dem der Muttermund vollständig ist. Außerdem ist der Beginn der aktiven Pressarbeit zu benennen, z.B. Uhrzeit, „Frau drückt aktiv mit". Angeleitetes, forciertes Pressen begründet die Hebamme und dokumentiert dies ebenfalls. Bei verlängerter Austreibungsphase dokumentiert die Hebamme engmaschig und gründlich.

Häufigkeit und Qualität der Wehen

Wichtig ist, die Häufigkeit und die Qualität der Wehen anzugeben und evtl. die wehenfördernden Maßnahmen zu beschreiben. Wie empfindet die Frau die

Wehen? Verspürt sie Druck, wenn ja, wohin? Schiebt die Frau mit der Bauchpresse mit? Gibt sie aktiv dem Wehendruck nach?

Die Wehentätigkeit nimmt oftmals in der Übergangsphase physiologisch ab, dies sollte man vermerken. Tritt nach vollständiger Eröffnung des Muttermundes eine Latenzphase ein, wird diese sorgfältig beschrieben: Wie sind die Vitalzeichen der Frau (Aussehen, Puls)? Wie sind die Herztöne des Kindes? Auch wenn keine Anzeichen von Pathologie vorliegen, trägt die Hebamme ihre Beobachtungen in regelmäßigen Abständen in die Dokumentation ein.

Beispiel
„Wehen haben deutlich nachgelassen nach rascher Eröffnung, Mutter äußert Wohlbefinden, CTG: BL 130 spm, undulatorisch, sporadische Akz., keine Dez., alle 5–6 min leichte Kontraktion → abwarten".

Ist der Muttermund noch nicht vollständig und die Frau hat bereits Pressdrang, dokumentiert die Hebamme, welche Anleitung sie der Frau gegeben hat.

Beispiel
„MM leicht ödematös, 8 cm, Frau verspürt starken Pressdrang. Anleitung zum Atmen, um Druckimpuls nicht so stark nachzugeben. Gelingt recht gut".

Verhalten der Gebärenden
Die Hebamme sollte auch das Verhalten der Gebärenden dokumentieren: Wie geht es der Frau in der Austreibungsphase? Wie kann sie mit den Wehen arbeiten? Ist die Frau entspannt oder sehr angespannt? Ist sie müde, erschöpft oder aktiv und konzentriert? Kann die Frau den Hilfestellungen bzw. den Anweisungen Folge leisten?

Zeitspanne der Austreibungsphase

TIPP
Bei einer verlängerten Austreibungsphase sollte die Hebamme besonders genau und vollständig dokumentieren, um die Geburtsphase später gut nachvollziehen zu können.

Geburt
Zur eigentlichen Geburt des Kindes gehören folgende Parameter in die Dokumentation:
- Datum, Uhrzeit
- Geburtsmodus
- Geburtslage des Kindes
- Position der Gebärenden
- Episiotomie mit Angabe der Position des Schnittes und wer geschnitten hat
- Komplikationen bei der Geburt, z.B. verzögerte Schulterentwicklung oder Schulterdystokie, schwerer Dammriss bei Geburt des Kopfes bzw. der Schulter etc. (➢ Kap. 5.2.3).

Eine operative Geburtsbeendigung wie Vakuumextraktion, Forceps oder Sectio dokumentiert die durchführende Ärztin. Die Hebamme trägt die Uhrzeit des Beginns der Ausführung ein und verweist auf den ärztlichen (OP-)Bericht.

Arbeitet die Hebamme „Hands-Off", also ohne manuelle Unterstützung beim Herausgleiten des Kindes, hält sie dies in der Dokumentation fest, da dieses Vorgehen vom üblichen „Dammschutz" abweicht.

Das Neugeborene
Über das Neugeborene zeichnet die Hebamme auf:
- Vitalzeichen des Kindes nach dem Apgar-Schema (➢ Abb. 4.3), Beschreibung des Zustandes
- Nabelschnur-Umschlingungen
- Ergebnisse der Fetalblutanalyse in der Klinik
- Am Kind durchgeführte Maßnahmen wie Absaugen, Reanimation (➢ Kap. 5.2.2), O_2-Gabe mit Begründung
- U1, durch wen? (➢ Kap. 4.9.2)
- Geschlecht, Gewicht, Länge, Kopfumfang des Kindes
- Reifezeichen
- Auffälligkeiten (z.B. Sichelfüßchen, Geburtsgeschwulst).

Angaben zum postpartalen Zustand des Kindes erfolgen in regelmäßigen Abständen. Sinnvoll ist die Dokumentation der Vitalität des Kindes: „rosig, fit, saugt an der Brust"; ferner die der Ausscheidungen (Urin und Stuhl) des Neugeborenen. Leider wird dies in sehr vielen Geburtsberichten vergessen, so

Apgar-Werte:						
	0	1	2	1 Min.	5 Min.	10 Min.
Herzschlag	fehlt	<100/min	>100/min	2	2	2
Atmung	fehlt	langsam od. unregelmäßig	regelmäßig	1	1	2
Reflexe	keine	Grimassen	Husten Niesen	1	2	2
Hautfarbe	blass blau	Körper rosig Extremitäten blau	rosig	1	1	2
Muskeltonus	schlaff	wenig Arm- Bein-Bewegung	aktive Bewegung	1	2	2
			Summe:	6	8	10

Abb. 4.3 Apgar-Schema

dass es keine Angaben zum Zustand des Neugeborenen gibt.

Wurde das Neugeborene nicht angelegt, begründet die Hebamme dies, z.B.: „auf Wunsch der Mutter" oder „Kind wirkt noch sehr gestresst, immer wieder Hochwürgen von zähem Schleim".

Nachgeburtsphase

Die Nachgeburtsphase gliedert sich in die **Plazentarperiode**, also bis zur Geburt der Plazenta, und die **Postplazentarperiode**, die etwa die ersten zwei Stunden nach der Geburt der Plazenta umfasst. Die Dokumentation der Nachgeburtsphase umfasst:
* Angaben zur Plazenta: Geburtszeit, Art der Plazentalösung und -gewinnung, Vollständigkeit der Eihäute und der Plazenta, ggf. Größe, Besonderheiten im Aussehen, evtl. Gewicht
* Gesamtblutverlust
* Bei gestörter Nachgeburtsphase die erfolgten Maßnahmen, z.B. manuelle Plazentalösung, Nachkürettage
* Ergebnis der Scheiden- und Damminspektion
* Naht eines Risses oder einer Episiotomie
* RR, Puls und Temperaturkontrolle
* Regelmäßige Uterus- und Blutungskontrolle, in der Regel alle 30 Minuten, bei Besonderheiten öfter
* Beschreibung des Zustandes des Kindes während der Überwachungszeit, in der Regel alle 30 Minuten, bei Besonderheiten öfter

* Ggf. BZ-Kontrolle (Mutter und Kind), ggf. Augenprophylaxe (Credé)
* Mobilisation der Frau, Spontanurin, Duschen oder Ganzwäsche
* Verlegungszeit und an wen übergeben.

Ein großes Problem im Zusammenhang mit der Dokumentation ist die Schätzung des postpartalen Blutverlustes. Bei Unsicherheit oder zur Überprüfung der geschätzten Menge wird empfohlen, die Blutungsmenge zu messen bzw. zu wiegen (➤ Kap. 5.2.1).

Die durchgeführten operativen Maßnahmen wie manuelle Plazentalösung oder Nachkürettage werden ärztlicherseits dokumentiert.

Überwachungsbogen

Besonderheiten, die die Frauen sub partum oder post partum hatten, z.B. ein großer Blutverlust, Hypertonie, insulinpflichtiger Gestationsdiabetes, postoperative Überwachungen, werden auf einem gesonderten Überwachungsbogen dokumentiert. Er dient der grafischen Darstellung von Kreislaufverhältnissen, Ein- und Ausfuhr, Mobilität und mehr. Die Dokumentation erfolgt direkt dort, wo sich die Frau befindet. Dieser Bogen wird z.B. bei der Betreuung und Überwachung von Frauen mit atonischer Blutung, bei HES (Hypertensive Erkrankung in der Schwangerschaft), HELLP-Syndrom oder Tokolyse-Behandlung eingesetzt, also immer dann, wenn häufige Kontrollen angezeigt sind. In der Dokumentation weist die Hebamme auf den parallel geführten Überwachungsbogen hin.

Durch Verwendung identischer Überwachungsbögen im gesamten Bereich des jeweiligen Krankenhauses werden die Zusammenarbeit und die Übergabe an andere Berufsgruppen und Abteilungen erheblich erleichtert.

4.5.4 Darstellung des Geburtsverlaufs

Bericht

In den meisten Kliniken wird der Verlauf der Geburt als Bericht protokolliert. Der fortlaufende Fließtext ermöglicht es allen an der Betreuung und Behandlung Beteiligten, mit eigenen Worten Abläufe darzustellen. Der freie Bericht lässt Raum für die Beschreibung des Befindens der Frau und die Darstellung von Pathologien und ihrer Behandlung. Kritische Geburtsverläufe, die Durchführung einer Wassergeburt oder die Lösung einer Schulterdystokie müssen exakt beschrieben werden: Wer hat welche Maßnahmen und Entscheidungen getroffen? Dies ist nur im Fließtext möglich. Ebenfalls durch keine andere Form zu ersetzen ist die individuelle Textdokumentation bei der Betreuung und Behandlung von präpartalen Situationen, z.B. Terminüberschreitung, Plazentainsuffizienz oder vorzeitiger Fruchtwasserabgang ohne Wehenbeginn.

Bei der freien Textdokumentation muss die Hebamme darauf achten, dass Ergänzungsblätter eindeutig zuzuordnen sind, z.B. indem sie den Namen und das Geburtsdatum der Frau kenntlich macht oder durch Adressaufkleber und fortlaufende Seitennummerierung.

Doch diese Methode hat auch Nachteile: Sie ist zeitaufwändig und kann häufig nicht dort erfolgen, wo sich die Gebärende gerade befindet. Bei langen Geburtsverläufen kann ein ausführlicher Bericht auch die Übersicht erschweren. Ein Geburtsstillstand beispielsweise kann verspätet bemerkt werden, vor allem wenn bei einem Schichtwechsel keine ausführliche Übergabe stattfand oder ein intensives Aktenstudium aus Zeitgründen nicht möglich war. Außerdem lässt die freie Wortwahl auch Interpretationsvarianten zu, die nicht immer hilfreich sind (Beispiel: Höhenstandsdiagnostik des kindlichen Kopfes). Da allenfalls die Zusammenfassung der Geburt vorgegeben ist, kann ein ausführlicher Bericht auch leicht lückenhaft ausfallen.

Partogramm

Das Partogramm ist ein Formular, das innerhalb der Gesamtdokumentation den Zeitraum der Geburt behandelt und eine grafische Darstellung von Befunden ermöglicht. Es bietet so die Möglichkeit der übersichtlichen, schnellen und sicheren Darstellung von Geburtsverläufen. Es entspricht in seiner Bedeutung einem OP-Bericht und soll den Geburtsverlauf so darstellen, dass auch dem fachkundigen Dritten eine Beurteilung handelnder Personen, Zeiten, Beobachtungen und Maßnahmen möglich ist.

> **!**
> Mithilfe eines Partogramms kann die Hebamme den Geburtsverlauf übersichtlich, schnell und sicher darstellen.

Die Deutsche Gesellschaft für Gynäkologie und Geburtshilfe (DGGG) empfiehlt, die geburtshilfliche Dokumentation mittels eines Partogramms zu führen. Die DGGG betont die Notwendigkeit einer sorgfältigen Dokumentation der Geburt, da in vielen Fällen ausschließlich eine mangelhafte Dokumentation durch Umkehr der Beweislast zum ungünstigen Ausgang eines Haftpflichtverfahrens geführt hat. Diese Tatsache war Anlass für die Arbeitsgemeinschaft Medizinrecht, Empfehlungen für die Dokumentation der Geburt zu erarbeiten (AWMF-Leitlinien-Register 015/017) und in der Überarbeitung besonders auf die Bedeutung dieser Dokumentation hinzuweisen, denn es gilt in der Regel: „Was nicht dokumentiert ist, hat nicht stattgefunden".

> **Auszug aus der AWMF-Leitlinie**
>
> „Um den beteiligten und neu hinzukommenden Hebammen und Ärzten eine rasche und übersichtliche Information über Besonderheiten der Vorgeschichte und den aktuellen Geburtsverlauf zu vermitteln, sollte das Partogramm enthalten:
> • Vermittlung einer aktuellen und übersichtlichen Information über die Besonderheiten der Anamnese und jetzigen Schwangerschaft
> • Information über Verlauf und Stand der Geburt.

> Es wird ergänzt durch
> - das CTG,
> - evtl. durch OP-Berichte,
> - durch Eingaben in das klinikübliche Programm der Qualitätssicherung.
>
> Dabei wird der Zustand von Mutter und Kind post partum nach den Regeln der gesetzlichen Qualitätssicherungsmaßnahmen erfasst.
> Zusätzlich werden weitere Maßnahmen wie die Aufklärung über geburtshilfliche Operationen und die PDA, eine eventuelle Blenorrhoe-Prophylaxe, die Konakion-Gabe etc. dokumentiert."

Auch die Berufsgruppe der Hebammen erarbeitete Vorgaben für die Dokumentation während der Geburt. Ursula Schroth, Präsidentin des Deutschen Hebammenverbandes für den angestellten Bereich 1983 bis 1989, befasste sich seit 1983 mit der Dokumentation bei Schadensfällen. Es zeigte sich, dass auch Hebammen in Haftungsfällen Nachteile im Verfahrensausgang durch mangelhaftes Dokumentieren hinnehmen mussten, da sie ihr korrektes Handeln durch ihre Aufzeichnungen nicht beweisen konnten. 1994 erstellte eine Arbeitsgruppe des Deutschen Hebammenverbandes Eckdaten, die sie für die Nachvollziehbarkeit einer Geburt für erforderlich hielt (Schroth 1994). Diese Eckdaten sind bis heute aktuell. In einem Partogramm sind die Eckdaten weitgehend im Formular vorgegeben, in einem Geburtsbericht sind diese Angaben als Fließtext auszuführen.

Ein Nachteil eines Partogramms ist, dass es zu wenig Platz für ausführliche Beschreibungen bietet. Dies führt dazu, dass die Grafik das Befinden der Frau und weitere Umstände, die für den Ablauf der Geburt wichtig sind, nicht erfasst. Das Geburtsgeschehen wird so leicht reduziert auf das Voranschreiten der Muttermundseröffnung und auf medizinische Parameter.

Es gibt unterschiedliche Partogramme. Das Partogramm in → 4.9 dient z.B. ausschließlich der grafischen Darstellung der Geburt. Es wird immer zusätzlich zu einem Geburtsbericht verwendet. Um alle relevanten Informationen zu erfassen, kann die Hebamme zum einen Messergebnisse und medizinische Daten im Partogramm eintragen und zum anderen in einem zusätzlichen Fließtext den weiteren Verlauf beschreiben. Komplexe Sachverhalte, bei denen in kurzer Zeit eine Fülle von Beobachtungen auftritt, Handlungen stattfinden und Entscheidungen getroffen werden, dokumentiert die Hebamme immer im Fließtext (≻ Kap. 5.2, ≻ Kap. 3.4.1).

Andere Partogramme erfordern eine ausgeklügelte Legende, so dass nur wenige ausführliche Angaben gemacht werden können. Manche bieten zusätzlich Platz für einen frei formulierten Eintrag. Ist dieser nicht gegeben, werden die Berichte über kritische Situationen auf einem Extrablatt niedergeschrieben. Wenn Ergänzungsblätter nötig sind, ist ebenso wie bei der freien Textdokumentation darauf zu achten, dass sie mit dem Namen und dem Geburtsdatum der Frau und fortlaufender Seitennummerierung kenntlich gemacht werden, um einer Verwechslung vorzubeugen.

Das Partogramm (≻ Abb. 4.4, → ≻ 4.7) vereint die grafische Darstellung mit zusätzlichem Platz zum freien Beschreiben. Es eignet sich am ehesten für Geburten, in denen keine Besonderheiten erwartet werden. Perinatalzentren erstellen in der Regel eigene Partogramme, die die Besonderheiten der Intensivgeburtshilfe weitgehend berücksichtigen.

Ein Formular wie das Partogramm ruft bei mancher Anwenderin zunächst Unsicherheit hervor. Es bedarf einer Schulung oder zumindest einer aktiven Beschäftigung mit dem Formular, damit es optimal genutzt wird und die Möglichkeiten, die ein Partogramm bietet, auch tatsächlich ausgeschöpft werden.

Wie das **Partogramm** in ≻ Abb. 4.4 **optimal ausgefüllt** wird, ist unter → 4.8 einsehbar, ebenso das **unausgefüllte Musterpartogramm** (→ 4.9 Partogramm zusätzlich zum Fließtext).

Erfüllt keines der angebotenen Formulare die Erwartungen der Hebamme, kann das Dokumentationsformular gemeinsam mit den behandelnden Ärzten, der zweiten Hebamme oder dem Hebammenteam selbst erstellt werden.

Auch im Geburtshaus ist die Verwendung eines einheitlichen Formulars sinnvoll, da so eine gleichbleibende Qualität bei der Darstellung der Geburt erreicht wird. Das Team entscheidet, ob es im Fließtext oder in einem Partogramm dokumentiert oder ob es eine kombinierte Variante wählt.

Der Geburtsbericht bzw. das Partogramm werden von der betreuenden Hebamme unterschrieben. War eine zweite Hebamme oder eine Ärztin bei der Geburt beteiligt, unterschreiben auch diese den Geburtsverlauf.

4 Dokumentation in den verschiedenen Tätigkeitsfeldern

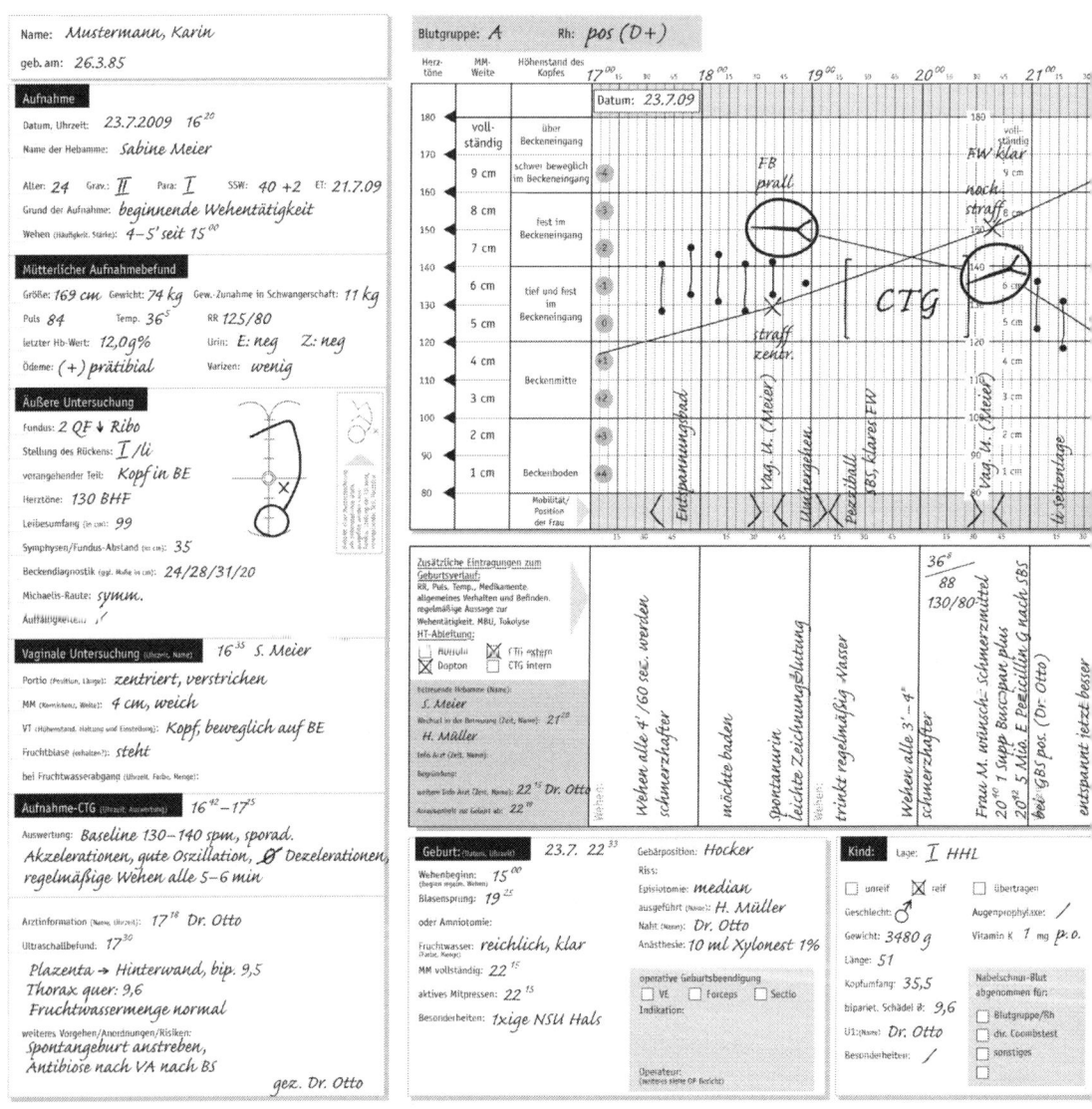

Abb. 4.4 Musterpartogramm von Thieme Compliance (Innenseite). [E114]

4.5.5 Wassergeburt

Frauen, die sich eine Wassergeburt wünschen, werden hierüber besonders aufgeklärt. Aufklärung und mündliches Einverständnis der Frau dokumentiert die Hebamme in der Akte. Hilfreich können dabei hauseigene Aufklärungsblätter sein, die der Frau zusätzlich zum mündlichen Gespräch ausgehändigt werden.

Die Durchführung einer Wassergeburt ist nur bei normalen Geburten ohne Komplikationen möglich. Da typische Komplikationen einer Wassergeburt Hyperthermie und Dehydrierung der Frau sind, muss die Hebamme verschiedene Parameter, über das übliche Maß hinausgehend, erheben.

> Bei Pathologien, wie z.B. Infektionszeichen, Plazentainsuffizienz oder Frühgeburtlichkeit, wird von einer Wassergeburt Abstand genommen.

Die Hebamme dokumentiert bei einer Wassergeburt zusätzlich folgende Parameter:

4.5 Geburtshilfe

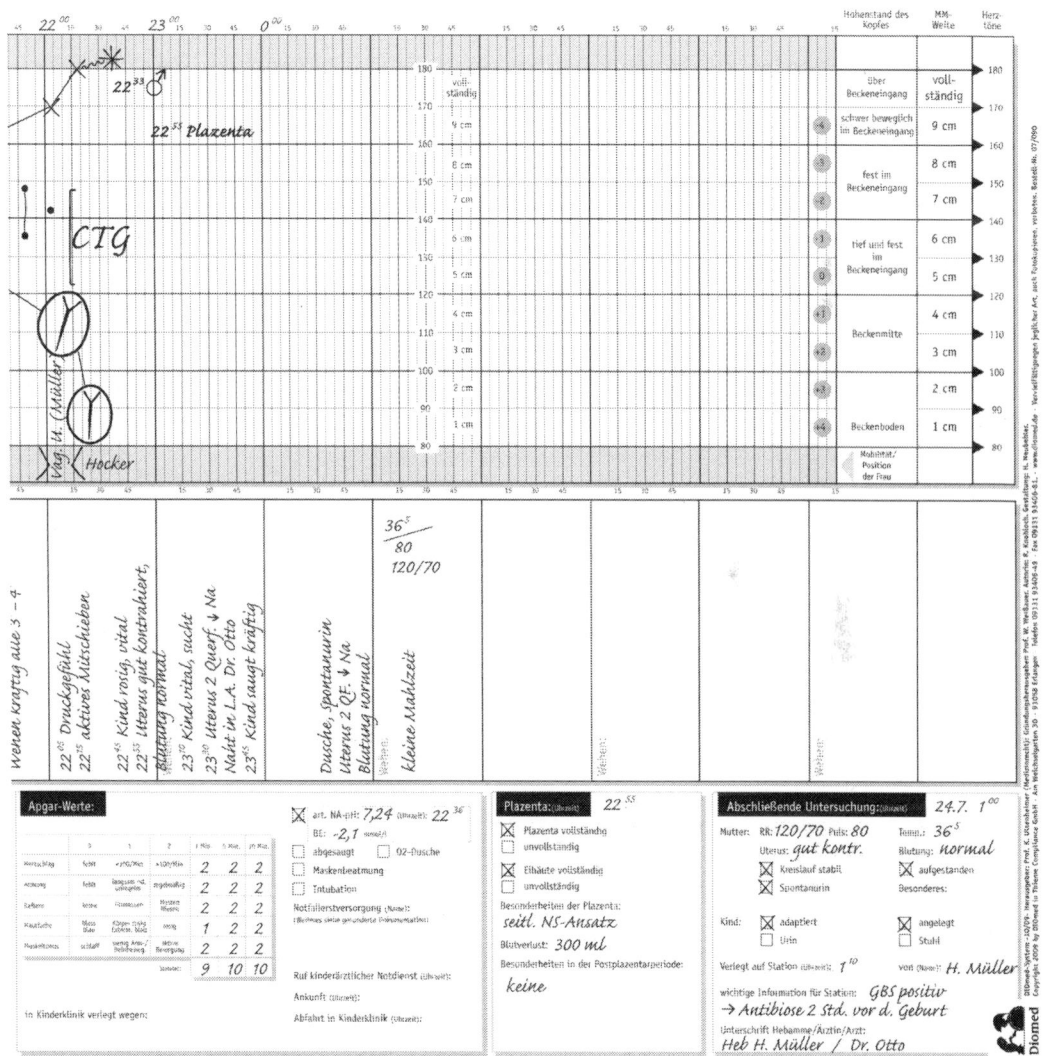

Abb. 4.4 (Forts.) Musterpartogramm von Thieme Compliance (Außenseite). Zusammengefaltet liegt die Anamnese oben auf, der Geburtsverlauf steht auf der Rückseite.

- Wassertemperatur, mindestens stündlich
- mütterliche Temperatur, stündlich
- Kindsbewegungen
- Kreislaufreaktionen der Gebärenden
- Trinkmenge der Frau bzw. die Empfehlung an die Frau, reichlich zu trinken
- Gründe für den Abbruch der Wassergeburt
- Die Gebärhaltungen ebenso wie bei einer Geburt an Land

- Wenn die Geburtszeit nicht der Zeit entspricht, zu der das Kind aus dem Wasser gehoben wird, so wird diese Zeit zusätzlich angegeben
- Angaben über den ersten Atemzug des Neugeborenen bzw. Angaben darüber, wann das Kind durchschreit
- Angaben zur Leitung der Plazentarperiode, ob an Land oder im Wasser.

In der klinischen Geburtshilfe kann ein Abbruch der Wassergeburt wegen starkem Arbeitsanfall nötig

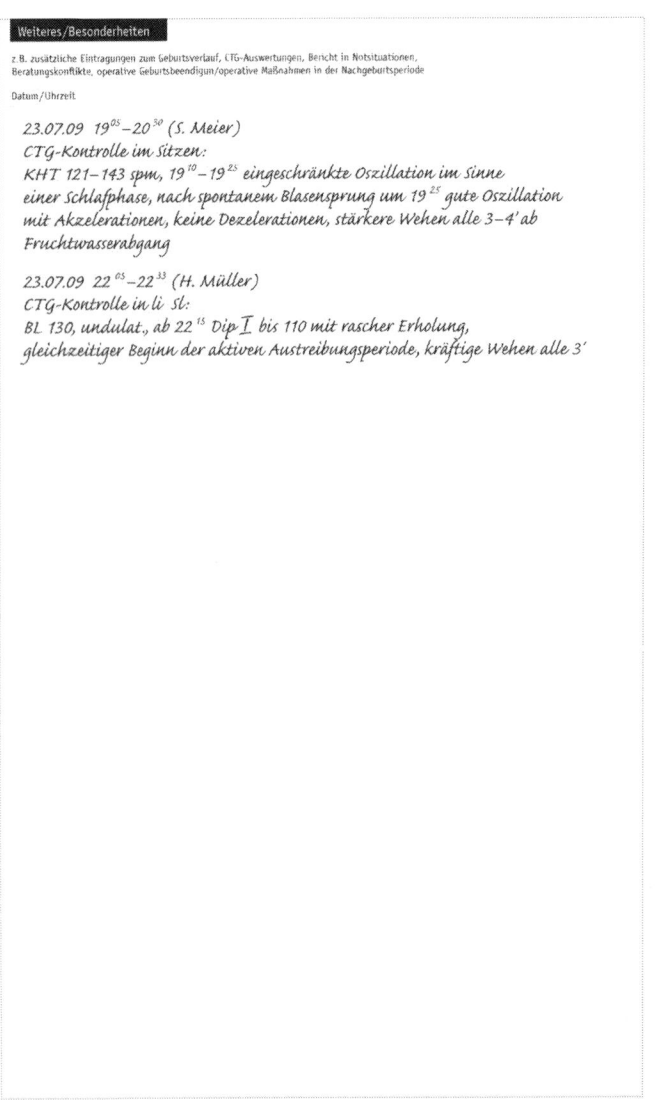
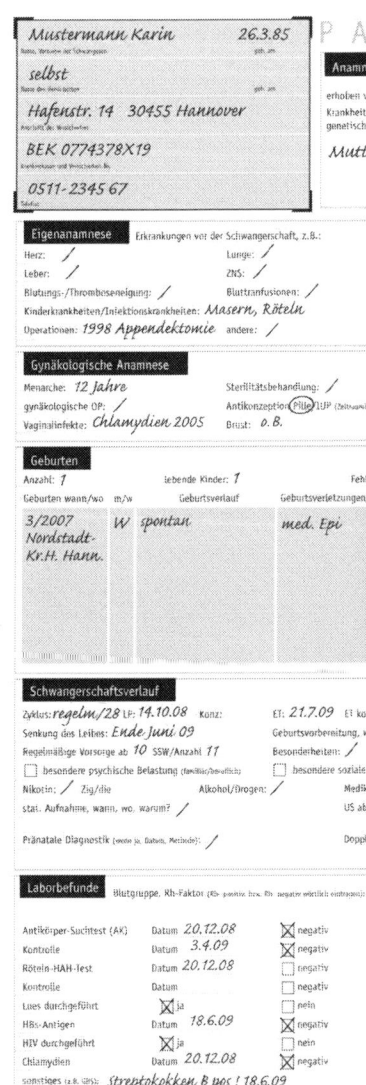

Abb. 4.4 Musterpartogramm von Thieme Compliance (Außenseite). Zusammengefaltet liegt die Anamnese oben auf, der Geburtsverlauf steht auf der Rückseite. (Forts.)

sein, wenn die ständige Betreuung der Frau im Wasser nicht mehr gewährleistet werden kann. Dies wird ebenso in der Akte vermerkt.

TIPP

Die Durchführung von Wassergeburten erfordert die Schaffung und Einhaltung von Standards. Eine Arbeitsanleitung (→ 4.10 Wassergeburt (Arbeitsanleitung)) kann hier als Orientierung dienen und die Erarbeitung eines eigenen Standards erleichtern.

4.5.6 Besonderheiten bei außerklinischen Geburten

Bei einer außerklinischen Geburt hat die Hebamme die Frau in der Regel bereits in der Schwangerschaft betreut. Die Entscheidung der Frau für eine außerklinische Geburt ist häufig getragen von einem besonderen Vertrauensverhältnis zur Hebamme und dem Wunsch nach einer zurückhaltenden Geburtsbegleitung sowie der Anwendung alternativer Ver-

4.5 Geburtshilfe

Abb. 4.4 (Forts.)

fahren zur Unterstützung der Geburt. Neben den für Geburten in der Klinik geltenden Hinweisen zur Dokumentation erfordert eine abweichende Betreuungspraxis entsprechenden Ausdruck in der Dokumentation. Die Dokumentation bietet zudem die Möglichkeit, das Besondere in der geburtshilflichen Betreuung auch schriftlich zum Ausdruck zu bringen. In der Regel werden Entscheidungen aufgrund von **Aushandlungsprozessen** zwischen Hebamme und Gebärender getroffen. Die Hebamme dokumentiert die wesentlichen Inhalte des Gesprächs, insbesondere wenn eine Maßnahme, die in der klinischen Geburtshilfe üblich ist, nicht erfolgt.

Häufig ist nicht eindeutig im Voraus festgelegt, ab wann eine Verlegung in ein Krankenhaus erfolgt. Bei Notfallverlegung ist der Befund der Grund für die Verlegung, daher können in diesem Fall Entscheidungsfindung und Aufklärung relativ knapp dokumentiert werden. Notfallverlegungen machen jedoch nur ca. 1 % der außerklinischen Geburten aus. Weit häufiger lassen die Situationen einen Entscheidungskorridor zwischen abwartendem Verhalten und einer Verlegung zu. In die individuelle Aufklärung anhand des konkreten Befundes gehen zusätzlich die Ergebnisse aus der Erhebung der außerklinischen Geburtshilfe durch QUAG e.V. (Loytved u. Wenzlaff 2007), die Erfahrung der Hebamme, Ergebnisse aus Studien sowie Empfehlungen der Fachgesellschaften und Berufsverbände mit ein.

Beispiel

Vorzeitiger Blasensprung ohne Wehen

Die Gefahr einer Infektion steigt mit der Dauer des Blasensprungs an. Es gibt keine einheitlichen Empfehlungen zum Vorgehen beim vorzeitigen Blasensprung. Die Empfehlungen der DGGG behandeln hauptsächlich den Blasensprung in Bezug auf das Schwangerschaftsalter bei Frühgeburten und weniger die Situation der normalen Geburt am Termin, die in der außerklinischen Geburtshilfe üblich ist. Regional gibt es unterschiedliche Vorgehensweisen, ab welchem Zeitpunkt nach dem Blasensprung die Geburt eingeleitet wird, welche Laborkontrollen erfolgen und ab wann prophylaktisch Antibiotika gegeben werden. Auf der anderen Seite gibt es Faktoren, die sich auf die Infektionswahrscheinlichkeit günstig auswirken. Dazu gehört der Verzicht auf vaginale Untersuchungen. Die Wahrscheinlichkeit einer Infektion ist außerdem im gewohnten Umfeld der Frau geringer als in einer Klinik. Daraus ergibt sich für das Vorgehen und dessen Dokumentation, dass neben dem Befund auch die Gesprächsinhalte mit der Frau dokumentiert werden, die zu einer abwartenden oder forcierenden Haltung geführt haben. Fand der Blasensprung z.B. um 4.00 Uhr nachts statt und wurde vereinbart, dass die Frau eine Zeit von 24 Stunden ohne Wehen toleriert, in der Verlegungsklinik jedoch nachts keine Geburt eingeleitet wird, dann ist denkbar, dass eine Verlegung entweder am Vorabend oder am Morgen erfolgt. Die Hebamme informiert die Frau, welche Maßnahmen in der Klinik auf sie zukommen können. Ihre eigene Entscheidung ist maßgeblich dafür, welcher Weg eingeschlagen wird.

Dokumentation: „22.00 Blasensprung seit 4.00, noch keine Wehen, Abgang von wenig klarem FW, regelmäßige Kindsbewegungen, Leopold: Kopf fest in BE, HT undul. 120–135 spm, 2' gehört, T: 36,8, P: 80, RR: 120/75. Aufklärung über Möglichkeiten in der Klinik (Kontrolle der Laborparameter, i.d.R. abwartendes Vorgehen bis 24 Std. nach BS, erhöhte Infektionsgefahr im klinischen Umfeld. Frau B. ist zuversichtlich, dass die Geburt von alleine beginnt und möchte zu Hause schlafen. Temperaturkontrolle alle 2 Std. empf., meldet sich bei Wehenbeginn, Verfärbung des Fruchtwassers oder Temperaturanstieg über 37,5 °C. Wenn kein Geburtsbeginn bis 7.00 → Klinik".

Beispiel

Protrahierte Geburt

Von einem protrahierten Geburtsverlauf wird gesprochen, wenn der tatsächliche Geburtsfortschritt über längere Zeit hinter dem zu erwartenden Geburtsfortschritt zurückbleibt. Wie beim vorzeitigen Blasensprung gibt es auch bei der protrahierten Geburt einen Entscheidungskorridor zwischen einer abwartenden Haltung und der Verlegung in die Klinik. Die Hebamme dokumentiert die durchgeführten Maßnahmen und Empfehlungen ebenso wie die der Frau gegebenen Informationen zu den Alternativen. Darin fließen die Möglichkeiten, die der Frau in der Klinik gegeben wären, ein, so dass die Frau zum weiteren Vorgehen eine informierte Entscheidung treffen kann.

Dokumentation: „3.30 Portio verstrichen, MM 5 cm seit 4 Stunden, Kopf fest in BE, FB steht, HT undul. 130–145 spm, Wehen alle 5–7 min seit einer Stunde nachlassende Intensität bei wechselnden Positionen (stehend, Pezziball). Wirkt erschöpft. Möglichkeiten von Wehentropf und PDA in der Klinik besprochen. Frau N. ist müde und hat das Bedürfnis, sich auszuruhen. Entscheidung für abwartendes Vorgehen, legt sich mit Wärmflasche in Seitenlage ins Bett. 4.00 Fr. N. döst zwischen den Wehen ein. Mäßig kräftige Wehen alle 5 min, HT undul. 125–140 n. W.".

Verlegung einer außerklinischen Geburt

Eine besondere Situation entsteht, wenn die Frau während der Geburt in eine Klinik verlegt werden muss. Hat die Hebamme bzw. das Hebammenteam eine Arbeitsanleitung oder Verfahrensanweisung erstellt, so geht in einem Notfall keine Zeit durch unklare Abläufe verloren (➢ Kap. 5.1.2).

Im Vorfeld werden Absprachen mit der Klinik getroffen, in die die Frau verlegt wird. Die Rettungsleitstelle kennt den Standort einer außerklinischen Einrichtung. Außerdem ist die Einrichtung für einen solchen Fall gut ausgeschildert und ausgestattet. Alle wichtigen Telefonnummern befinden sich gesammelt vor Ort, ferner sind die Zuständigkeiten und Verantwortlichkeiten zwischen den Hebammen (Aufgabenteilung zwischen 1. und 2. Hebamme) und eventuell vorhandenen Ärztinnen im Vorfeld bereits abgesprochen.

Der Übergabebericht (→ 4.11 Übergabebericht verlegte Hausgeburt [Beispiel]) enthält alle für die Weiterbetreuung der Frau wichtigen Informationen, wie z.B. den derzeitigen Befund, den bisherigen Verlauf und Angaben zu den bisherigen Maßnahmen.

Zusätzlich hält die Hebamme in der Akte den Verlegungsverlauf fest und gibt die Zeitpunkte folgender Maßnahmen an:
- Verlegungsentschluss
- Ruf des Krankentransportes
- Information der Klinik
- Eintreffen des Krankentransportes
- Verlegungsbeginn
- Ankunft in der Klinik
- Übergabe der Frau (Uhrzeit und an wen).

> **TIPP**
> Verwendet die Hebamme ein **Formblatt** für den Übergabebericht, so wird die Dokumentationszeit verkürzt und die Dokumentation lückenlos nachvollziehbar.

4.6 Wochenbett und Stillzeit

Die Betreuung der Frau im Wochenbett ist nicht nur eine medizinische Leistung, sondern vor allem auch eine beratende, da die Hebamme die meiste Zeit die Mutter im Umgang mit dem Neugeborenen berät und sie bei den vielfältigen Adaptationsprozessen im Wochenbett unterstützt. In der Dokumentation des Wochenbetts spiegeln sich jedoch in erster Linie die medizinischen Leistungen der Hebamme wider.

Hat die Hebamme keine Gelegenheit gehabt, bereits in einem Vorgespräch (➢ Kap. 4.3.2) die Anamnese zu erheben, die Eltern über die Besonderheiten des Wochenbetts zu informieren und diese zu veranlassen, Vorkehrungen zu treffen, muss sie beim ersten Besuch im Wochenbett Prioritäten setzen: Was ist heute in der vorgefundenen Situation wichtig? Welches Thema kann ich auch noch später besprechen?

Kennen sich die Wöchnerin und die Hebamme bereits, informiert sich die Hebamme beim ersten Wochenbettbesuch über den Geburtsverlauf, und falls die Frau eine Zeitlang in der Klinik war oder durch eine andere Hebamme betreut wurde, auch über den bisherigen Wochenbettverlauf. Die Angaben im Mutterpass, im Kindervorsorgeheft, im Brief (➢ Abb. 4.8) an die betreuende Hebamme und der Bericht der Frau geben wichtige Hinweise, worauf die Hebamme besonders achten muss.

In den letzten Jahren haben die Klagen von betroffenen Frauen bzw. Forderungen von Krankenkassen nach einem Schadensausgleich wegen vermeintlich vermeidbarer Behandlungskosten bei Brustentzündungen mit Abszessbildung stetig zugenommen. Bei der Durchsicht der gemeldeten Schadensfälle durch den Deutschen Hebammenverband fiel auf, dass die Beschreibungen der Verläufe in aller Regel sehr knapp und lückenhaft durchgeführt wurden. Kann die Hebamme hier nicht eindeutig nachweisen, wie sie die stillende Frau beraten und betreut hat, kann sie sich nicht ausreichend vor Gericht entlasten. Auch bei den jährlich etwa zwei gemeldeten Fällen von Hyperbilirubinämie mit Kernikterus hatten die Hebammen ihre Beobachtungen des Neugeborenen häufig nicht ausreichend nachvollziehbar dargestellt. Die Beschreibung des Verlaufs ist deshalb besonders wichtig bei Störungen der Rückbildungsvorgänge, des Stillens und der Anpassungsvorgänge beim Neugeborenen und seiner Ernährung. Abweichende Befunde wie Milchstau, Brustentzündungen, verstärkter Ikterus etc. bedürfen einer ausführlichen Dokumentation im Fließtext. Formulare, in denen nur angekreuzt werden kann, sind hier nicht geeignet.

> Die Betreuung der Frau im Wochenbett wird von der Hebamme ausführlich und lückenlos dokumentiert, um im Falle einer Schadensersatzforderung durch die Frau nachweisen zu können, dass sie diese korrekt beraten und betreut hat. Formulare, in denen die Hebamme nur ankreuzt, reichen hier nicht aus!

Für die Betreuung im Wochenbett wurden viele unterschiedliche Formulare entwickelt. Sie reichen von solchen, in denen Vieles einfach nur angekreuzt (➢ Abb. 4.5) werden kann, bis hin zu Dokumentationsformularen (➢ Abb. 4.6, → 4.13) und Karteikarten (➢ Abb. 4.7, → 4.14), in denen reiner Fließtext eingetragen wird.

> **Systematik zur Dokumentation eines Problems:**
> - Beschreibung des Problems, ggf. Ursache
> - Beschreibung der Ressourcen
> - Beschreibung der Maßnahmen/Empfehlungen
> - Form der Hilfe
> - Weiteres Vorgehen.

Ist der in einem Formular vorgesehene Platz für die Darstellung von Problemen zu begrenzt, beschreibt die Hebamme die Problematik ausführlich im Fließtext.

――― Beispiel ―――

Problem: Schmerzen im Bereich der Naht, Spannungsgefühl. Schnitt wurde med.-lat. ausgeführt, etwa 8 cm lang, reicht bis in Pobacke. Naht subkutan ausgeführt, im gesamten Bereich der Naht leichte Rötung, Schwellung, deutlich wärmer als Umgebung, zwei Einziehungen der Haut durch Faden im oberen Drittel (Richtung Introitus) zu sehen.
Ressource: Frau fühlt sich sehr eingeschränkt durch Schmerz, fühlt sich aber insgesamt wohl, da sie den Partner als hilfreich empfindet.
Maßnahmen/Empfehlungen: Knoten kann noch nicht gelöst werden (3. Tag), Kühlen mit Eiskompresse, Sitzen vermeiden.
Häufigkeit, Form der Hilfe: erneuern der Eiskompresse nach Bedarf, Vorgehen auch Partner erklärt (Eiskompresse in Tuch einwickeln), Stillpositionen im Liegen und leicht aufrechte Position im Bett gezeigt.
Weiteres Vorgehen: → Bei Verschlimmerung melden, ggf. von Ärztin Medikament verschreiben lassen.

4.6.1 Beratung

Je nachdem, zu welchem Zeitpunkt nach der Geburt die Betreuung durch die Hebamme beginnt, stehen unterschiedliche Themen im Vordergrund. In den ersten Tagen nach der Geburt können die Heilung von Geburtsverletzungen, das Ingangkommen der Milchproduktion, die Rückbildungsvorgänge und die Anpassung des Neugeborenen im Vordergrund der Beobachtungen stehen, um der Gefahr einer ernsthaften Erkrankung von Mutter und Neugeborenem vorzubeugen. Neben der Beratung zu diesen Themen brauchen die Mütter manchmal zusätzliche Hilfestellungen oder eine spezielle Pflege, z.B. beim Stillen oder beim Abheilen einer Dammnaht.

Zeichnet sich die Gefahr eines Lochial- oder Milchstaus ab oder zeigt sich ein Ikterus beim Neugeborenen, ist eine Sicherungsaufklärung (➢ Kap. 4.2.5) erforderlich. Lehnt die Frau Ratschläge und Empfehlungen der Hebamme ab, hält sie dies schriftlich fest. Die Darstellung solcher Konflikte ist oft nicht einfach, dennoch sollte sich die Hebamme die Mühe machen, den Konflikt so zu beschreiben, dass er auch noch nach Jahren nachvollzogen werden kann (➢ Kap. 5.4.3).

Je länger die Geburt zurückliegt, desto weniger körperliche Kontrollen und Pflegemaßnahmen sind erforderlich. Nach einigen Tagen stehen andere Themen im Vordergrund, die mehr das Zusammenleben mit dem Neugeborenen betreffen. Die Beratungsthemen sind vielfältig.

Die Hebamme kann Zeit beim Dokumentieren gewinnen, wenn sie zu einem bestimmten Thema auf die Quelle hinweist, die ihrer Aufklärung bzw. Beratung zugrunde lag, z.B. „Vorbeugung eines Milchstaus besprochen nach DHV-Broschüre Stillen".

4.6 Wochenbett und Stillzeit

Frau: __Müller, Annika__

Datum __13.8.09__, Uhrzeit __9¹⁰__, KM: ☐ <2KM/ __12__ KM, Wobett-tag __5__,
Temp: __/__, Puls __/__, RR __/__, Wobettgymn: __ü 1-2__, Rectusdiastase: __2__ QF
Mammae: Re: ☐ ohne Besonderheiten, __viel Milch, leicht knotig__
   Li: ☐ ohne Besonderheiten, __⌐__
   Mamille Re: ☐ ohne Besonderheiten, __etwas gereizt__
   Mamille Li: ☒ ohne Besonderheiten,
Uterus: __-3__ QF ☒ N S, Bltg: ☒ normal, ☒ rubra, ☐ fusca, ☐ flava, ☐ alba,
Damm/ Naht: ☒ ohne Besonderheiten, __abends Druckgefühl Bebo__
Urin: ☒ geregelt, Stuhl: ☒ geregelt,
Allgemeinbefinden: ☒ gut, ☒ müde, ☐ erschöpft, ☐ sonstiges:
Medikamente: __ø__
☒ Ausschließlich gestillt, ☐ Teilgestillt, ☐ Tee zugef., ☐ Ersatznahrung, ☐ MM- abgepumpt
   Trinkverhalten: ☐ ohne Besonderheiten, ☐ Stillmahlzeit gesehen,

Hautfarbe: ☐ ohne Besonderheiten, Gelbfärbung: ☒ leicht, ☒ Kopf, ☐ Körper, ☐ Augen,
   ☐ Fuß-Handsohlen,
   Tendenz: ☐ rückgängig, ☐ gleich bleibend, ☐ ANSTEIGEND,
Allgemeinzustand: ☒ ohne Besonderheiten, ☐ reduziert, __fit, aktiv__
Gewicht: ☐ abnehmend, ☐ stabil, ☒ zunehmend, __GG - 50g__
Nabel: ☐ ohne Besonderheiten, ☒ eingetrocknet, ☐ abgefallen, __etwas feucht → trocken halten__
Ausscheidungen: ☒ mind. 6 nasse Windeln, ☒ Windel mit Stuhlgang, __MM-Stuhl__
Sonstiges: __re Mamille f. Neuge. etwas schwer zu greifen, wenn Brust sehr voll, vor dem Stillen ausstreichen bis BW weicher + leichter zu greifen, ø gelingt Ausstreichen gut.__

Datum __14.8.09__, Uhrzeit __13⁰⁰__, KM: ☐ <2KM/ __12__ KM, Wobett-tag __6__,
Temp: __/__, Puls __/__, RR __/__, Wobettgymn: __ü 1-3__, Rectusdiastase: __/__ QF
Mammae: Re: ☐ ohne Besonderheiten, __deutlich weniger knotig__
   Li: ☐ ohne Besonderheiten, __li Knoten an Außenseite → Anlegen d. Kindes beachten__
   Mamille Re: ☐ ohne Besonderheiten, __tut noch beim Ansaugen weh, gelingt aber gut__
   Mamille Li: ☒ ohne Besonderheiten,
Uterus: __N/5__ QF N S, Bltg: ☒ normal, ☒ rubra, ☐ fusca, ☐ flava, ☐ alba, __wird weniger__
Damm/ Naht: ☒ ohne Besonderheiten,
Urin: ☒ geregelt, Stuhl: ☒ geregelt,
Allgemeinbefinden: ☒ gut, ☐ müde, ☐ erschöpft, ☐ sonstiges:
Medikamente: __/__
☒ Ausschließlich gestillt, ☐ Teilgestillt, ☐ Tee zugef., ☐ Ersatznahrung, ☐ MM- abgepumpt
   Trinkverhalten: ☐ ohne Besonderheiten, ☐ Stillmahlzeit gesehen,

Hautfarbe: ☐ ohne Besonderheiten, Gelbfärbung: ☒ leicht, ☒ Kopf, ☐ Körper, ☐ Augen,
   ☐ Fuß-Handsohlen,
   Tendenz: ☒ rückgängig, ☐ gleich bleibend, ☐ ANSTEIGEND,
Allgemeinzustand: ☒ ohne Besonderheiten, ☐ reduziert,
Gewicht: ☐ abnehmend, ☐ stabil, ☒ zunehmend,
Nabel: ☐ ohne Besonderheiten, ☒ eingetrocknet, ☐ abgefallen, __besser__

Ausscheidungen: ☒ mind. 6 nasse Windeln, ☒ Windel mit Stuhlgang, __3x MM-Stuhl__
Sonstiges: __verschiedene Anlegepositionen besprochen__

Abb. 4.5 Muster eines Wochenbettprotokolls zum Ankreuzen. [M340]

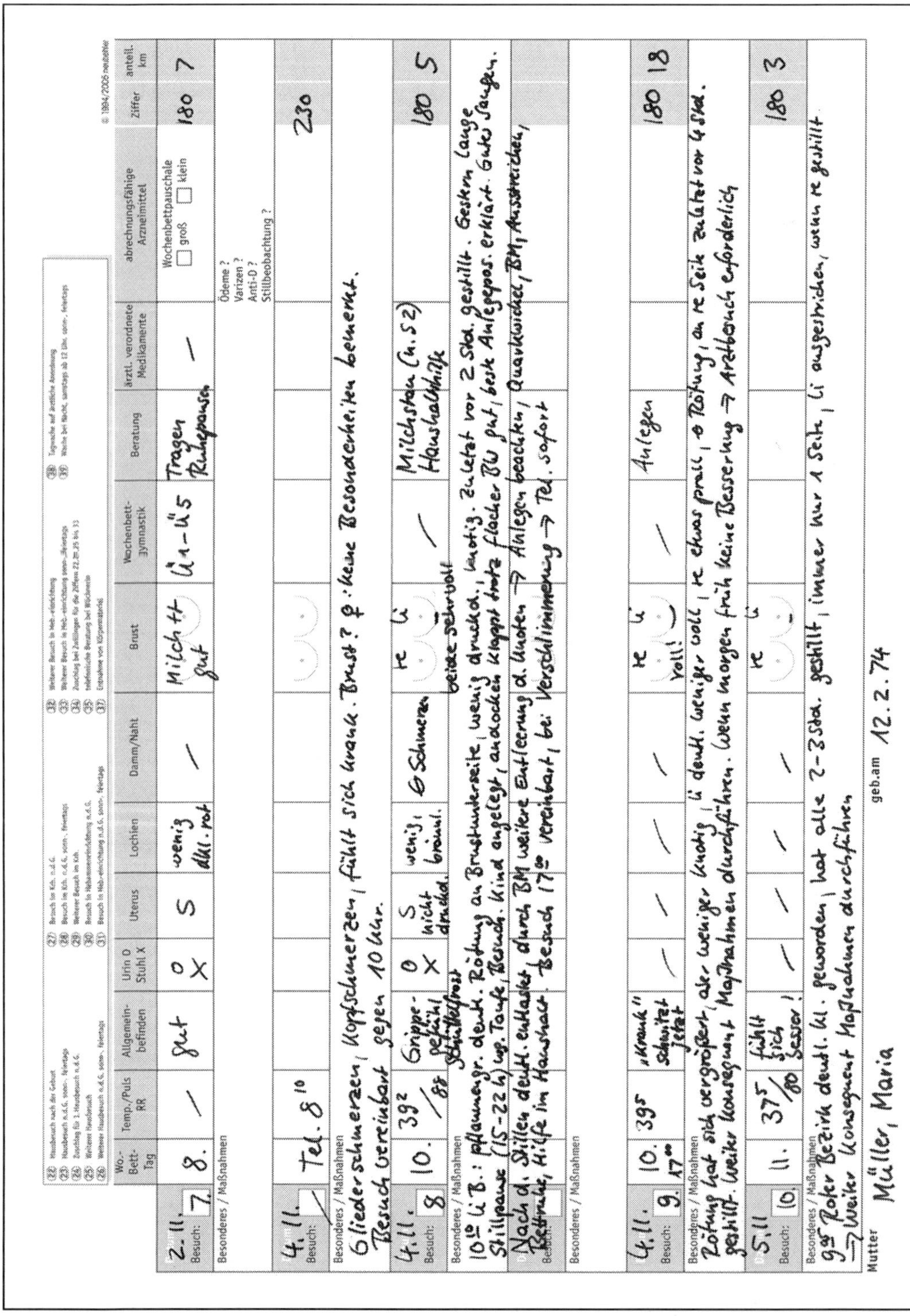

Datum / Besuch	Wo.-Bett-Tag	Temp./Puls RR	Allgemeinbefinden	Urin O Stuhl X	Uterus	Lochien	Damm/Naht	Brust	Wochenbett-gymnastik	Beratung	ärztl. verordnete Medikamente	abrechnungsfähige Arzneimittel	Ziffer	anteil. km
2.11. Besuch: 7	8.	/	gut	O X	S	wenig dkl.-rot	/	Milch ++ gut	Ü1–Ü5	Tragen Ruhepausen	/	Wochenbettpauschale □ groß □ klein	180	7
Besonderes / Maßnahmen														
4.11. Besuch: /	Tel. 8^10											Ödeme ? Varizen ? Anti-D ? Stillbeobachtung ?	230	
Besonderes / Maßnahmen: Gliederschmerzen, Kopfschmerzen, fühlt sich krank. Brust? ∅: keine Besonderheiten bemerkt. Besuch vereinbart gegen 10 Uhr.														
4.11. Besuch: 8	10.	39,2 /88	Grippegefühl, Schüttelfrost	O X	S nicht druckd.	wenig, bräunl.	∅ Schmerzen	re li, beide sehr voll	/	Milchstau (n. S 2) Haushaltshilfe			180	5
Besonderes / Maßnahmen: 10^10 Uhr ÜB.: pflaumengr. deutl. Rötung an Brustunterseite, wenig druckd., knotig. Zuletzt vor 2 Std. gestillt. Gestern lange Stillpause (15–22 h) wg. Taufe, Besuch. Kind angelegt, andocken klappt trotz flacher BW gut, beste Anlegepos. erklärt. Gutes Saugen. Nach d. Stillen deutl. entlastet, durch BM weitere Entleerung d. Knoten → Anlegen beachten, Quarkwickel, BM, Ausstreichen, Bettruhe, Hilfe im Haushalt. Besuch 17^00 vereinbart, bei Verschlimmerung → Tel. sofort														
Datum / Besuch														
Besonderes / Maßnahmen														
4.11. Besuch: 9	10. 17^00	39,5	„krank" schwitzt jetzt	/	/	/	/	re li voll! —	/	Anlegen			180	18
Besonderes / Maßnahmen: Rötung hat sich vergrößert, aber weniger knotig, li deutl. weniger voll, re etwas prall, ∅ Rötung, an re Seite zuletzt vor 4 Std. gestillt. Weiter konsequent Maßnahmen durchführen. Wenn morgen früh keine Besserung → Arztbesuch erforderlich														
5.11. Besuch: 10	11.	37,5 /80	fühlt sich besser!	/	/	/	/	re li —					180	3
Besonderes / Maßnahmen: 9^45 Röter Bezirk deutl. kl. geworden, hat alle 2–3 Std. gestillt, immer nur 1 Seite, li ausgestrichen, wenn re gestillt → Weiter konsequent Maßnahmen durchführen														

Mutter: Müller, Maria geb. am 12.2.74

Abb. 4.6 Dokumentationsformular für das Wochenbett (Elwin Staude Verlag, Best.-Nr. 2011). [E299]

Neugeborenes Schmidt, Marvin geb.am 20.9.08 7[28]

Datum	Lebens-Tag	Gewicht	Temp.	Verhalten	Nahrung	Urin	Stuhl	Haut Ikterus	Nabel	Besonderes / Maßnahmen
21.9.	2.	/	37[4]	muss zum Stillen geweckt werden, dann effektives Saugen	MM alle 3–4 Std.	+	Mek. ++	Hauch gelb, sonst rosig, leicht trocken	unauff.	
22.9.	3	2690	/	id., wenn wach → fit, aktiv	MM	++ hell	+ dkl.gr.	deutlich gelb am Kopf, Körper leicht gelb	id.	trinkt nach dem Wecken (alle 2–3 Std.) 5–10 Min. pro Seite 51 Std. alt, morgen Screening + Bili?
23.9.	4.	/	/	muss zum Stillen noch geweckt werden alle 2–3 Std.	MM	++ gelblich	∅	deutl. gelb auch am Körper	id.	BE beim Ki-Arzt: Bilikontrolle + Screening 75 Std. alt
11	11	Tel. 19[15] Kind in Kikl. verlegt, Bili in Arztpraxis 18,1 mg/dl, Eltern sehr besorgt → beruhigt ♀ wird mitaufgenommen. Morgen Besuch in Ki.kl.								
26.9.	7.	2720 (Kikl.)	/	trinkt gut, wacht von selbst auf alle 2–4 Std.	MM 60–80g pro Stillen	++ hell	++ grünl.	am ganzen Körper noch leicht gelb	fällt bald ab, sauber	Bili bei Entl. 11,2 mg/dl
27.9	8.	/	/	id.	MM	++ hell	++ gelb	leicht gelb	abgefallen, reizfrei	

Blutgruppe	Rh
dir. Coombstest neg.	

Neugeborenen-Screening ☒ abgenommen am: 23.9.08 von: Ki-Ärztin
Befund: o.B. ☐ Kontrolle ☐ .... ☐
Laborbericht Eltern übergeben ☐

Vitamin K-Gabe oral 2 mg am:

Rachitisprophylaxe ☒ ab: 30.9. 500 IE Fluorgabe ☐ ab: –

U 2 am 23.9.08
ÄrztIn Dr. Adele
Besonderheiten Hyperbilirubinämie

Weiteres (z.B. ausführliche Beschreibungen, ungewöhnliche Verläufe, Beratungskonflikte)

zum 22.9. Bei Verhaltensänderung (müdes Saugen, schlecht wechsar, starke Gelbfärbung d. Haut → sofort Tel.

zum 23.9. Tel. mit Dr. A. → Eltern können gleich kommen

zum 26.9. In Entlassungsbrief d. Kl. als Höchstwert 17,2 mg/dl dokumentiert. In Ki.kl. Wiegekontrolle nach jedem Stillen. Empf.: nur wiegen, wenn unsicher, Saugen + Ausscheidungen beobachten.

Abb. 4.6 (Forts.)

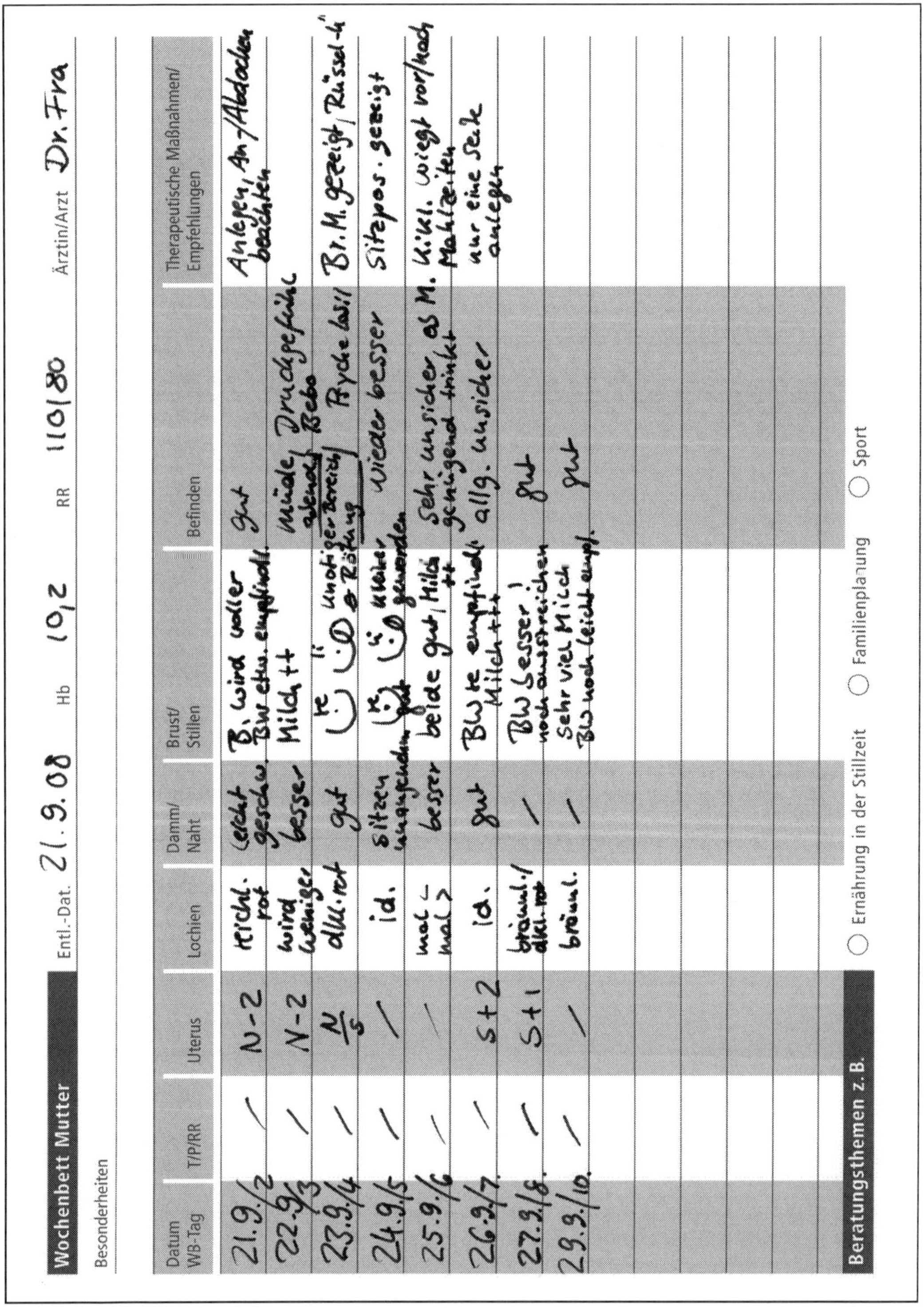

84 4 Dokumentation in den verschiedenen Tätigkeitsfeldern

Wochenbett Mutter			Entl.-Dat. 21.9.08		Hb 10,2		RR 110/80	Ärztin/Arzt Dr. Fra
Besonderheiten								
Datum WB-Tag	T/P/RR	Uterus	Lochien	Damm/ Naht	Brust/ Stillen		Befinden	Therapeutische Maßnahmen/ Empfehlungen
21.9./2	/	N-2	reichl. rot	(etwtas geschw.)	B. wird voller BW chw. empfindl.		gut	Anlegen, An-/Abdocken beachten
22.9./3	/	N-2	wird weniger	besser	Milch ++		müde, Druckgefühl beide	
23.9./4	/	N/S	dkl. rot	gut	re li unauffäll. Bereich Rötung		Rücke fast!	Br.M. greift, Rüssel-t.
24.9./5	/	/	id.	sitzen unangenehm	:) :) keiner geworden		wieder besser	Sitzpos. gezeigt
25.9./6	/	/	mal < mal >	besser	beide gut/Milch ++		Sehr unsicher als M. genügend trinkt	K.Kl. wiegt vor/nach Mahlzeiten
26.9./7	/	S+2	id.	gut	BW. te empfindl. Milch ++		allg. unsicher	nur eine Seite anlegen
27.9./8	/	S+1	bräunl./ dkl. rot	/	BW besser! noch ausreichen. Sehr viel Milch		gut	
29.9./10	/	/	bräunl.	/	Bis noch leicht empf.		gut	

Beratungsthemen z. B. ○ Ernährung in der Stillzeit ○ Familienplanung ○ Sport

Abb. 4.7 Karteikarte (Elwin Staude Verlag, Best.-Nr. 3101-3103). [E299]

4.6 Wochenbett und Stillzeit

Kind		Name Schmidt, Marvin		Geburtsgewicht (g) 2810		Entl.gewicht (g) 2760
Blutentnahme Guthrie am 23.9. durch U'Arzt Ergebnis				U2 am 23.9.08	Rachitis-Proph. ⊗ VitK XX	

Besonderheiten

Gewicht	Ernährung	Nabel	Haut	Ikterus	Stuhl/Urin	Besonderheiten/Maßnahmen/Empfehlungen
—	MM alle 3-4 Std.	unauff.	leicht trocken	Hauch gelb	Meko ++ Urin +	muss z. Stillen geweckt werden, dann effektives Saugen
2690	MM alle 2-3 Std.	"	ja. am Kopf	deutl. gelb Körper geweckt	St. + dkl. gr. li. ++ hell	trinkt nach dem Wecken 5-10' pro Seite. ST Std. alt, morg. → Bili? muss 2. Stillen noch geweckt werden; 75 Std.
—	MM alle 2-3 Std.	"		deutlich gelb ganzer Körper	St. Ø li. ++ gelb	ist tt gell werden
Kiklinik						
Kiklinik						
2720 (Min.)	MM alle 2-4 Std.	fällt bald ab, sauber	schuppen sich	am ganzen Körper noch leicht gelb	St: ++ grün. li. ++ hell	Bili Se: Entlassung 11,2 mg/dl
—	id.	abgefallen, reizfrei	id.	leicht gelb	St: ++ gelb li. ++ hell	
—	MM	sauber	rosig	—	unauff.	Ngb. fit + aktiv

Beratungsthemen z. B. ○ Allergieprophylaxe ○ Ernährungsberatung bei Zufütterung ○ Erste Beikost ○ Vorsorgeuntersuchung ○ Impfen

Abb. 4.7 (Forts.)

Betreuungsverlauf			
Datum	Uhrzeit	Hausbesuch / Praxis	Vorsorge, Beratung, Hilfeleistung
22.9.	11⁴⁵	x	heute noch Ø Screening → morgen + Bili?
23.9.	9⁴⁰	x	Bilikontr. dringend empf., Tel. Ki-Arzt, sollen gleich kommen.
"	16⁴⁵ Tel.		Aufnahme in Kikl., Bili 18,2 mg/dl, Mutter sehr ängstlich → beruhigt, Besuch morgen in Kikl.
26.9.		x	hat gestern sehr unruhig getrunken (Bauchweh?), ruckartige Kopfbewegungen, mehrfach losgelassen + wieder angedockt. Stillmahlzeit gesehen; es kommt sehr viel Milch, zu Beginn spritzend → Milch am Anfang ausstreichen

Abb. 4.7 (Forts.)

Da der Inhalt der Beratung häufig gleichlautend weitergegeben wird, kann die Hebamme die Dokumentation weiter vereinfachen, indem sie Standards verwendet, z.B. gibt es Formulare, bei denen Beratungsthemen bereits beschrieben und mit einer Nummerierung versehen sind. Es leuchtet unmittelbar ein, dass es die Dokumentation vereinfacht, wenn nur noch die Ziffer des Beratungsthemas beim entsprechenden Datum eingetragen wird. Sind in dem benutzen Formular keine Beratungsthemen angegeben, kann sich die Hebamme eine Liste mit Beratungsthemen erstellen, die sie immer mit sich führt. Die Inhalte der Beratungsthemen werden beschrieben, mit Quellenangaben, dem Datum der Erstellung versehen und in einem Ordner archiviert. Ändern sich die Inhalte, wird dies entsprechend geändert.

Persönliche Beratungsstandards

Wie persönliche Standards erstellt werden können, ist im ➤ Kapitel 3.5.2 nachzulesen. Die eigenen Standards und Verfahrensanweisungen müssen in allen Versionen mindestens zehn Jahre lang (➤ Kap. 2.7.1) aufbewahrt werden.
Themen können sein:
- Anti-D-Prophylaxe
- Babypflege
- Beckenboden und Bauchmuskulatur
- Bedürfnisse und Verhalten des Neugeborenen
- Breit wickeln
- Brustpflege
- Ernährung und Getränke in der Stillzeit
- Hilfe im Haushalt
- Ikterus/Hyperbilirubinämie
- Gewichtszunahme
- Rachitis- und Kariesprophylaxe
- Schlaf-Wach-Rhythmus
- Schnuller und Tees
- Sexualität und Verhütung
- SIDS
- Thromboseprophylaxe
- Tragen
- Vitamin-K-Gaben
- Vorbeugung und Erste Hilfe bei Brustentzündungen
- Wochenbettgymnastik.

Checklisten (→ 4.12 Beratungsthemen Wochenbettbetreuung (Checkliste)) können individuell erstellt werden, je nach persönlichem Beratungsschwerpunkt der Hebamme.

Telefonische Beratung im Wochenbett

Auch telefonische Beratungen der Frau werden möglichst zeitnah dokumentiert. Häufig fehlen in den Dokumentationen zum Wochenbett Aufzeichnungen von telefonischen Beratungen, so dass die Betreuung nicht lückenlos nachvollziehbar ist.

> **Beispiel**
>
> Die Wöchnerin ruft eine Hebamme auf dem Mobiltelefon an, die gerade Spätdienst als Beleghebamme im Krankenhaus hat und dort eine Gebärende betreut. Die Wöchnerin klagt über Gliederschmerzen, friert und hat 38,2 °C Temperatur. Die eine Brust schmerzt leicht, nicht mehr als gestern, eine Rötung ist nicht zu sehen. Die Hebamme hört, dass die Wöchnerin möglicherweise einen Milchstau hat. Sie gibt ihr erste Anweisungen. Da die Gebärende gerade eine heftige Wehe hat und die Hebamme die Betreuung nicht länger unterbrechen will, verschiebt sie ihre Aufzeichnungen auf später.
>
> In einem anderen Fall meldet sich die Wöchnerin, während die Hebamme ihre Einkäufe erledigt. Sie muss in 10 Minuten ihr Kind vom Kindergarten abholen. Sie hat für den Kindergeburtstag am Nachmittag noch einige Vorbereitungen zu treffen und weiß nicht, wann sie die Frau besuchen kann. Die Hebamme hat weder Stift noch Papier zur Hand. Sie beschließt, zu Hause die Aufzeichnungen nachzuholen.

In beiden Fällen ist nachvollziehbar, dass die später nachgeholte Dokumentation von Beratungen häufig verkürzt dargestellt oder ganz unterlassen wird. Abgesehen davon, dass diese erbrachten Leistungen, wenn sie nicht dokumentiert sind, nicht abgerechnet werden können, entstehen so Lücken in der Dokumentation des Verlaufs.

> **TIPP**
>
> Ein Hebammen-Taschenkalender und ein Stift passen in jede Handtasche oder größere Jackentasche. So kann jederzeit der wesentliche Inhalt des Gesprächs unmittelbar, am besten unter dem aktuellen Datum, eingetragen werden. Zuhause müssen diese Aufzeichnungen dann nur noch in die Akte der Frau übertragen werden.

4.6.2 Beobachtungen

Im Wochenbett beachtet und dokumentiert die Hebamme Folgendes bei der Mutter:
- Allgemeinbefinden, wie geht es der Frau körperlich und seelisch?
- Vitalzeichen mit Temperatur, Puls, Blutdruck
- Ausscheidungen von Urin und Stuhl
- Rückbildung des Uterus
- Lochien
- Heilung der Naht eines Dammrisses, -schnittes oder nach Sectio
- Beckenboden und Bauchmuskulatur
- Anleitung zur Wochenbettgymnastik
- Varicosis, Thrombophlebitis-/Thrombosezeichen?
- Brust und Stillen, Pflege und Beratung bezüglich initialer Brustdrüsenschwellung, wunde Brustwarzen, Milchstau etc.
- Ggf. Laborkontrolle (➢ Kap. 4.7)
- Ggf. Anti-D-Gabe (➢ Kap. 4.8).

Allgemeinbefinden

Die Frage nach dem **Allgemeinbefinden** gibt wichtige Hinweise darauf, was die Frau aktuell benötigt. Die Beobachtung des Verlaufs gibt wichtige Hinweise auf ungünstige oder gar pathologische Entwicklungen. Schwierige Familienkonstellationen, wie Konflikte mit dem Partner, die Abwesenheit eines Partners, sich unangemessen einbringende Verwandte, die von der Mutter als Störfaktor empfunden werden, und andere psychisch belastete Mütter brauchen besondere Hilfestellung und Unterstützung.

Vitalzeichen

Die **Vitalzeichen** werden in der Klinik mindestens einmal täglich kontrolliert, nach Anordnung oder bei Auffälligkeiten sogar mehrmals täglich. Bei ambulanten oder Hausgeburten ist dies allenfalls in den ersten ein bis zwei Tagen erforderlich, grundsätzlich aber immer dann, wenn Besonderheiten vorliegen wie Kreislaufprobleme, auffallende Blässe, Kopfschmerzen und andere Schmerzzustände, nach erhöhtem Blutdruck in der Schwangerschaft oder während der Geburt, bei Zustand nach vorzeitigem Blasensprung, stärkeren Blutungen oder einem auffälligen Geruch der Lochien.

Bei Fieber muss die Ursache abgeklärt werden. Ist z.B. ein Puerperalfieber die wahrscheinliche Ursache, beschreibt die Hebamme die beobachteten

Symptome und dokumentiert außerdem ihre Empfehlungen. Hierzu zählt auch der Rat, einen Arzt zur Diagnosestellung und zur Einleitung einer evtl. erforderlichen Therapie aufzusuchen. Die Hebamme klärt die Frau über die Ursachen und die mögliche weitere Entwicklung der Erkrankung auf. Gemeinsam besprechen Frau und Hebamme die weitere Vorgehensweise und stimmen darüber ab. Lehnt die Frau die empfohlenen Therapiemaßnahmen ab oder hält sie sich nicht an die Empfehlungen, so dokumentiert die Hebamme auch dies (➤ Kap. 5.4.3).

Ausscheidungen

Ferner hält sie ihre Beobachtungen zu den **Ausscheidungen** der Frau fest. In den ersten Tagen achtet die Hebamme auf Harnverhalt bei der Frau: Macht das Wasserlassen Beschwerden? Liegt ein unwillkürlicher Harnabgang vor, nur beim Husten oder Niesen? Brennt es beim Wasserlassen? Was verursacht diese Beschwerden und welche Auswirkungen hat es? Außerdem achtet sie auf Folgendes: Kommt die Verdauung nach der Geburt wieder in Gang? Treten Schmerzen auf durch Hämorrhoiden? Welche Empfehlungen gibt die Hebamme hierzu?

Rückbildung des Uterus

Bei der Beobachtung der **Rückbildung der Gebärmutter** gibt die Hebamme den Höhenstand des Uterus an. Die übliche Beschreibung orientiert sich an Nabel und Symphyse. Beschrieben wird die Abweichung in Querfingern, z.B. „N−2" bedeutet, dass der Fundus 2 Querfinger unterhalb des Nabels zu tasten ist. Außerdem beschreibt die Hebamme die Konsistenz und eine evtl. Schmerzempfindlichkeit. Finden sich außer einem hochstehenden, mäßig kontrahierten Uterus weitere Symptome wie Kopfschmerzen, Temperaturerhöhung, Druckdolenz und/oder ein Lochialstau, beschreibt sie auch die eingeleiteten Maßnahmen genau.

> **Beispiel**
>
> Uterus N−1, kein Druckschmerz, kein Wochenfluss seit 12 Std., leichte Kopfschmerzen → Bauchmassage mit Uterustonikum durchgeführt und gezeigt, Bauchlage, Senfmehlfußbäder 2-mal tägl., Tel. in 6 Std. Wenn Fieber auftritt oder andere Verschlimmerung Tel. sofort.

Lochien

Der **Wochenfluss** wird nach seiner Stärke, seiner Farbe und seinem Geruch beschrieben. Wenn Koagel abgehen, gibt die Hebamme deren Größe an, z.B. „pflaumengroß". Bei größeren Koageln kann auch Wiegen sinnvoll sein, um die Menge des geronnenen Blutes genau zu erfassen.

Wundheilung

Die **Abheilung einer Geburtsverletzung oder Sectio-Naht** dokumentiert die Hebamme ebenfalls. Sie hält Auffälligkeiten wie die Ausdehnung eines Hämatoms, Schmerz, Schwellung und Rötung fest und stellt den Heilungsprozess nachvollziehbar dar. Tritt eine Nahtdehiszenz auf, beschreibt sie, an welcher Stelle der Naht diese auftritt und wie tief sie ist. Die Behandlung einer größeren Dehiszenz ist ärztliche Aufgabe. Der Hebamme obliegen dann allgemeine Pflegemaßnahmen und die Behandlung gemäß ärztlicher Anordnung.

Beckenboden- und Bauchmuskulatur

Der Zustand des **Beckenbodens und der Bauchmuskulatur** hat zwar in der Regel keine unmittelbaren Folgen auf den Gesundheitszustand der Mutter, kann jedoch ausgeprägte Auswirkungen auf ihr Wohlbefinden haben. Auch Gebärmuttervorfälle bei ausgeprägter Beckenbodenschwäche und Multiparität sind gelegentlich zu beobachten. Die Kontrolle und Pflege dieser Muskulatur durch Gymnastik und die Beratung zur Schonung bzw. Belastbarkeit gehören längst in das Repertoire der betreuenden Hebamme. In den meisten Dokumentationsformularen ist als Stichwort lediglich die Wochenbettgymnastik vorgegeben. Beschreiben kann die Hebamme hier den Zustand der Bauchmuskulatur, der auch Auswirkung auf die Darmtätigkeit haben kann. Durch die Beschreibung einer Rektusdiastase wird deutlich, warum bestimmte Gymnastikübungen nicht durchgeführt wurden. Eine schwache Beckenbodenmuskulatur kann zu einem Harnverhalt oder einer (vorübergehenden) Harninkontinenz führen. Die Empfehlungen, die die Hebamme in diesem Fall gegeben hat, dokumentiert sie.

Wochenbettgymnastik

Bei der Durchführung von **Wochenbettgymnastik** erleichtern Kürzel für bestimmte Übungen die Dokumentation. Wer hier seine Standards entwickelt hat oder ein Blatt benutzt, auf dem die Übungen beschrieben sind, kann einfach „Ü1, Ü2" (Ü = Übung) oder „nach Standard Wochenbettgymnastik" notieren.

Varizen

Bei Aufnahme der Betreuung wird auch auf **Varizen** geachtet und der Befund und dessen Veränderungen dokumentiert. Ebenfalls vermerkt die Hebamme, ob die Wöchnerin Kompressionsstrümpfe verordnet bekommen hat, ob sie sie regelmäßig trägt, ob Schmerzen, eine Verfärbung, eine Schwellung oder Erwärmung auftreten. Zeigen sich Symptome einer Thrombophlebitis oder einer Thrombose, dokumentiert sie auch den Puls regelmäßig.

Stillen und Brust

Ein wesentlicher Aspekt der Wochenbettbetreuung ist die Beratung und Unterstützung zum Stillen. Der Verlauf der initialen Brustdrüsenschwellung, das Einsetzen der Milchproduktion und der Zustand der Brüste und Brustwarzen werden so beschrieben, dass nachvollziehbar ist, welchen Verlauf das Ingangkommen des Stillens genommen hat, welche Probleme dabei aufgetreten sind und mit welchen Maßnahmen und Empfehlungen sie behoben wurden.

Sind die Brüste weich, gespannt, knotig, insgesamt gerötet, ist eine Rötung nur lokal, welche Größe hat die Rötung, an welcher Stelle? Zur Vereinfachung der Beschreibung einer Auffälligkeit sind in den Dokumentationsformularen vorgedruckte schematische Zeichnungen der Brüste hilfreich. Sind keine im benutzen Formular vorhanden, kann die Hebamme sie einfach selbst einzeichnen.

Sind die **Brustwarzen** wund, wird beschrieben, wo und wie ausgeprägt die Brustwarze wund ist. Ist sie an der Spitze wund? Hat sich auf der Spitze eine Kruste gebildet? Ist eine Rhagade aufgetreten an der Außenseite, linke Brustwarze? Befindet sich die Rhagade unten, rechte Brustwarze? Ist die Brustwarze gerötet, geschwollen? Rosa? Wie schmerzhaft empfindet es die Frau? Haben die Schmerzen Auswirkungen auf ihren Willen zum Stillen? Ist der Schmerz nur zu Beginn der Mahlzeit vorhanden? Tut es während der gesamten Mahlzeit weh? Um Abhilfe zu schaffen, ist das Forschen nach der Ursache unerlässlich. Bei einer (beginnenden) Mastitis sind die Beobachtungen an der Brustwarze und der Interaktion von Mutter und Kind von entscheidender Bedeutung. Die Ursachensuche und die Beobachtungen werden ebenso dargestellt wie die Empfehlungen der Hebamme, die sich daraus ergeben.

Beispiel

„Gesamte Spitze beider Brustwarzen rosa und sehr empfindlich, Mutter löst nach dem Stillen nicht das Vakuum → Kind zieht Brustwarze in die Länge, Lösung des Saugschlusses erklärt und gezeigt".

Beispiel

„Li Brust im unteren äußeren Quadranten knotig, 5 × 3 cm, Bezirk deutlich gerötet, mäßig druckempfindlich, insgesamt sehr voll, BW leicht gespannt, Kind zuletzt vor 4 Std. angelegt (schläft noch) in normaler Haltung (Wiegehaltung), li Seite ist Schlafseite, trägt nachts Still-BH, Stilleinlage aus Wolle war heute morgen zerknüllt in BH, Stau durch Druck? Frau ist motiviert, Mutter der Frau versorgt Haushalt.
Maßnahmen/Empfehlungen: Kind geweckt, Anlegen des Kindes in Fußballhaltung gezeigt, U-Kiefer zeigt Richtung harter Stelle. Anlegen

> gelingt gut trotz flacher BW, gutes Saugen des Kindes, nach 10 min knotiger Bezirk deutlich kleiner (3 × 2 cm), BM/Ausstreichen gezeigt, es kommt noch wenig Milch, Empf.: konsequent Kind entsprechend anlegen, alle 2–3 Std., vor dem Stillen vorsichtige BM mit feucht-warmer Auflage, nach dem Stillen Quarkumschläge zimmerwarm, bei Auftreten von Fieber sofort melden, → Tel. 19.00 Uhr".

Stillbeobachtung und -beratung

Für die Stillbeobachtung und Evaluation ist die Karteikarte des Deutschen Hebammenverbandes (→ 4.15 Stillbeobachtung und Evaluation – Karteikarte des DHV (Auszug)) ein gutes Hilfsmittel zur Klärung von Ursachen, wenn die Frau über wunde Brustwarzen klagt oder andere Beschwerden an der Brust hat oder das Kind nur mangelhaft zunimmt.

Bei der Arbeit im Team wird durch die Verwendung von Checklisten sichergestellt, dass die Frau über bestimmte Themen, wie z.B. Stillpositionen, beraten wurde und welche Beratung sie noch erhalten muss. Daneben kann vermerkt werden, wer wann die Frau zu welchem Thema beraten hat, ob die Frau die Information auch umsetzen kann und wo sie noch weitere Hilfe benötigt. Die Vorgaben werden im Team erarbeitet und an die vorhandenen Möglichkeiten angepasst.

Zur weiteren Unterstützung der Stillenden dienen Informationen, die die Frau mit nach Hause nehmen kann, z.B. die Broschüre „Stillen – Der beste Start ins Leben", die vom DHV herausgegeben werden.

4.6.3 Das Neugeborene

Bei der Dokumentation des Zustandes des Neugeborenen zeichnet die Hebamme auf:
- Verhalten des Neugeborenen (Schlaf, Schreien, Aktivität, Schmerzäußerungen, Tonus, Apathie)
- Temperatur
- Gewichtskontrollen
- Nahrungsaufnahme, Saug- und Trinkverhalten
- Ausscheidung: bei Urin und Stuhl auf Farbe, Menge, Geruch, Häufigkeit achten
- Nabelheilung
- Haut (Farbe, Tonus, Trockenheit, Hautveränderungen, Hautfalten)
- Auffälligkeiten (Entzündungszeichen, Fehlhaltung)
- Laborbefunde (Neugeborenen-Screening, ggf. BZ-Kontrollen) (➤ Kap. 4.7).

Verhalten

Informationen über das Verhalten des Neugeborenen erhält die Hebamme durch eigene Beobachtungen und Informationen der Mutter. Beispiele:
- Schläft viel, muss zum Stillen geweckt werden, saugt dann aber kräftig
- Wird selbst beim Wickeln nicht richtig wach, wirkt hypoton, nur schwaches Saugen
- hat nach letzter Mahlzeit im ersten Schlaf erbrochen, schläft seither (sieben Stunden)
- Mutter hat rhythmisches Zucken des rechten Fußes im Schlaf bemerkt.

> **!** Ein rosiges, waches Neugeborenes mit aktiven Bewegungen, regelmäßiger Atmung, das kräftig und effektiv saugen kann, wird als „vitales" oder „fittes" Neugeborenes beschrieben.

Temperatur

In der Klinik wird die Temperaturkontrolle oft routinemäßig durchgeführt, unabhängig davon, ob es sich um ein gesundes oder auffälliges Kind handelt. Nach ambulanter oder außerklinischer Geburt ist eine individuelle Vorgehensweise die Regel. Die Temperatur wird dabei in den ersten Tagen bzw. bei Bedarf gemessen, z.B. wenn das Neugeborene sich ungewöhnlich kühl oder ungewöhnlich warm anfühlt, es sich um ein besonders kleines Kind handelt oder ein vorzeitiger Blasensprung vorlag.

Wird keine Temperatur gemessen, ist in der Dokumentation in dem dafür vorgesehenen Kästchen ein Strich zu machen. Bleibt das Kästchen offen, ist bei einer späteren Prüfung unklar, ob die Temperatur zwar gemessen, jedoch nicht eingetragen wurde.

Die Temperatur des Kindes wird ansonsten eher beiläufig bei der täglichen Untersuchung miterfasst. Wie fühlen sich Hände und Füße an? Wie der Körper? Schwitzt das Kind? Im Nacken oder auf der Stirn? Hat es einen hochroten Kopf? Ist seine Hautfarbe marmoriert, blass-bläulich? Bei Auffälligkeiten wird die Temperatur gemessen und dokumentiert.

> **Beispiel**
>
> „Neugeborenes hat roten Kopf, feucht im Nacken, hat Wollmützchen auf, ist in Decke (Synthetik) eingewickelt, mit Federdecke zugedeckt und Kirschkernsäckchen. Temp. 37,9 °C → Empfehlung: Mützchen absetzen, nur mit Wolldecke zudecken. Temperaturkontrolle in 2 Std., tel. Info vereinbart".

Nahrungsaufnahme, Saug- und Trinkverhalten

Die Hebamme dokumentiert Häufigkeit, Art der Nahrung und das Trinkverhalten des Neugeborenen. Die Häufigkeit der Mahlzeiten kann sie wie folgt beschreiben:
- Trinkt alle 2 bis 3 Stunden oder
- 8-mal getrunken in den letzten 24 Stunden.

> **!**
> **Gut:** „Mutter gibt an, Kind hat seit gestern Nachmittag 14.00 Uhr 3-mal getrunken".
> **Nicht gut:** „Kind trinkt selten".

Haben Mutter und/oder Hebamme den Eindruck, dass das Kind zu selten trinkt, trifft die Hebamme mit der Frau Vereinbarungen zum weiteren Vorgehen.

> **Beispiel**
>
> „Kind alle 2 Stunden zum Trinken wecken, Wecken und Stimulieren des Kindes gezeigt".

Bei Stillproblemen wie wunden Brustwarzen oder fraglich ausreichender Trinkmenge des Neugeborenen empfiehlt sich die genaue Beobachtung und Dokumentation der Interaktion von Mutter und Kind. Gut geeignet ist das Formular → 4.15 Stillbeobachtung und Evaluation – Karteikarte des DHV (Auszug).

Erbrechen

Erbrechen wird dokumentiert, wenn es sich deutlich von normalem Spucken beim Aufstoßen nach der Mahlzeit unterscheidet. In den ersten Stunden nach der Geburt kann es noch zu Erbrechen von Fruchtwasser kommen. „Spuckt" das Neugeborene über das normale Maß hinaus, beschreibt die Hebamme, wann es spuckt (unmittelbar nach der Mahlzeit? Während des Schlafs?), wie es spuckt (im Schwall?) und wie viel (wenig oder fast die ganze Mahlzeit?). Auch die sich daraus ergebende Beratung der Eltern dokumentiert die Hebamme. Bei Blutbeimengungen im Erbrochenen wird dabei der Bezug zu evtl. vorhandenen Rissen in der Brustwarze hergestellt.

Urin

Die Urinausscheidung ist die wichtigste Beobachtung bei der Frage, ob das Kind ausreichend an der Brust getrunken hat. Wie beim Erwachsenen ist der Urin bei zu geringer Trinkmenge konzentriert und deshalb dunkelgelb. Insbesondere bei Zweifeln an der Trinkmenge dokumentiert die Hebamme, wie oft das Kind eine nasse Windel hat sowie die Farbe des Urins. Gibt es Zweifel an der Ausscheidungsmenge, können die Windeln gesammelt werden, um sich einen Überblick zu verschaffen, oder eine Windel wird als Probe nach Gebrauch gewogen und das Gewicht einer sauberen Windel davon abgezogen. Die gemessene Menge wird notiert. Auch Ziegelmehlsediment, welches für Eltern oftmals beunruhigend ist, weil sie befürchten, es könne sich dabei um Blut handeln, wird dokumentiert, z.B. „Ziegelmehlsediment bei jedem Wickeln".

Stuhl

In der Regel setzt das Neugeborene innerhalb der ersten 24 Stunden nach der Geburt Mekonium ab. Erhält das Neugeborene ausreichend Nahrung, ist das Mekonium nach drei Tagen ausgeschieden.

> Die Beobachtung des ersten Stuhlabgangs ist außerordentlich wichtig, um eine Anal- oder Rektumsatresie oder einen Mekoniumilieus auszuschließen.

Wurde das Neugeborene wenige Stunden nach der Geburt mit seiner Mutter nach Hause entlassen, macht die Klinikhebamme der nachbetreuenden Hebamme auch Mitteilungen über die Ausscheidungen. Am besten eignet sich hierfür ein Hebammenbrief (> Abb. 4.8). Darin beschreibt die Hebamme die Farbe, Menge und Konsistenz des Stuhls und wie oft er in der Windel auftritt. Ebenso wird ein evtl. auffälliger Geruch vermerkt. Aussagen wie „Mekonium", „Übergangsstuhl" oder „Muttermilch-Stuhl" sind möglich.

Haut

Das Aussehen der Haut gibt wichtige Hinweise auf den Zustand des Kindes. Das gesunde Neugeborene ist rosig. Eine auffallende Blässe, die Intensität der Gelbfärbung bis zu ihrem Abklingen und alle sich daraus ergebenden Maßnahmen und Empfehlungen werden dokumentiert. Gleiches gilt bei trockener, schuppiger Haut, Wundsein und Hautausschlägen.

Neugeborenenikterus

> Durch zunehmende Frühentlassung und höhere Grenzwerte bis zur Therapie in den letzten Jahren haben die (sehr teuren) Haftpflichtfälle wegen Kernikterus zugenommen. Daher wird dringend empfohlen, dem Neugeborenenikterus besondere Beachtung zu schenken.

Schon bei der Erhebung der Anamnese kann sich ein höheres Risiko für eine Hyperbilirubinämie (rhesusnegative Mutter, ikterisches Neugeborenes in der Familienanamnese, Frühgeburt) zeigen. Bei jedem ikterischen Neugeborenen wird die Hautfarbe in Bezug gesetzt zum Schlaf-, Trink- und Ausscheidungsverhalten des Säuglings. Die Beurteilung der Gelbfärbung erfolgt bei Tageslicht. Die Hebamme beschreibt die Gelbfärbung des Gesichts, der Skleren und des Körpers. Gerade die Gefährdung durch einen ausgeprägten Ikterus können die Eltern nur schwer einschätzen. Sie werden daher von der Hebamme über die Neugeborenengelbsucht frühzeitig aufgeklärt und instruiert, worauf sie bis zum nächsten Besuch achten müssen.

Aufklärung, Befunde, Zusammenhänge und empfohlene Maßnahmen dokumentiert die Hebamme sorgfältig.

Beispiel

„Leicht gelb im Gesicht, Kind ist wach und aktiv, 8-mal getrunken in den letzten 24 Std., 4 schwere Windeln, ans Licht stellen empfohlen und regelmäßiges Anlegen mit Beobachtung der Ausscheidungsmenge"

„Intensive Gelbfärbung des gesamten Körpers und der Skleren, Kind muss geweckt werden zum Stillen, trinkt dann aber kräftig alle 4 Std., 6 schwere Windeln in 24 Std., häufiges Anlegen empfohlen, spätestens nach 4 Std. wecken, auch nachts, bei zunehmender Schläfrigkeit Bilikontrolle notwendig".

Die Hebamme sorgt dafür, dass bei Bedarf zeitnah ein Bilirubinwert bestimmt wird. Da es zu unterschiedlichen Tageszeiten und abhängig vom Wochentag regional mitunter schwierig sein kann, zeitnah eine Bilirubinkontrolle durchführen zu lassen, ist eine standardisierte Vorgehensweise, die etwa in einem Qualitätszirkel erarbeitet wurde, zu empfehlen (Selow 2009).

Nabel

Hier beschreibt die Hebamme das Abfallen des Nabelschnurrestes und die Abheilung des Nabelgrundes, z.B.: Ist der Nabelschnurrest trocken, feucht, schmierig, schlecht riechend, fötide? Sie beschreibt die Haut des Nabels und seine Umgebung: Ist sie reizfrei? gerötet? leicht gerötet, dunkelrot? Wurde die Nabelklemme entfernt? Wie bzw. mit welchen Mitteln und Materialien wurde der Nabel gepflegt?

Bei der Behandlung eines Nabelgranuloms mit einem Silbernitratstift kann es als Nebenwirkungen und besonders bei nicht sachgemäßer Anwendung zu Verätzungen der Haut kommen. Daher müssen

4.6 Wochenbett und Stillzeit

Patientendaten

UNIVERSITÄTSKLINIKUM
FREIBURG

Universitäts-Frauenklinik
Klinik für Geburtshilfe und Perinatologie

Entlassungsbericht für die weiterbetreuende Hebamme

Sehr geehrte Frau

wir freuen uns, Sie darüber zu informieren, dass Frau: _____

am: _____ um: _____ in der: _____ Schwangerschaftswoche

☐ spontan ☐ per Vakuumextraktion / Forceps ☐ per Kaiserschnitt ihr: _____ Kind geboren hat.

☐ Episiotomie ☐ DR

Besonderheiten im Geburtsverlauf / Grund für operatives Vorgehen:
_____
_____

Name des Kindes: _____
Geburtsgewicht (g): _____ Maße (cm): _____ APGAR: _____ pH: _____
Das Kind wurde postpartal in die Kinderklinik verlegt: ☐ nein ☐ ja, wegen: _____

Wochenbettverlauf der Mutter

Allgemeinbefinden: _____
☐ stillt ausschließlich ☐ mit Stillhütchen ☐ stillt und füttert zu ☐ pumpt und füttert Muttermilch
☐ pumpt und füttert Ersatznahrung ☐ bechert ☐ mit Fingerfeeder ☐ mit der Flasche
Art der Ersatznahrung: _____
Abgestillt: ☐ primär ☐ sekundär
Brust: _____
Fundus: _____
HB: _____
Besonderes, z.B. Geburtsverletzung: _____

Entwicklung des Kindes

Entlassgewicht (g): _____ ☐ nimmt noch ab ☐ stagniert ☐ nimmt zu U2 durchgeführt: ☐ nein ☐ ja, am: _____
Guthrietest durchgeführt: ☐ nein ☐ ja, am: _____   Hörtest durchgeführt: ☐ nein ☐ ja, am: _____
☐ Hyperbilirubinämie, höchster gemessener Bilirubinwert: _____
☐ Vitamin-K-Prophylaxe erhalten, 1. Gabe ☐ 2. Gabe
Besonderes: _____

Für Rückfragen stehen wir jederzeit gerne zur Verfügung: **Station Mayer-Sellheim, Tel.: 0761 - 270 3117**
Mit freundlichen Grüßen

_____   _____
Datum   Unterschrift betreuende Schwester / Hebamme und Stempel

Abb. 4.8 Entlassungsbericht für die weiterbetreuende Hebamme. [T383]

die Eltern aufgeklärt werden und ihr Einverständnis zur Behandlung geben.

> **Beispiel**
>
> „Nabelschnurrest seit 5 Tagen abgefallen, 1 cm großes Nabelgranulom. Behandlung mit Ätzstift empfohlen, Aufklärung über mögliche Verätzung der umgebenden Haut, Frau willigt in die Behandlung ein, Kontrolle bei Windelwechsel. Behandlung mit Silbernitratstift nach Abdeckung der umgebenden Haut mit Zinksalbe".

Besonderheiten

Bei **„schmierenden Augen"** wird beschrieben, wie stark die Absonderungen sind.

> **Beispiel**
>
> „Beide Augenlider mäßig geschwollen, li wenig gerötet, nach dem Schlafen re Auge wenig, beim li Auge reichlich gelbliche Absonderungen → Augen bei jedem Wickeln säubern, Vorgehensweise erklärt".

Wenn sich nach der Reinigung des Auges und mit den Therapiemaßnahmen der Hebamme ein schmierendes Auge nicht bessert, wird die Hebamme das Kind zur Abklärung einer möglichen bakteriellen Infektion (z.B. Chlamydien oder Staphylokokken) an den Kinderarzt überweisen. Bekommt das Neugeborene Augentropfen, beschreibt die Hebamme, wer welches Arzneimittel verordnet hat und wie oft es angewendet wird.

Bei Verdacht auf **kindliche Erkrankungen** erklärt die Hebamme den Eltern die erhobenen Befunde. Sie schlägt Maßnahmen vor und überweist bei Bedarf an die Kinderärztin oder in die Klinik. Dies kann z.B. erforderlich sein bei:
- Auffälligem Verhalten
- Auffallender Blässe
- Auffallender Müdigkeit
- Gravierenden Saugproblemen
- Ungenügender Gewichtszunahme.

Wie eindringlich die Beratung sein sollte, hängt von der zu befürchtenden Gefährdung des Kindes ab. Dies schlägt sich in einer besonders ausführlichen Dokumentation nieder, insbesondere wenn die Eltern die möglichen Konsequenzen der Auffälligkeit abweichend von der Hebamme interpretieren.

Weitere Beratungsthemen im frühen Wochenbett

Die Themen, worüber die Hebamme die Frau beraten hat, werden dokumentiert. Von Bedeutung sind insbesondere die Themen, die eine Gefährdung für das Neugeborene darstellen können:
- Die Handhabung von Wärmeflaschen und Kirschkernkissen: Gefahr von Verbrühungen durch das heiße Wasser auslaufender Wärmflaschen, Gefahr von Verbrennungen durch starke Hitze bei der Erwärmung von Kirschkernkissen in der Mikrowelle.
- Benutzung eines Föhns zum Trocknen des Windelbereichs. Zur Vermeidung eines Stromschlags beim Föhnen eines nackten (männlichen) Neugeborenen ist durch die Auflage eines Windelstücks auf den Harnröhrenausgang der Kontakt des Urinstrahls mit dem eingeschalteten Föhn zu vermeiden.
- Lagerung des Neugeborenen, geeignete Schlafkleidung und anderer Dinge im Bett, die eine Rolle spielen bei der Vermeidung des plötzlichen Kindstods.

> **Beispiel**
>
> Das Kind fühlt sich kalt an. Die Hebamme rät der Mutter, das Kind wärmer anzuziehen und in eine Wolldecke zu wickeln. Auch kann das Bettchen mit einer Wärmeflasche oder einem Kirschkernkissen vorgewärmt werden. Sie rät davon ab, Wärmeflasche oder Kirschkernkissen im Bettchen zu belassen wegen der Verbrühungs- bzw. Verbrennungsgefahr, wenn das Kind hineingelegt wird.
>
> **Dokumentation:** „Kind sehr kalte Hände und Füße → wärmer anziehen/Wolldecke, Bett nur anwärmen, Wärmeflasche/Kirschkernsäckchen wieder entfernen".

4.7 Laborbefunde

Veranlasst die Hebamme selbst Laboruntersuchungen, trägt sie Sorge für die korrekte Abnahme und den Versand ans Labor, sie überwacht den Eingang des Befunds und gibt die Ergebnisse an die Frau weiter.

Vor der Durchführung der Laboruntersuchungen klärt die Hebamme die Frau über die Art der Untersuchung und über Folgen aus einem eventuell auffälligen Ergebnis auf.

4.7.1 Befundrücklauf und Dokumentation

Die Hebamme trägt die Ergebnisse der Blutuntersuchungen in den Mutterpass und in die eigene Akte ein. Die meisten Labors drucken Aufkleber mit den Ergebnissen für den Mutterpass aus. Der schriftliche Befund des Labors wird im Original zu der Akte der Frau genommen. Die Information der Frau über ein auffälliges Ergebnis vermerkt die Hebamme mit Datum und Zeitpunkt der Information in der Akte der Frau.

Arbeiten mehrere Hebammen zusammen in einer Praxis, stellen die Hebammen sicher, dass die betreuende Hebamme vom Eingang eines Befunds unterrichtet wird. Hier stellt z.B. ein **Laborbuch** sicher, dass alle Laborbefunde erfasst und rechtzeitig die nötigen Konsequenzen aus dem Ergebnis gezogen werden.

Telefonische Auskunft über den Laborbefund

Telefonische Auskünfte bergen die Gefahr, dass die Auskunft falsch verstanden oder falsch in die Akte übertragen wird. Wenn eine rhesus-negative Frau das Krankenhaus nach einer ambulanten Geburt verlässt, liegt manchmal die Blutgruppe des Kindes noch nicht vor. Die nachbetreuende Hebamme muss sie dann im Labor des Krankenhauses oder im Kreißsaal erfragen. Idealerweise hat die Hebamme zuvor mit dem Krankenhaus vereinbart, wie die Blutgruppe des Kindes übermittelt werden soll. Die Hebamme trägt in ihre Akte neben dem Befund das Datum und die Uhrzeit der Auskunft ein und zusätzlich, wer (Name, Funktion) die Auskunft gegeben hat. Auch für das Krankenhaus bleibt ein Teil der Sorgfaltspflicht bestehen. So empfiehlt sich, sobald der Hebamme oder der Ärztin im Kreißsaal die Blutgruppe des Kindes aus dem Labor mitgeteilt wird, die Eltern des Neugeborenen anzurufen, sie zu informieren und zu instruieren. Der Partner könnte dann noch einmal in die Klinik kommen und das Anti-D-Serum abholen – und wichtig: den Befund der kindlichen Blutgruppe in den Mutterpass eintragen lassen. Die Hebamme, die die Frau zu Hause betreut, kontrolliert, ob die Eintragung tatsächlich vorgenommen wurde.

Wurde das Kind zu Hause geboren, kann mit dem Labor vereinbart werden, dass zusätzlich zur telefonischen Benachrichtigung der Befund gefaxt oder eingescannt und per E-Mail verschickt wird. Dieser wird dann in den Mutterpass übertragen.

4.7.2 Serologische Untersuchungen

Betreut die Hebamme die Frau bereits zu Beginn der Schwangerschaft, wird sie zunächst einen Mutterpass anlegen und die Laboruntersuchungen, die nach den Mutterschaftsrichtlinien erforderlich sind, veranlassen (→ Links).

Blutgruppe, Rhesusfaktor und Antikörper

Die Ergebnisse der Blutuntersuchungen wie **Blutgruppe**, **Rhesusfaktor** und **Antikörper-Suchtest** werden in der Regel vom Labor in Form von Aufklebern geliefert. Diese werden in den Mutterpass an die dafür vorgesehene Stelle eingeklebt.

Bei einer im Wechsel mit der Ärztin (➤ Kap. 3.7.2) durchgeführten Schwangerenvorsorge achtet die Hebamme auf den Vermerk der Blutentnahme für die Bestimmung des zweiten **Antikörper-Suchtests** in der 24.–27. SSW und dessen Ergebnis. Sind hier Lücken, führt dies bei gemeinsamer Betreuung mit der Ärztin oder einer anderen Hebamme zu unnötigen Rückfragen. Ist bei einer rhesus-negativen Schwangeren der Antikörper-Suchtest bei der Kontrolle negativ, bekommt die Frau Anti-D-Serum gespritzt. Wenn die Hebamme die Anti-D-Gabe durchführt, klebt sie die Aufkleber mit der Chargennummer sowohl in den Mutterpass als auch in die eigene Dokumentation.

Werden Antikörper festgestellt, verweist die Hebamme an die Ärztin zur Mitbetreuung. Die Hebamme dokumentiert die Empfehlung zur Mitbetreuung ebenso wie ihre Aufklärung über die möglichen Folgen für das Neugeborene (Hyperbilirubinämie), vor allem wenn die Frau den Wunsch äußert, sie wolle ambulant entbinden.

Nach der Geburt ist bei rhesus-negativen Müttern besonders auf die Ermittlung des kindlichen Rhesusfaktors mit Blutgruppe und des direkten Coombs-Tests zu achten. Die das Wochenbett betreuende Hebamme sorgt dafür, dass bei bestehender Indikation die **Anti-D-Prophylaxe** durchgeführt wird. Dass dies auch reibungslos geschehen kann, erfordert eine gute Planung. Die Hebamme bespricht vor einer geplanten ambulanten oder außerklinischen Geburt mit der Frau, wer das Rezept für das Anti-D-Serum ausstellt – in der Regel der niedergelassene Frauenarzt, da das Anti-D-Serum von der Hebamme nicht ohne Rezept in einer Apotheke bezogen werden kann.

Die Hebamme muss also eine Verfahrensweise festlegen, mit der sie sicherstellt, dass die Frau das Anti-D-Serum innerhalb des festgelegten Rahmens von 48 bis maximal 72 Stunden erhält. Sie muss dies vor Ort mit Ärzten und Apotheken oder Kliniken regeln. Die Verfahrensweise wird schriftlich niedergelegt und mit Datum versehen archiviert.

Röteln-Titer

Liegt der Titer unter 1 : 32 oder bei 1 : 256 und höher, sind die sich daraus ergebenden Beratungsinhalte zu dokumentieren und die notwendigen Kontrollen zu veranlassen.

Der Röteln-Titer wird in den Mutterpass eingetragen.

Lues

Bei der Untersuchung auf Lues (Syphilis) wird in den Mutterpass lediglich eingetragen: „Durchgeführt am…". Der Befund bleibt in der Akte. Bei positivem Befund wird die Frau aufgeklärt und eine Behandlung veranlasst.

HIV

Für die Untersuchung auf HIV gibt es ein Merkblatt (→ Links), das im Rahmen der Mutterschaftsrichtlinien vom Gemeinsamen Bundesausschuss (G-BA) herausgegeben wird und verpflichtend **vor** der Untersuchung an die Frau abgegeben werden muss.

Eine Blutuntersuchung zum Nachweis einer HIV-Infektion darf nur nach besonderer Zustimmung der Frau erfolgen. Die Untersuchung auf HIV sollte die Hebamme der Frau empfehlen. Es wird jedoch nur die HIV-Beratung in den Mutterpass eingetragen, nicht die Testdurchführung oder das Testergebnis. In einem Schreiben des gemeinsamen Bundesausschusses wird ausgeführt, dass auf eine verpflichtende Dokumentation der Testdurchführung oder des -resultates verzichtet werden soll, da zu befürchten ist, dass Risikopatientinnen die Schwangerenvorsorge ansonsten insgesamt nicht mehr in Anspruch nehmen. Der Befund wird in die Akte genommen. Bei positivem Befund wird die Frau aufgeklärt, auf Beratungsstellen und Behandlungsmöglichkeiten hingewiesen, und es wird eine Behandlung veranlasst.

Hämoglobin

Hämoglobin ist ein wichtiger Parameter zur Einschätzung des Vorliegens einer Anämie. Zusätzlich kann die Kontrolle des Plasmavolumens (HK) und des mittleren Zellvolumens (MCV) erforderlich sein. Weisen die Ergebnisse auf eine Anämie hin, bespricht die Hebamme mit der Frau die weitere Vorgehensweise und berät die Frau über eine optimierte Ernährung und die Kontrolle der Laborwerte. Ergebnisse und Beratungsinhalte werden in der Akte dokumentiert.

Hepatitis B

Das Hepatitis-B-Antigen wird nach der 32. Schwangerschaftswoche abgenommen. Hier ist auf eine Eintragung im Gravidogramm zu achten, wann die (Blut-)Untersuchung auf Hepatitis B stattgefunden hat. Hat die Hebamme die Blutuntersuchung selbst veranlasst, dokumentiert sie bei positivem Befund die Aufklärung über die erforderlichen Impfungen nach der Geburt.

Chlamydien

Seit 2009 können Chlamydien auch im Urin nachgewiesen werden. Die Mutterschaftsrichtlinien (→ Links) wurden hierzu unter Mitarbeit des Deutschen Hebammenverbandes geändert. Das Ergebnis ist in den Mutterpass einzutragen. Bei positivem Ergebnis empfiehlt die Hebamme der Frau, die Ärztin zur Behandlung aufzusuchen.

4.7.3 Untersuchungen zur Risikoabklärung

Während die Behandlung einer Pathologie gemäß dem Berufsrecht der Hebamme nicht mehr in deren Aufgabengebiet fällt, kann die Untersuchung zur Abklärung eines Risikos noch Aufgabe der Hebamme sein. Dies kann z.B. bei der Bestimmung des **Blutzuckers,** von **Leberwerten** oder von **Entzündungsparametern** der Fall sein. Denkbar ist auch eine Untersuchung zur Abklärung beim Verdacht auf Infektionskrankheiten wie **Toxoplasmose** oder **Parvovirus B.**

Gleiches gilt, wenn die Frau trotz Empfehlung der Hebamme bei Vorliegen einer Pathologie es ablehnt, eine Ärztin hinzuzuziehen.

Bei Laboruntersuchungen, die aufgrund einer Indikation durchgeführt werden, dokumentiert die Hebamme den Grund der Untersuchung.

Beispiel

- „Katzenhaltung mit Freilauf → Toxoplasmoseuntersuchung, Aufklärung über den Umgang mit Katzen und Katzenkot"
- „Erzieherin im Kindergarten → Parvovirus-B-Untersuchung"
- „Vater der Schwangeren seit 10 Jahren Diabetes Typ II, Urin Z ++ → oGTT".

Liegt keine Indikation für die Untersuchung vor, kann die Hebamme diese Leistung ebenfalls erbringen, stellt sie jedoch der Frau als IGeL-Leistung in Rechnung.

IGeL-Leistungen

Bevor die Hebamme ihre Leistung erbringt, klärt sie die Frau darüber auf, welche Kosten damit verbunden sind. Aufklärung, Durchführung und Ergebnisse werden genauso dokumentiert wie Leistungen, die durch die gesetzlichen Krankenkassen vergütet werden.

B-Streptokokken-Screening

In Deutschland ist ein routinemäßiger Abstrich auf Gruppe-B-Streptokokken (GBS) nicht vorgesehen. B-Streptokokken besiedeln bei 5–30% aller Schwangeren den Krogenitaltrakt, meist ohne Symptome zu zeigen. Beim Nachweis einer GBS-Besiedlung zwischen der 35+0 und der 37+0 SSW wird keine sofortige Antibiotikatherapie durchgeführt, sondern eine subpartale Antibiotikaprophylaxe zum Zeitpunkt der Geburt (mit Wehenbeginn bzw. nach Blasensprung) vorgeschlagen. Die Schwangere, die einen bakteriologischen Abstrich wünscht, wird sorgfältig über die möglichen Konsequenzen beraten. Die wesentlichen Inhalte der Beratung dokumentiert die Hebamme in ihren Unterlagen. Sollte die Hebamme selbst den Abstrich vornehmen, notiert sie im Gravidogramm in der Spalte unter „Sonstiges": „Abstrich auf GBS", ggf. „auf Wunsch der Mutter".

Nabelschnurblut zur Stammzelleneinlagerung

Nabelschnurblut wird in der Regel nur in Krankenhäusern abgenommen, nachdem die Nabelschnurblutbank das Kreißsaalteam persönlich und vor Ort geschult hat. Diese Schulung muss durch die Erteilung einer Herstellungserlaubnis behördlich zertifiziert werden. Die Beschriftung der Materialien erfolgt nach Vorgabe der Hersteller. In der Geburtsdokumentation wird die Stammzellenentnahme mit Uhrzeit der Entnahme vermerkt.

Blutzuckerkontrollen unter der Geburt

Bei diabetischen bzw. gestationsdiabetischen Frauen bedarf es regelmäßiger Blutzuckerkontrollen. Diese kann die Frau selbst oder die Hebamme durchführen. Die Ergebnisse werden in das Partogramm bzw. in den schriftlichen Bericht eingetragen. Bei häufigen Kontrollen (< 2 Std.) empfiehlt sich die Verwendung eines Überwachungsbogens.

Untersuchungen beim Kind

In der Klinik führen häufig die Pflegekräfte oder Hebammen im Kinderzimmer die Blutentnahme für die **Blutzucker-** oder **Bilirubinkontrollen** nach ärztlicher Anordnung durch. Die Werte werden mit Angabe der Uhrzeit der Blutentnahme in die Stationskurve übertragen. Die Weitergabe der Werte an die verantwortliche Ärztin ist klinikintern geregelt.

Besondere Sorgfalt in der Dokumentation ist bei **Neugeborenen mit einem Ikterus** erforderlich. Neben der genauen Beschreibung der Hautfarbe und des Verhaltens des Neugeborenen (> Kap. 4.6.3) hält die Hebamme fest, welche Empfehlungen den Eltern gegeben wurden und ob und wann zur Kinderärztin überwiesen wurde. Nimmt die Hebamme das Blut zur **Bilirubinbestimmung** selbst ab, trägt sie dafür Sorge, dass der Befund zeitnah wieder bei ihr eingeht und sie eine weitere, ärztliche Behandlung des Kindes einleiten kann. Besonders bei bereits durch ihre Hautfarbe auffälligen Neugeborenen trifft die Hebamme klare Absprachen mit dem Labor, wie der Befund auf dem schnellsten Wege übermittelt werden kann.

Neugeborenen-Screening

Jede Stelle, die Screeninguntersuchungen veranlasst (Krankenhaus, Arzt, Hebamme), dokumentiert die Blutabnahme, den Versand und den Befundrücklauf der Ergebnisse in einer Weise, dass die korrekte Durchführung und das individuelle Ergebnis des Screenings für das einzelne Neugeborene nachvollziehbar sind. Die Screeninglaboratorien müssen alle Befunde den einsendenden Stellen unverzüglich mitteilen. Dabei erfolgt die Mitteilung so, dass die Befunde individuell dem einzelnen Kind zugeordnet werden können. Eine enge Kooperation zwischen Screeninglaboratorien, Einsendern und regionalen Screeningzentren wird auch in Fragen der Dokumentation dringend empfohlen.

Der **Einsender** (die das Neugeborene betreuende Hebamme, das Krankenhaus oder die Ärztin) ist verantwortlich für die Organisation, die sachgerechte Information und die Durchführung der Probenentnahme sowie für die vollständige Dokumentation sowohl des Probenversands als auch des Befundrücklaufs. Der Einsender ist verantwortlich für die Einleitung der erforderlichen Maßnahmen bei pathologischem Screeningergebnis (Information der Eltern, Organisation von Wiederholungsuntersuchungen und/oder Veranlassung einer Behandlung).

Das neue Gendiagnostikgesetz wird 2010 in Kraft treten. Davon betroffen sind auch Regelungen zum Neugeborenen-Screening. Es ist noch nicht bekannt, ob und welche Auswirkungen es auf die Verantwortlichkeit der Hebamme für die Blutentnahme haben wird. Aktuelle Informationen hierzu können zeitnah zum Inkrafttreten unter → 4.16 Gendiagnostikgesetz nachgelesen werden.

> Bei auffälligem Befund wird eine initial notwendige Zweituntersuchung immer beim ursprünglich zuständigen Screeninglabor veranlasst; unabhängig davon, ob zusätzlich Spezialanalysen in anderen Labors erforderlich werden. Nur so können Informationslücken mit hohem Risiko für organisatorisch bedingte Screeningversager vermieden werden.

Hat die Mutter ambulant entbunden, trägt die nachbetreuende Hebamme dafür Sorge, dass das Screening durchgeführt wird. Wird die Mutter mit ihrem Kind nach drei Tagen aus dem Krankenhaus entlassen, sind in aller Regel sämtliche Blutuntersuchungen bereits durchgeführt. Die weiterbetreuende Hebamme muss sich jedoch vergewissern, ob die Blutentnahme für das Screening tatsächlich durchgeführt und im Kindervorsorgeheft dokumentiert wurde. Dabei achtet sie besonders auf den Zeitpunkt der Blutentnahme. Entsprechend den Richtlinien der pädiatrischen und geburtshilflichen Fachgesellschaften muss eine erste Entnahme vor der Entlassung durchgeführt werden.

Wenn die Mutter mit ihrem Kind früher als 36 Stunden nach der Geburt die Klinik verlässt, muss der Bluttest wiederholt werden, da die Aussagekraft des Tests bei einigen der gesuchten Erkrankungen zu diesem Zeitpunkt noch fragwürdig ist.

Solche Doppeluntersuchungen können vermieden werden, wenn im Vorfeld mit den Eltern geklärt ist, dass zu Hause eine Blutentnahme zwischen der 36. und 72. Lebensstunde gewährleistet ist. Die Eltern haben dann die Möglichkeit, die Blutentnahme in der Klinik zu verweigern. Manche Kliniken fordern nach Aufklärung über die Richtlinien eine Unterschrift der Eltern.

Die einzelnen Screeninglabors stellen gutes Informationsmaterial über die Krankheiten, auf die getestet wird, für die Eltern zur Verfügung. Dies erleichtert die Aufklärung über die gesuchten Störungen des Stoffwechsels und der Organfunktionen. Die Eltern werden über die Untersuchungsmethode und den -zeitpunkt informiert, welche Krankheiten gesucht werden, was das Testergebnis bedeutet, ob die Krankheiten geheilt werden können und wie die Verarbeitung der Daten geregelt ist. Auch wird besprochen, wer wann den Befund des Labors bekommt.

Der schriftliche Befund des Labors wird dem Einsender des Blutes zugeschickt. Hat die Hebamme das Blut abgenommen, wird das Ergebnis wieder an sie zurückgeschickt. Die Hebamme erklärt nun den Eltern den Befund verständlich. Eine Kopie des schriftlichen Laborbefunds kann in das Kindervorsorgeheft eingelegt werden. So kann die Hebamme der weiterbetreuenden Kinderärztin den Befund ebenfalls übermitteln. Es empfiehlt sich, zusätzlich zu der Einlage des Befundes in die Akte sich das Abnahmedatum und das Ergebnis in der eigenen Dokumentation zu vermerken.

Um Zeitverluste zu vermeiden, teilt das Labor einen positiven Befund den Eltern und der Abnehmerin zunächst telefonisch mit. Das Kind muss in diesem Fall an die Kinderärztin überwiesen werden.

In der Anlage 2 zu den Kinder-Richtlinien des Gemeinsamen Bundesausschusses ist die Vorgehensweise für das Neugeborenen-Screening festgelegt.

Beispiel

Nach § 4 der Anlage 2 der Kinder-Richtlinien ist die „Einwilligung oder Ablehnung mit der Unterschrift zumindest eines Elternteiles (Personensorgeberechtigten) zu dokumentieren."

Die erforderlichen Angaben auf dem Filterpapier füllt die Hebamme sorgfältig aus. Fehler- oder lückenhafte Angaben führen zu unnötigen Rückfragen.

Auf dem Filterpapier bzw. den begleitenden Angaben ist Folgendes vom Einsender zu vermerken.
Bei allen Blutproben:
- Art der Probenentnahme (Erst-, Zweit- oder Kontrollprobe)
- Stammdaten des Kindes
- Datum und Uhrzeit der Geburt
- Geburtenbuch-Nummer
- Telefonnummern, unter denen die Mutter/Eltern/Personensorgeberechtigten zum Zeitpunkt der voraussichtlichen Befundübermittlung zu erreichen sind
- Adresse und Telefonnummer des Einsenders (Krankenhaus, einsendende Ärztin, Hebamme)
- Datum und Uhrzeit der Probenentnahme
- Name des verantwortlichen Einsenders
- Ggf. Name des Probenentnehmers (wenn abweichend vom Einsender)
- Kostenträger
- Angabe des Gestationsalters und des Geburtsgewichts
- Kennzeichnung von Mehrlingen
- Besonderheiten wie Angaben zu parenteraler Ernährung, Transfusion, Kortikosteroidgabe, Dopamingabe, positive Familienanamnese.

Bei Kontrollproben zusätzlich:
- Nummer der Erstscreeningkarte
- Ergebnis des Erstbefunds
- Pädiatrischer Stoffwechselspezialist oder Endokrinologe, zu dem Kontakt aufgenommen wurde.

4.8 Arzneimittelgaben und Maßnahmen

Freiberufliche Hebammen dürfen Arzneimittel anwenden, wenn deren Anwendungsbereich in den Tätigkeitsbereich der Hebamme fällt, es sich also um Beschwerden bei Mutter und Kind handelt, die noch keine Pathologien darstellen. Das Behandeln pathologischer Zustände ist ausschließlich Ärzten vorbehalten, wobei der Übergang der Kompetenzbereiche fließend und mitunter schwer feststellbar ist. Die Hebamme darf Arzneimittel weder verschreiben noch „abgeben", da die „Abgabe von Arzneimitteln" Aufgabe von Apothekern ist. Die Hebamme kann Arzneimittel jedoch anwenden und der Frau „zur weiteren Verwendung überlassen". Ausgenommen sind verschreibungspflichtige Arzneimittel, deren eigenverantwortliche Anwendung auf bestimmte Mittel bei festgelegter Indikationsstellung begrenzt ist.

Diese finden sich teilweise in den Berufsordnungen der Länder wieder sowie im Arzneimittelgesetz, das die Abgabe von Arzneimitteln durch Apotheken und die Regelungen zur Verschreibungspflicht enthält.

> **!** Bei allen Arzneimitteln, die die Hebamme anwendet, muss sie über Wirkungen, Nebenwirkungen, Kontraindikationen und die Anwendungsweise Bescheid wissen.

Vor jeder Gabe von Arzneimitteln, auch vor der Anwendung von Akupunktur, Homöopathie und ätherischen Ölen, wird die Frau über das Mittel, das eingesetzt werden soll, aufgeklärt und ihr Einverständnis zur Verabreichung des Mittels eingeholt. Die Hebamme informiert die Frau über die Wirkungen und möglichen Nebenwirkungen des Mittels (➤ Kap. 4.2). Eventuell vorhandene Allergien erfragt die Hebamme ebenfalls.

Bevor ein Arzneimittel verabreicht oder eine Maßnahme ergriffen wird, ist die Indikation zu benennen. Die Uhrzeit, die genaue Dosierung und die Applikationsart gibt die Hebamme ebenfalls an. Sie dokumentiert auch auftretende Nebenwirkungen und ggf., wie diese behandelt wurden bzw. welche Empfehlungen sie der Frau gegeben hat.

4.8.1 Verschreibungspflichtige, ohne Rezept erhältliche Arzneimittel

Für diese Arzneimittel hat die Hebamme eine begrenzte, genau definierte Anwendungserlaubnis in der freiberuflichen Praxis (→ 2.1 Gesetzestexte):
- Oxytocin, z.B. Orasthin®
- Methylergometrin, z.B. Methergin®
- Fenoterol, z.B. Partusisten intrapartal®
- Injizierbare Lokalanästhetika wie Mepivacain, z.B. Meaverin®.

Die Hebamme darf Oxytocin in eigener Verantwortung bei Nachgeburtsblutungen in einer Konzentration bis zu 3 IE/ml und einer Einzeldosis bis zu 1 ml verabreichen. Methylergometrin darf sie bei Nachgeburtsblutungen in einer Konzentration bis zu 0,3 mg/ml und einer Einzeldosis bis zu 1 ml geben. Fenoterol (Partusisten intrapartal®) ist vorgesehen zur Notfalltokolyse in Zubereitungen von 25 µg zur Auflösung in 4 ml Infusionslösung zur langsamen (über 2–3 Minuten) Bolusinjektion.

Seit Juli 2008 darf die Hebamme auch **injizierbare Lokalanästhetika** zur Versorgung von Dammrissen ohne ärztliche Verordnung rezeptfrei in der Apotheke erwerben. Der Deutsche Hebammenverband hat einen weiteren Antrag zur Ausnahmeregelung von Gel und Spray zur äußerlichen Anwendung gestellt.

In der Klinik richtet sich die Anwendungsweise nach den Vorgaben des ärztlichen Dienstes. Der Kompetenzspielraum der Hebamme orientiert sich jedoch an den Regelungen in der Berufsordnung der Hebamme. Wie in der freien Praxis darf die Hebamme hier nur Partusisten® zur Notfalltokolyse und Oxytocin bei Blutungen nach der Geburt ohne Verordnung geben.

Jedes Arzneimittel, das die Hebamme verabreicht, dokumentiert sie auch. Erfolgt die Arzneimittelgabe unter eigener Verantwortung der Hebamme, so begründet sie dessen Anwendung. Die verabreichten Arzneimittel notiert die Hebamme mit genauer **Dosis** in mg, ml, in I.E., Anzahl der Tropfen oder Globuli und der Applikationsart. Die Angabe „1 Amp." ist daher nicht ausreichend. Genaues Hinsehen ist auch bei einer Ampulle erforderlich. Es sind immer wieder medizinische Beinahefehler (≫ Kap. 5.1) vorgekommen, die auf Lesefehler bei der Dosisangabe von Medikamenten zurückzuführen waren, z.B. wurde die schriftliche Order 3 IE als 31 E missverstanden.

Beispiel

Gibt die Hebamme wegen einer verstärkten Nachblutung Oxytocin, dokumentiert sie „Uterus N + 2, mäßig kontrahiert → 3 IE Orasthin i.m. wegen verstärkter Nachblutung (etwa 600 ml)".

Bei einer i.v.-Gabe gibt die Hebamme den Namen des verordnenden Arztes mit an. Der Eintrag wird mit dem Namenskürzel versehen.

4.8.2 Ärztlich verordnete Arzneimittel

In der Klinik obliegt es der ärztlichen Leitung, festzulegen, welche Arzneimittel vorrätig gehalten und angewendet werden. Welche Arzneimittel in Eigenverantwortung der Hebamme gegeben werden können, orientiert sich in den meisten Kliniken an den Vorgaben der Berufsordnung.

Für häufige Indikationen (Geburtseinleitung, Infektionen) gibt es oftmals schriftliche Vorgaben zu Dosierung und Häufigkeit der Gabe. Im Einzelfall muss aber auch dann vor der Verabreichung eine individuelle Anordnung vorliegen. Es ist Aufgabe der anordnenden Ärztin, die Anordnung schriftlich zu fixieren und die Frau über Wirkung und Nebenwirkung aufzuklären. Die Ärztin trägt die Verantwortung für die Anordnung. Sie kann die Verabreichung der Arzneimittel auf die Hebamme delegieren, die dann die Verantwortung für die Durchführung übernimmt. Auch bevor das angeordnete Arzneimittel verabreicht wird oder in dem Fall, dass eine Dienstanweisung vorliegt, muss die Frau einwilligen. Jegliche Art von Anweisungen gilt nicht gegenüber der Frau, die grundsätzlich von ihrem Selbstbestimmungsrecht Gebrauch machen kann (≫ Kap. 3.5.1).

Die Aufklärung der Frau über Wirkung, Nebenwirkung und ihr Einverständnis dokumentiert die Hebamme im Geburtsbericht, die Gabe ggf. auch in der Stationskurve.

Werden Mittel verabreicht, die als mögliche Nebenwirkung zentral dämpfende oder motorisch einschränkende Nebenwirkungen aufweisen, so muss in einer Sicherungsaufklärung besonders deutlich gemacht werden, mit welchen Einschränkungen zu rechnen ist und wie die Frau sich verhalten soll (z.B. nicht alleine zur Toilette gehen, nicht Auto fahren).

Cytotec®

Die Gabe von Cytotec® wird immer wieder von Hebammen hinterfragt, da sie einen „Off-Label-Use" darstellt, d.h., die Verwendung als Mittel zur Geburtseinleitung ist nicht als Anwendungsindikation in der Fachinformation beschrieben. Es existiert jedoch eine Leitlinie der AWMF (AWMF-Leitlinien-Register-Nr. 015/031) über die Anwendung von Prostaglandinen in Geburtshilfe und Gynäkologie. Dabei muss die Ärztin Nutzen und Risiko sorgfältig gegeneinander abwägen und ausführlich darüber aufklären. Vor einer Anwendung sollte die Chefärztin eine Verfahrens- bzw. Dienstanweisung herausgeben, in der die Grundlagen der Anwendung beschrieben werden.

Injektionen

Das Einverständnis der Frau ist insbesondere bei einer Injektion wichtig. Diese stellt ohne Aufklärung und Einverständnis der Frau den Tatbestand einer Körperverletzung dar und kann strafrechtlich verfolgt werden. Kommt es infolge einer Injektion zu Komplikationen, so hält die Hebamme schriftlich fest, welche Komplikation eingetreten ist und wie diese behandelt wurde. Des Weiteren hält sie den Heilungsverlauf fest und zieht bei Bedarf eine Ärztin hinzu.

> **Beispiel**
>
> „Fr. X meldet sich mit Schmerzen an der Einstichstelle der Infusion. Infusion ist paravenös gelaufen, etwa hühnereigroße Schwellung. Entfernung der Braunüle, Kühlung, Verband".

> **Beispiel**
>
> „Etwa handtellergroßes Hämatom am Bauch an der gestrigen Einstichstelle der Heparingabe. Ord. Dr. Z: Kontrolle der Gerinnungsfaktoren, Traumeelsalbe".

Für **Oxytocin-Einleitungen** ist in vielen Kliniken die Vorgehensweise standardisiert. Eine standardisierte Steigerung der Tropfenzahl entbindet die Hebamme jedoch nicht von der genauen Beobachtung der Wehentätigkeit und des Zustandes der Frau und des Kindes. Die Ärztin trägt ihre Anordnung in die Dokumentation ein. Die Hebamme dokumentiert ihre Beobachtungen und jede Änderung der Tropfenzahl mit der genauen Uhrzeit.

Das Legen eines **Venenverweilkatheters** ist ärztliche Angelegenheit, die jedoch an die Hebamme delegiert werden kann. Das Legen wird in vielen Kliniken von der Hebamme durchgeführt. Dazu bedarf es einer schriftlichen Vorgabe des Arbeitgebers (➤ Kap. 3.5.1).

Wurde der Frau nach einer Sectio oder bei starker Varicosis Heparin verordnet, achtet die Hebamme auf die regelmäßige Anwendung durch die Frau selbst. Führt die Frau die Injektionen nicht selbst durch, erledigt dies die Hebamme. Diese dokumentiert dann den Zeitpunkt der Gabe und die Dosis.

Soll die Frau **Antibiotika intravenös** erhalten, so sollte die erste Dosis von der anordnenden Ärztin selbst verabreicht werden – für den Fall, dass es zu einer allergischen Reaktion kommt. Zumindest jedoch sollte eine Ärztin in der Nähe und rufbereit sein.

Periduralanästhesie

Das Legen einer Periduralanästhesie ist eine ärztliche Tätigkeit. Die Anordnung und Aufklärung bis zur Ausführung einschließlich des Nachspritzens in den Periduralkatheter bzw. der Bedienung der PDA-Pumpe dokumentieren deshalb die durchführenden Ärztinnen bzw. Anästhesiepflegekräfte. Zu der Frage, unter welchen Voraussetzungen die Injektion in einen liegenden Periduralkatheter an die Hebammen delegiert werden kann, haben die ärztlichen Fachgesellschaften und der Deutsche Hebammenverband Stellung genommen. Die Delegation an Hebammen ist zulässig, wenn folgende Voraussetzungen eingehalten werden:

- Die Hebamme hat eine individuelle Unterweisung zur Durchführung erhalten, sie weiß über Kontraindikationen, Wirkungen und Nebenwirkungen Bescheid und es ist ein Vorgehen fixiert, wann die Hebamme den ärztlichen Dienst verständigen muss.
- Die ärztliche Anordnung wird im Einzelfall schriftlich fixiert unter Einschluss der Angaben zu Art und Menge der zu injizierenden Substanzen; die Hebamme dokumentiert die durchgeführten Nachinjektionen.
- Mit der schriftlichen Anordnung wird zugleich bestätigt, dass die delegierende Ärztin während des gesamten Verlaufs der Periduralanalgesie sofort, d.h. innerhalb weniger Minuten, erreichbar ist.

Die Angaben werden im Geburtsbericht ggf. in einem Anästhesieprotokoll dokumentiert.

4.8.3 Alternative Behandlungsmethoden

Akupunktur

Die Akupunktur ist ein körperlicher Eingriff und somit rein tatbestandsmäßig eine Körperverletzung. Diese Körperverletzung ist nur dann gerechtfertigt, wenn die entsprechende Person einwilligt. Diese Einwilligung ist daher ausdrücklich einzuholen. Willigt die Frau unter falschen Voraussetzungen ein, ist ihre Einwilligung hinfällig, so dass nach wie vor eine Körperverletzung vorliegt. Aus diesem Grund gehört zur Aufklärung auch die Darlegung der Kenntnisse der Hebamme. Der Deutsche Hebammenverband hat zur Akupunkturausbildung Empfehlungen herausgegeben. Befindet sich die Hebamme z.B. noch in der Ausbildung, hat sie dieses darzustellen. Hilfreich ist es, ein Formular über die Möglichkeiten der Akupunktur als Information für die Frau zu benutzen. Hier werden die Vorteile und die möglichen Nebenwirkungen der Akupunktur benannt. Mit ihrer Unterschrift willigt die Frau ein.

Zu dokumentieren sind der Grund für die Behandlung, die genauen Angaben zu den ausgewählten Punkten, die Dauer der Behandlung und die Reaktionen der Frau auf die Akupunktur.

Homöopathie

Der Deutsche Hebammenverband hat, wie für die Akupunktur auch, Empfehlungen für die Ausbildung von Hebammen in Homöopathie herausgegeben.

> ! Die Homöopathie sollte nicht ohne Ausbildung angewendet werden. Für die Erhebung der speziellen Anamnese für die homöopathische Behandlung kann die Hebamme die in der Ausbildung vorgestellten Bögen verwenden.

Für eine Behandlung, etwa bei Hilfe bei Beschwerden oder während der Geburt, wird zunächst beschrieben, welche Störung vorliegt und wie der Zustand bzw. das Befinden der Frau ist. Darauf folgt die Angabe des Mittels mit der Potenz und ggf. der Angabe des Intervalls.

___ Beispiel ___
„Schwache Wehen. Frau M. fühlt sich zittrig und schwach, will gehalten werden. → 5 Glob. Gelsemium C30".

___ Beispiel ___
Arzneimitteldosis
Einer Hebamme wurde der Vorwurf gemacht, die Behandlung der Brustentzündung mit dem Mittel Phytolacca sei fehlerhaft gewesen. Die Klägerin litt unter wiederholten Brustentzündungen. Wegen einer Abszessbildung waren zwei Krankenhausaufenthalte erforderlich. Auf einer Internetseite hatte die betroffene Frau die Information gefunden, die Gabe von Phytolacca bei Brustentzündungen sei veraltet und führe bei der Gabe von niedrigen Potenzen zu negativen Auswirkungen bei Mutter und Kind (welcher Art war nicht beschrieben). Die vom Gericht beauftragte Gutachterin stellte bei der Recherche fest, dass sich der Bericht auf den Internetseiten ausschließlich auf die Anwendung der niederen Potenzen D1 bis D4 bezog. Die Hebamme hatte glücklicherweise die Potenz C30 dokumentiert, es fehlte jedoch die Häufigkeit der Gabe. Die Frau stellte dar, dass sie mehrmals am Tag ein homöopathisches Mittel über einen längeren Zeitraum einnehmen musste. Der Dokumentation der Potenz C30 stand also die Aussage „mehrmals tägliche Gaben eines homöopathischen Mittels" gegenüber. In einer nachträglichen Stellungnahme hat die Hebamme zwar dargestellt, dass sie Phytolacca C30 in einer einmaligen Gabe verabreicht hatte, durch weitere ungenaue und lückenhafte Angaben in ihrer Dokumentation konnte die Frage nach der Häufigkeit jedoch nicht eindeutig belegt werden.

Aromatherapie

Die Frau ist hier insbesondere nach bekannten Unverträglichkeiten oder Allergien zu befragen. Die Formen der Anwendungen werden mit den ausgewählten Aromen schriftlich fixiert. An anderer Stelle wird die Zusammensetzung des Geburtsöles (Beipackzettel, Fachinformation) niedergelegt und archiviert.

___ Beispiel ___
„Frau wirkt leicht angespannt, ‚Geburtsöl' angeboten, keine Allergien gegen Inhaltsstoffe bekannt, ist mit Ölmassage einverstanden".

Fußreflexzonenmassage

Wird die Fußreflexzonenmassage (FRZM) therapeutisch eingesetzt, begründet die Hebamme dies und gibt die behandelten Bereiche mit den Reaktionen der Frau an. Wird diese Methode zur allgemeinen Entspannung eingesetzt, kann die Hebamme notieren „FRZM zur allgemeinen Entspannung".

4.9 Dokumente, die die Frau bekommt

Bestimmte Dokumente sind zum Verbleib bei der Frau vorgesehen bzw. werden ihr zur Weiterleitung übergeben. Hierzu gehören:
- Mutterpass (➤ Kap. 4.9.1)
- Kinder-Untersuchungsheft (➤ Kap. 4.9.2)
- Standesamtliche Meldung (➤ Kap. 4.9.3)
- Bescheinigungen (über die Notwendigkeit einer Haushaltshilfe, voraussichtlicher Geburtstermin) (➤ Kap. 4.9.4)
- Merkblätter (z.B. HIV, Neugeborenen-Screening) (➤ Kap. 4.9.5)
- Kopie des Behandlungsvertrages (➤ Kap. 2.3).

Befunde, die im Mutterpass oder im Untersuchungsheft für Kinder eingetragen werden, finden sich in der Regel auch in der Akte der Frau wieder. Beide Dokumente dienen der Informationsweitergabe an andere Leistungserbringer. Die Hebamme erläutert der Frau die Inhalte der Eintragungen, insbesondere wenn die gebrauchten Abkürzungen nicht allgemeinverständlich sind.

4.9.1 Mutterpass

Im Mutterpass werden der Verlauf der Schwangerschaft und besondere Befunde dokumentiert. Im Gespräch mit der Frau kann die Hebamme erklären, welche Befunde hier ein geringes und welche ein hohes Risiko für die Schwangerschaft bedeuten.

Jede Person, die eine Vorsorgeuntersuchung durchführt, hat diese auch im Mutterpass zu dokumentieren. Bei einer gemeinsamen Betreuung von Hebamme und Ärztin trägt jede die von ihr durchgeführte Untersuchung ein und versieht sie mit seinem Namenskürzel (➤ Kap. 3.3.6). Auf der ersten Innenseite des Mutterpasses finden sich Stempel von allen Fachkräften, die die Schwangerenvorsorge durchführen. Hat die Hebamme keinen Stempel zur Hand, trägt sie zumindest ihren Namen und ihre Telefonnummer in das für den Stempel vorgesehene Feld ein.

> **TIPP**
> Das Einbringen des Stempels der Hebamme ist auch dann sinnvoll, wenn keine Vorsorge durchgeführt wird. Die Frau und auch die mitbetreuenden Fachkräfte (Frauenärztin, Klinik) haben so die Kontaktdaten der Hebamme mit dem Mutterpass immer griffbereit.

Werden mehr als 14 Untersuchungen durchgeführt (etwa bei Überschreiten des Geburtstermins), kann ein zusätzliches Blatt des Gravidogramms eingelegt werden. Möglich ist, Kopien eines leeren Gravidogramms anzufertigen, an den unteren Rand einzukleben und nach innen umzuschlagen, oder auch das gesamte neue Gravidogramm einzulegen und am rechten oberen Rand festzuklammern. Weitere Untersuchungen auf einer anderen Seite in den Mutterpass einzutragen, ist wegen der fehlenden Übersichtlichkeit nicht sinnvoll.

Wichtig ist, dass auch ein außenstehender Dritter erkennen kann, welche Maßnahmen vorgenommen wurden. Eintragungen müssen deshalb aus sich heraus verständlich und leicht auffindbar sein, indem sie z.B. an dem vorgesehenen Platz stehen.

> **Beispiel**
> Wenn lediglich die Herztöne abgehört wurden, gehört der Eintrag ausschließlich in die Spalte „Herztöne" und nicht unter „Kardiotokografische Befunde". Wie ein solcher Eintrag aussehen kann, zeigt ➤ Abb. 4.9.

Bei einer Vorsorgeuntersuchung wird immer **doppelt dokumentiert**. Die Untersuchungsergebnisse werden sowohl in den Mutterpass eingetragen als auch in die eigenen Dokumentationsformulare. Es besteht dabei allerdings die Gefahr, dass die Dokumentation in der eigenen Akte unvollständig erfasst wird, weil der Vorgang ja bereits im Mutterpass eingetragen wurde. Hilfreich sind hier solche Dokumentationssysteme, in denen das gleiche Gravidogramm wie im Mutterpass vorgegeben ist. Im direkten Abgleich fällt dann leichter auf, wenn etwas nicht eingetragen wurde.

Nicht selten werden Frauen **häufiger** als vorgesehen zu einer Vorsorgeuntersuchung einbestellt. In den Mutterschaftsrichtlinien ist formuliert: „Die Untersuchungen **sollen** im Abstand von vier Wo-

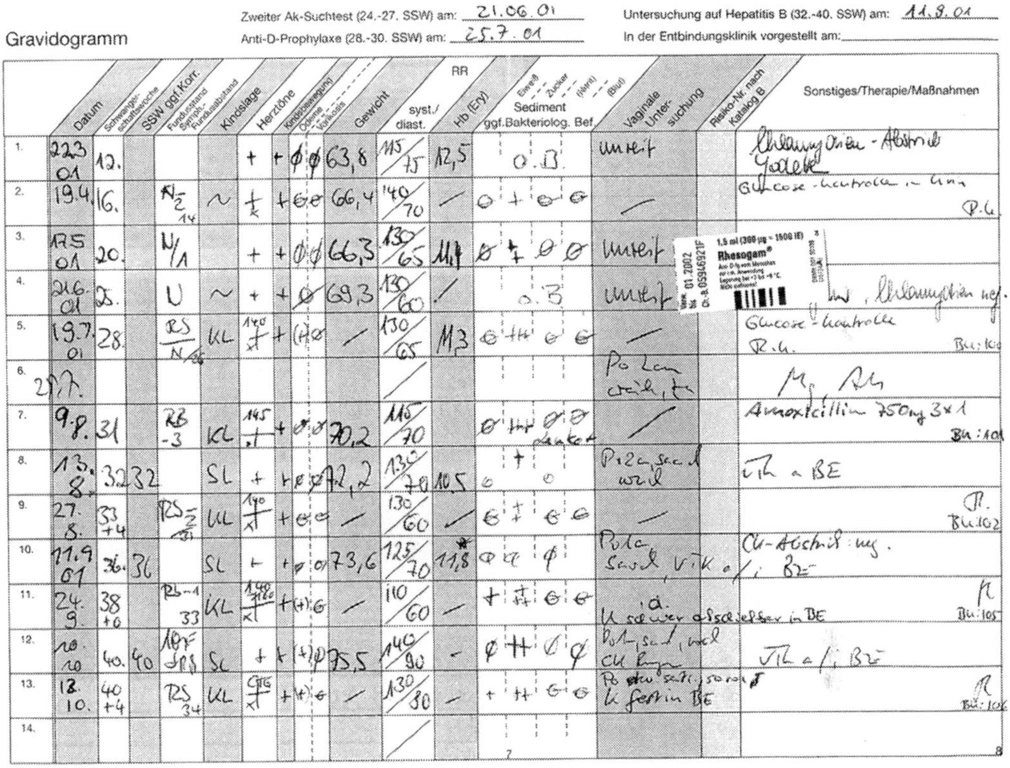

Abb. 4.9 Ausgefüllter Mutterpass. [M339]

chen stattfinden; in den letzten zwei Schwangerschaftsmonaten sind je zwei Untersuchungen angezeigt."

Die Formulierung „soll" lässt also auch Abweichungen in der Anzahl zu. Wenn ein kürzerer Abstand notwendig erscheint, muss berücksichtigt werden, ob in dem individuellen Fall eine ärztliche Mitbetreuung sinnvoll wäre. Wünscht sich die Frau eine häufigere Kontrolle oder erkennt die Hebamme einen weiteren Betreuungsbedarf, ist zu überlegen, ob es sich hier um Hilfe bei Schwangerschaftsbeschwerden, z.B. wegen Ängsten, handelt, auch wenn zusätzlich die Indikation für ein CTG gegeben ist. Auf Wunsch der Frau können die Vorsorgeuntersuchungen auch seltener stattfinden. In der Dokumentation muss erkennbar sein, warum die Vorsorgeuntersuchungen häufiger oder eben auch seltener stattgefunden haben.

___ Beispiel ___

Ist die Frau ängstlich, weil in ihrer Familie ein Kind gestorben ist und wünscht sie sich häufigere Kontakte, ist eine zusätzliche Vorsorgeuntersuchung mit Gewicht, Blutdruck, Urinuntersuchung, Kontrollen von Varizen und Ödemen von geringem Nutzen. Sinnvoll kann in einer solchen Situation die Förderung der Kontaktaufnahme der Mutter mit dem Kind, die äußere Untersuchung und ggf. das Schreiben eines CTG sein.

„Kontrolle in einer Woche (dann 37. SSW), Frau ängstlich (Ungeborenes von Freundin in 30. SSW gestorben)".

Bei der nächsten Kontrolle: „Noch ängstlich, insgesamt seelisch stabiler. Fundus 1 QF unter Rb, Kind I. KL, aktiv, ausdauernde KBW bei ausreichender FW-Menge; Gespräch. Bei Verkürzung bzw. Abnahme der KBW → CTG-Kontrolle. Bei Unsicherheit sofort melden, sonst Treffen in 1 Wo zur reg. VS".

Ist der errechnete Geburtstermin erreicht, gibt es weder in den Mutterschaftsrichtlinien noch in der HebVV eine Angabe über die Häufigkeit der Untersuchungen. In den meisten Regionen hat sich ein Intervall von zwei Tagen als Standard zwischen den Kontrolluntersuchungen etabliert.

Eine Eintragung der Hebamme zum Abschluss des Wochenbetts ist im Mutterpass eigentlich nicht vorgesehen. Um die Betreuung der Hebamme aber sichtbar zu machen, kann der Teil „Besonderheiten im Wochenbett" genutzt werden. Hier können Vermerke erfolgen wie „sekundär mit phys. Maßnahmen abgestillt", „Harninkontinenz in den ersten drei Wochen". Gab es keine Besonderheiten, kann das Wort „Besonderheiten" gestrichen und mit „Verlauf" überschrieben werden. Der Eintrag könnte dann lauten: „Gute Rückbildung und Wundheilung, stillt voll." Die Notiz dient der Frauenärztin auch als Übergabe.

> Hebammen können den Mutterpass über die Berufsverbände der Hebammen kostenlos beziehen.

4.9.2 Kinder-Untersuchungsheft

Die Vorsorgeuntersuchungen für Kinder sind eine ärztlich vorbehaltene Tätigkeit. Eine Ausnahme bildet die U1, die sowohl von der Ärztin als auch von der Hebamme vorgenommen werden kann. Die Eintragungen werden von derjenigen vorgenommen, die die Untersuchung durchgeführt hat. Neben der U1 dokumentiert die Hebamme im Untersuchungsheft auch die Durchführung des Neugeborenen-Screenings (➤ Kap. 4.7).

Informationen, die die Hebamme etwa nach ambulanter Geburt an den Kinderarzt weitergeben möchte, kann sie auf die Rückseite des U1-Blattes eintragen. Sinnvollerweise enthält der Eintrag Datum, ggf. Uhrzeit und Stempel der Hebamme.

> Kinder-Untersuchungshefte können Hebammen kostenlos über die Hebammenverbände beziehen.

4.9.3 Standesamtliche Meldung

Verantwortlich für die Ausstellung der Geburtsbescheinigung für die Meldung beim Standesamt ist die Hebamme, die die Geburt durchgeführt hat. Die Verantwortlichkeit für die Meldung beim Standesamt ist regional unterschiedlich geregelt. Ist das Kind in einer Klinik oder einem Geburtshaus bzw. einer ähnlichen Einrichtung geboren, ist der Träger der Einrichtung zur Geburtsanzeige verpflichtet. In vielen Kliniken und Geburtshäusern ist die Anmeldung in der Einrichtung selbst möglich, indem regelmäßig Beamte des Standesamtes die Anmeldungen entgegennehmen. In der Einrichtung wird eine Kopie der Geburtsbescheinigung zu den Akten genommen. Ist bei einer Hausgeburt weder die Mutter noch eine von ihr bevollmächtigte Person in der Lage, die Anmeldung beim Standesamt vorzunehmen, so ist die Hebamme verpflichtet, das Kind anzumelden.

> Formulare für die Geburtsanzeige sind bei den örtlichen Standesämtern erhältlich.

4.9.4 Bescheinigungen

Bescheinigungen, die der Frau zur Weiterleitung an andere Stellen ausgestellt werden (Krankenkasse, Arbeitgeber), müssen nicht kopiert und in der Akte aufbewahrt werden.

Bei der Ausstellung einer Bescheinigung über die Notwendigkeit einer Haushaltshilfe notiert die Hebamme in der Akte der Frau Grund und Dauer der Notwendigkeit. Die Hebamme muss sich bei längerem Bedarf alle 14 Tage von der noch bestehenden Notwendigkeit überzeugen (Horschitz 2008).

___ Beispiel ___

„Wegen Milchstau und starkem Blutverlust bei der Geburt → Haushaltshilfe für 7 Tage für jeweils 8 Std. Ehemann bekommt keinen Urlaub".

4.9.5 Merkblätter

Merkblätter und Informationsbroschüren unterstützen die Beratung durch die Hebamme. Sie geben den

Frauen Entscheidungshilfen und informieren über die vielfältigsten Themen rund um Schwangerschaft, Geburt und das Leben mit dem Neugeborenen. Sie können über die Hebammenverbände, Fachverlage, die Bundeszentrale für gesundheitliche Aufklärung (BZgA), den Gemeinsamen Bundesausschuss (G-BA), das Bundesministerium für Familie, Senioren, Frauen und Jugend und die Gesellschaft für Qualität in der außerklinischen Geburtshilfe (QUAG e.V.) bezogen werden. Merkblätter kann die Hebamme auch selbst erstellen. Verwendet die Hebamme die Merkblätter und Informationsschriften als Beratungsgrundlage, erleichtert der Hinweis auf das Merkblatt die Dokumentation über den Gesprächsinhalt (→ 4.17 Materialien für die Hebamme).

4.10 Familienhebamme

Die Aufgaben der Familienhebamme gehen über das in den Berufsordnungen beschriebene Tätigkeitsfeld hinaus. Das Tätigkeitsfeld der Familienhebamme ist noch nicht einheitlich beschrieben. An verschiedenen Orten gibt es unterschiedliche Betreuungskonzepte, in denen verschiedene Dokumentationen erstellt werden.

Die Tätigkeit der Familienhebamme beginnt im Idealfall bereits möglichst früh in der Schwangerschaft und erstreckt sich über die achte Lebenswoche hinaus bis zum Ende des ersten Lebensjahres des Kindes. Reine Hebammenaufgaben bilden nur einen Teil der Aufgaben der Familienhebammen. Der Schwerpunkt der Arbeit liegt in der Begleitung und Beratung von Schwangeren mit einem erhöhten Risiko und von Familien, die besonderer Förderung im Bereich ihrer körperlichen Gesundheit und ihres psychosozialen Umfelds bedürfen.

Eine besondere Betreuung und Förderung benötigen häufig Mütter, Familien und werdende Eltern, die z.B.:
- Sozial benachteiligt sind (Menschen an der Armutsgrenze, Menschen ohne ausreichende Schulbildung)
- In psychosozialen Problemkonstellationen leben (Partnerschaftskonflikte, Alkohol- und Drogenabhängigkeit, Straffälligkeit, Gewalttätigkeit)
- Körperlich und geistig behindert sind
- Teenagermütter
- Psychisch krank sind.

Die Familienhebamme berät, vermittelt und begleitet zum Jugend- und Sozialamt, zu Schwangerschafts- und Erziehungsberatungsstellen, zu Ärztinnen und Psychologinnen. Die Zusammenarbeit mit anderen Institutionen und Berufsgruppen erfordert vor allem den Austausch von Informationen in Form von Berichten o.Ä.

Während die Dokumentation in der originären Hebammenarbeit der Transparenz der Hebammenarbeit dient und wesentlich durch Gerichtsurteile in Haftungsfällen beeinflusst wird, steht bei der Dokumentation der Familienhebamme die Einschätzung einer möglichen Gefährdung des Kindes ebenso im Vordergrund wie die Entscheidung, an welchem Punkt andere Akteure mit einbezogen werden müssen. Die Hebamme steht dabei im Brennpunkt der „Frühen Hilfen" und nimmt hier eine Schlüsselrolle ein. Mit einer einheitlichen Dokumentation wird auch eine statistische Evaluation ermöglicht, mit der die grundsätzlichen Ergebnisse und die Effektivität ihrer Tätigkeit in der Öffentlichkeit präsentiert werden können.

Im vorliegenden Buch wird darauf verzichtet, einzelne Dokumentationen vorzustellen, da von einer Expertengruppe zum Zeitpunkt der Drucklegung dieses Werkes eine einheitliche Dokumentation gerade erst erarbeitet wird (→ Links). Sie wird aus einem Stammblatt, der Anamnese und einem Verlaufsbogen bestehen. Dieser sieht eine Anamnese nach sechs Monaten und einen Abschlussbericht vor. Der Deutsche Hebammenverband wird diese Dokumentation für die Familienhebammen bereitstellen.

Zudem betreiben im Rahmen des Aktionsprogramms des Bundesministeriums für Familie, Senioren, Frauen und Jugend „Frühe Hilfen für Eltern und Kinder und soziale Frühwarnsysteme" die Bundeszentrale für gesundheitliche Aufklärung (BZgA) und das Deutsche Jugendinstitut (DJI) in gemeinsamer Trägerschaft das Nationale Zentrum Frühe Hilfen (NZFH, → Links). Das Zentrum unterstützt die Praxis dabei, familiäre Belastungen früher und effektiver zu erkennen und bedarfsgerechte Unterstützungsangebote bereitzustellen. Die gemeinsame Trägerschaft soll Ausdruck sein für die beispielgebende Entwicklung multiprofessioneller Kooperationen im Arbeitsfeld „Frühe Hilfen". Das „Praxishandbuch für Familienhebammen, Arbeit mit belasteten Familien" (Nakhla, 2009), ist im Rahmen des Modellprojekts „Keiner fällt durchs Netz" entstanden, dessen Evaluation durch das NZFH gefördert wird. Es soll die Lücke zwischen Fortbildung und alltäglicher Praxis schließen.

Für rechtliche Rahmenbedingungen und Risikodiagnostik in der Kooperation von Gesundheits- und Jugendhilfe wird auf Literatur (Meysen, 2008) sowie diverse Links (→ Links) verwiesen.

KAPITEL 5
Besondere Situationen

Dieses Kapitel beschreibt Situationen, bei denen die Hebamme hinsichtlich des Umgangs mit der Dokumentation oft unsicher ist oder bei denen eine über das normale Maß hinausgehende Dokumentation notwendig ist.

Viele dieser Situationen stehen in engem Zusammenhang mit tatsächlichen oder vermeintlichen Haftungsrisiken, mit denen sich die Hebamme konfrontiert sieht. Deshalb ist es für die Hebamme besonders wichtig, solchen möglichen Haftungsrisiken vorzubeugen.

> **!**
> Die meisten Rechtsverfahren verliert die Hebamme nicht allein wegen Behandlungsfehlern, sondern wegen mangelnder Aufklärung, mangelnder Dokumentation und Organisationsverschulden.

5.1 Gefährliche Situationen
C. Fey, R. Knobloch, M. Selow

5.1.1 Umgang mit Fehlern und Beschwerden

Es gibt verschiedene methodische Ansätze, die die Hebamme oder ein Hebammenteam nutzen können, um vorbeugend aktiv zu werden. Die Entwicklung von inhaltlichen Vorgaben und die Einführung von Qualitätsmanagement wurden schon in ➤ Kap. 3.5 und ➤ Kap. 3.6 behandelt.

Weitere Ansätze liegen im Risikomanagement (➤ Kap. 5.1.2) und im Fehler- und Beschwerdemanagement. Während die Hebamme auf die Risiken, die sich für Frau und Kind aus der Anamnese und dem Verlauf ergeben, schon in der Ausbildung vorbereitet wird, werden Fehler und der Umgang damit häufig gar nicht thematisiert. Dabei kommen Fehler überall vor, da sie sich nicht gänzlich vermeiden lassen. Man kann aber aus seinen Fehlern lernen und so die Fehlerhäufigkeit und damit die sich daraus ergebenden negativen Folgen verringern.

Der Umgang mit Fehlern und Beschwerden ist Bestandteil eines QM-Systems, kann jedoch auch unabhängig davon in die tägliche Praxis Eingang finden, ebenso wie das Risikomanagement. Risiko- und Fehlermanagement sind sich sehr ähnlich in Bezug auf den Schaden, der aus dem eingegangenen Risiko oder dem Fehler entstehen kann. Jedoch führt nicht jeder Fehler zu einem Schaden und nicht jeder Schaden ist auf einen Fehler zurückzuführen.

Fehler können sehr oft auftreten, bis sie sich tatsächlich negativ auswirken. Meist ist es erst eine Kette von Fehlern (➤ Abb. 5.1), die zu einem Schaden führt.

> **!**
> **Fehlermöglichkeiten**
> - Falsch geplant, „richtig" ausgeführt
> - Richtig geplant, falsch ausgeführt
> - Richtig geplant, richtig ausgeführt, aber etwas funktioniert nicht so, wie es sollte

Beschwerde, Beinahe-Fehler und Fehler sind gute Hinweise auf Verbesserungspotenzial. Gute Qualität wird vor allem dort erreicht, wo eine Kultur des offenen Umgangs mit Fehlern und Beschwerden herrscht.

> **!**
> Die größten Chancen für Qualitätsverbesserungen liegen in Fehlern und Beschwerden!

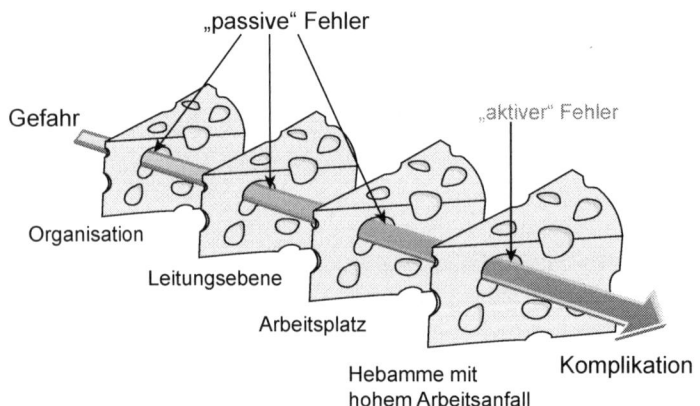

Abb. 5.1 Eine typische Fehlerkette bildet das „Schweizer-Käse-Modell" nach James Reason ab. [L138]

5.1.2 Risikomanagement

Risiko

ist die kalkulierte Prognose eines möglichen Schadens bzw. Verlustes im negativen Fall
- umgangssprachlich = Gefahr (gefühlte Gefahr)
- arabisch = rizq, der von Gottes Gnade oder Geschick abhängige Lebensunterhalt
- chinesisch = Schriftzeichen für „Chance" und „Gefahr".

Der Begriff bezeichnet eine statistische Wahrscheinlichkeit. Für den Einzelfall kann alleine aufgrund eines vorhandenen Risikos nicht vorhergesagt werden, wie dieser Fall individuell ausgehen wird.

Beispiel

Das Risiko für eine Frau mit dem Befund „Zustand nach Sectio", bei der zweiten Geburt erneut eine Sectio zu bekommen, beträgt 30%. Die einzelne Frau befindet sich jedoch entweder in der Gruppe der Frauen, die spontan gebären oder in der Gruppe, die einen Kaiserschnitt bekommt. Im Ergebnis bedeutet dies für die einzelne Frau 0% oder 100% und es ist für sie ganz unerheblich, wie viele weitere Personen sich in der jeweiligen Gruppe befinden.

Ein Risiko lässt sich nie ganz ausschließen, sondern nur verringern. Aufgabe des Risikomanagements ist es, die Rahmenbedingungen so zu gestalten, dass für die Einzelne eine Verringerung der Gefahr erreicht wird. Dies geschieht durch Vorkehrungen, die getroffen werden, um den Eintritt eines Schadens zu vermeiden oder dessen Folgen so gering wie möglich zu halten.

Risikomanagement

Unter Risikomanagement versteht man den planvollen Umgang mit Risiken.

Im Risikomanagement werden mögliche Fehler und Unfallursachen identifiziert und Vorkehrungen zu deren Vermeidung getroffen. Es beschäftigt sich aber auch damit, wie in unvermeidbaren Situationen, im geburtshilflichen Notfall (➢ Kap. 5.2) oder in der Überlastungssituation (➢ Kap. 5.1.4) das Vorgehen optimiert werden kann. Damit trägt das Risikomanagement sowohl zur Sicherheit von Mutter und Kind als auch zur Vermeidung von Haftpflichtfällen bei. Im Hinblick auf steigende Haftpflichtprämien trägt das Risikomanagement somit auch zur Existenzsicherung der Hebammen bei.

Während früher hauptsächlich die von der Frau ausgehenden Risikofaktoren im Vordergrund standen, sind es heute zunehmend die nicht von der Frau ausgehenden Risiken.

Risiken für Frau und Kind bestehen aus folgenden Gründen:
- Aufgrund der Anamnese
- Aus dem Verlauf
- Durch Fehler des Personals
- Durch Organisationsmängel

Mögliche Schäden können entstehen durch:
- Überflüssige Eingriffe
- Mangelndes Wissen
- Fehleinschätzung einer Situation
- Übersehen einer Erkrankung (Allergie)
- Keimübertragung durch mangelnde Hygiene
- Schlechte Kommunikation
- Unverträglichkeit/Allergie
- Verwechslung
- Dosierungsfehler
- Fehlfunktion von Geräten
- Fehlende oder funktionsuntüchtige Geräte
- Mangelhafte Organisation.

Im Risikomanagement werden die Bereiche, die Möglichkeiten für Schadenseintritte bieten, systematisch betrachtet und gemäß dem Kreislauf der Qualitätsentwicklung (➣ Kap. 3.6.1) bearbeitet. Die Hebamme kann damit nachweisen, dass sie einen sorgfältigen und reflektierten Umgang mit Routinemaßnahmen pflegt und kritische Situationen im Voraus bedenkt.

Ein **Organisationsverschulden** liegt vor, wenn die Hebamme im Falle eines Notfalls keine geeignete Vorgehensweise nachweisen kann, mit der eine Gefahr abzuwenden gewesen wäre.

―――――― Beispiel ――――――
Bei einem Notfall geht Zeit verloren, weil die Hebamme die Telefonnummern von Rettungsdienst und Kinderklinik nicht weiß. Liegt ein schriftlicher Notfallplan vor, kann sie nachweisen, dass sie im Voraus an den Notfall gedacht und eine adäquate Vorgehensweise festgelegt hat. Der Notfallplan (→ 5.1 Notfall-Verlegung Frau (Arbeitsanleitung)) umfasst nicht nur die im Notfall wichtigen Telefonnummern, sondern auch eine strukturierte Anforderung des Rettungsdienstes.

Organisationsmängel können auch vorliegen, wenn die Ärztin zu spät hinzugezogen wurde, die Übergabe lückenhaft war, z.B. bei einer Vertretungssituation, oder wenn Geräte, Aufklärung und Dokumentation mangelhaft sind. Die Hebamme kann Organisationsmängel vermeiden durch:
- Schriftliche Vorgaben zur Aufklärung (Checkliste, Arbeitsanleitung zum Vorgehen, Benutzung schriftlicher Informationsblätter)
- Schriftliche Vereinbarungen zu Anlass und Zeitpunkt einer möglichen Hinzuziehung der Ärztin
- Formulare für die Übergabe oder Checkliste zu den Punkten, die bei einer Übergabe angesprochen werden müssen
- Vertretungsregelung
- Gerätewartungsplan, Verzeichnis von Reparaturfirmen, Benutzung eines Mängelformulars, feste Zuständigkeit für Gerätereparatur und Gerätewartung
- Notfallplan, Konzept für Notfallmanagement (z.B. Vorgehen bei Sectio in Ruhe, in Eile, als Notfall in der Klinik oder außerklinisches Vorgehen bei Verlegung in Ruhe, in Eile und als Notfall, Vorgehen bei Schulterdystokie, Reanimationsübungen, regelmäßige Fortbildung)
- Dokumentationssystem, Fortbildung, Vorgaben zur Dokumentation, Benutzung von Formularen und Checklisten (➣ Kap. 3.6).

5.1.3 Unfall

Unfälle machen nur einen kleinen Teil der gemeldeten Schadensfälle (etwa 1–5 %) aus. Die Hebamme erstellt einen Unfallbericht für die Versicherung, in dem sie den Hergang schildert.

Häufige Unfälle
- Sturz des Kindes bei gerissener Hängewaagenaufhängung
- Sturz aus dem Autositz
- Sturz der Hebamme mit dem Kind auf dem Arm
- Sturz des Kindes bei der Geburt im Querbett oder im Stehen
- Sturz der Mutter (Badewanne, geplatzter Pezziball, bei Kreislaufversagen nach der Geburt).

Unabhängig davon, ob die Hebamme den Unfall verursacht hat oder ob er ohne Fremdeinwirkung passiert ist, muss sie dafür sorgen, dass die Unfallfolgen gemildert werden, wenn nötig, Hilfe leisten und/oder Hilfeleistungen veranlassen. Bei Stürzen des Kindes ist immer zu überlegen, ob die Hebamme auch dann eine kinderärztliche Untersuchung veranlasst, wenn keine offensichtlichen Verletzungen vorliegen.

Jeder Unfall in Anwesenheit der Hebamme wird in der Akte der Frau dokumentiert. Die Hebamme schildert wahrheitsgemäß den Unfallhergang, die Maßnahmen, die sie unternommen hat, wann sie wen verständigt hat und, falls bekannt, die unmittelbaren Unfallfolgen bzw. Diagnosen. Die Hebamme schildert den Sachverhalt im Fließtext. Eine Beschreibung des Unfallhergangs reicht sie auch mit der (vorsorglichen) Schadensmeldung (> Kap. 6.4) bei der Versicherung ein.

> **Beispiel**
>
> **Unfallmeldung: Sturz aus Babyautositz**
> „Da das Baby unruhig war, legte ich das Kind in den von der Mutter mitgebrachten Autositz, um es leichter tragen zu können. Leider wusste ich nicht, dass man vor dem Anheben des Sitzes darauf achten muss, dass der Tragebügel nach dem Hochklappen einrastet. Deshalb konnte der Sitz beim Hochheben nach vorne kippen, und das Baby fiel aus einer Höhe von etwa 80 cm auf den Boden. Es schrie zunächst, beruhigte sich aber wieder, nachdem die Mutter es an die Brust gelegt hatte. Das Kind wurde zur Untersuchung in die Klinik gebracht. Es blieb eine Nacht dort. Es konnten keine Auffälligkeiten festgestellt werden. Das Kind wurde als unauffällig entlassen".

Der Unfallvermeidung kommt eine entscheidende Bedeutung zu. Die Hebamme kann sich schon bei Kenntnis der Fehler, die anderen unterlaufen sind, überlegen, was sie selbst tun kann, damit ihr nicht dasselbe passiert bzw. adäquates Handeln sichergestellt ist.

> **Mögliche Grundsätze zur Vermeidung der genannten Unfälle sind:**
> - Wiegen mit der Hängewaage nur über einer weichen Unterlage mit geringem Abstand
> - Unbekannte Tragehilfen nicht verwenden
> - Kind nicht tragen, wenn Mutter oder Vater es tragen könnten (Treppe im Haus der Eltern, Autositz)
> - Boden polstern bei der Geburt, z.B. mit Kissen o.Ä.

Bei Verbrennungen mit Wärmeflaschen oder Kirschkernkissen beim Neugeborenen oder bei der Mutter bei liegender PDA wird ebenfalls ein Bericht an die Versicherung geschrieben. Die Anwendung von Wärmeflaschen und Kirschkernkissen ist jedoch kein Unfall, sondern ein Behandlungsfehler.

5.1.4 Gefahrensituation durch Überlastung

Eine Gefahrensituation entsteht häufig durch einen so großen Arbeitsanfall, dass die Hebamme die einzelnen Frauen nicht mehr mit der gebotenen Sorgfalt betreuen kann und wichtige Maßnahmen aus Zeitmangel unterlässt. Es kann vorkommen, dass sich mehrere Frauen in der aktiven Geburtsphase befinden, während gleichzeitig Notfälle eintreten sowie ambulante und stationäre Kontrollen durchgeführt werden sollen. Da Geburtshelferinnen solche Situationen nicht voraussehen können, sind solche Überlastungssituationen nicht grundsätzlich zu vermeiden. Kommt es häufiger zu Überlastungssituationen, so ist es Sache des Trägers, entsprechend mehr Hebammenstellen zu besetzen bzw. die Hebamme im Kreißsaal von nicht unbedingt durch Hebammen zu erledigenden Aufgaben zu entlasten. Dafür muss der Träger von diesen Situationen Kenntnis haben. Es ist daher Aufgabe der Hebammen und Ärztinnen, dem Träger Gefahrensituationen zu melden.

Beleghebammen haben sich meist vertraglich gegenüber dem Krankenhausträger verpflichtet, den Kreißsaal ausreichend zu besetzen. Hier sind die Hebammen selbst verantwortlich. Sie müssen dafür Sorge tragen, dass genügend Kolleginnen im Team sind, evtl. eine Kollegin zusätzlich in Rufbereitschaft ist oder aus dem „Frei" gerufen werden kann. Kommt es aufgrund einer Überlastungssituation zu einem Schaden, so wird im Einzelfall geprüft, ob die Schuld beim Träger oder beim Team lag (Organisationsverschulden) und ob die Hebamme in der Überlastungssituation alles unternommen hat, um den Schaden abzuwenden.

> **Beispiel**
>
> Eine Hebamme betreut zwei Frauen gleichzeitig. Während bei einer Frau die Geburt beginnt, bleibt die zweite Frau alleine am CTG. Niemand beobachtet oder bewertet den CTG-Streifen. Erst nachdem die erste Frau geboren hat, stellt die Hebamme fest, dass die Herztöne des Kindes

der zweiten Frau bereits seit 30 Minuten auffällig sind. In diesem Fall muss die Hebamme in der Akte dokumentieren, dass ihr die Überwachung und entsprechende Maßnahmen nicht möglich waren, weil sie eine andere Priorität gesetzt hatte. „CTG wurde nicht früher gesehen, da andere Frau im KRS 2 gerade geboren hat." Namen anderer Frauen dürfen in dieser Akte jedoch nicht notiert werden.

- Umgang mit Frauen klären, die ambulant betreut werden (CTG-Kontrolle, Anmeldung zur Geburt)
- Festlegung, dass bei starkem Arbeitsanfall Hilfe von Station oder anderen Bereichen kommt
- Information anderer Bereiche über das vom Normalfall abweichende Vorgehen im Falle der Überlastung
- Postoperative Versorgung bei Engpässen organisieren und dokumentieren
- Vorgehen festlegen, falls Kapazitäten an stationären Betten erschöpft sind
- Stationshilfe in Bereitschaft halten

Im genannten Beispiel werden sowohl der Arbeitgeber als auch die Gerichte bei einem Schadensfall überprüfen, ob es Möglichkeiten gegeben hätte, die Gefahr abzuwenden. War bei der einen Geburt z.B. nicht nur eine Hebamme, sondern auch eine Ärztin anwesend, so hätte besser eine Frau mit der Hebamme alleine geboren und die Ärztin zumindest zwischendurch nach dem CTG der anderen Frau geschaut.

Von den Beteiligten im Gesundheitswesen wird erwartet, dass sie auch in Stresssituationen die richtigen Entscheidungen treffen. Dabei gilt es, die richtigen Prioritäten zu setzen.

Oft hindern Regeln, die für den Normalfall gemacht sind, im Überlastungsfall die Beteiligten daran, an das Naheliegende zu denken. Hier gilt es, vorab Vorgehensweisen festzulegen, wie in der Überlastungssituation vorzugehen ist, um eine akute Gefährdung von Patientinnen zu verhindern.

Gemeinsam mit den Entscheidungsträgern der betroffenen Bereiche kann festgelegt werden, wie die Organisation dafür sorgt, dass es nicht zu Überlastungssituationen kommt und wie vorzugehen ist, wenn doch eine solche Situation eintritt. Die möglichen Maßnahmen richten sich nach der Arbeitsorganisation im Normalfall und müssen für jedes Haus individuell erstellt werden.

Maßnahmenplan zum Schutz vor Gefahren durch hohen Arbeitsanfall

- Maßnahmenplan festlegen für den Fall akuter Überlastung
- Hintergrunddienst einrichten
- Anzahl der primären Sectiones und Einleitungen verbindlich begrenzen
- Gesamtzahl der Fälle, inkl. ungeplanter Geburten, berücksichtigen

Beispiel

Morgens, als der Kreißsaal noch leer war, hat eine Frau zur Geburtseinleitung wegen pathologischem Doppler Prostaglandine erhalten. In regelmäßigen Abständen werden danach CTG-Kontrollen durchgeführt. Im Laufe des Tages füllt sich der Kreißsaal. Alle CTG-Geräte sind belegt. CTG-Kontrollen bei den Frauen auf Station werden verschoben. Die Frau mit der Prostaglandingabe meldet sich mit leichten Wehen. Sie wird gebeten, in einer Stunde wiederzukommen, da gerade kein CTG-Gerät frei ist. Nach einer Stunde meldet sie sich erneut und gibt stärkere Wehen an. Es ist immer noch kein CTG-Gerät frei. Die vaginale Untersuchung ergibt, dass sich am unreifen Befund wenig getan hat. Sie bekommt ein krampflösendes Mittel und wird wieder auf Station geschickt. Als sie sich erneut nach weiteren zwei Stunden meldet, kann ein CTG geschrieben werden, das ein schwer pathologisches Muster aufweist. Hier kann die Hebamme sich im Schadensfall nur bedingt mit dem Argument entlasten, es sei eine Überlastungssituation und gerade kein Gerät verfügbar gewesen.

Folgende Möglichkeiten hätte die Hebamme prüfen müssen:
- Ist die Herztonkontrolle mittels Dopton, Hörrohr, Ultraschall möglich?
- Kann die Aufzeichnung bei einer anderen Frau zeitweilig unterbrochen werden?
- Gibt es eine Möglichkeit für die Durchführung der Kontrolle in der Ambulanz?
- Muss die Betreuung an eine andere Einrichtung übergeben werden?

Ein Maßnahmenplan für die akute Überlastungssituation verhindert, dass die Hebamme im Akutfall eine mögliche Maßnahme vergisst und gibt Sicherheit bei der Durchführung von Maßnahmen, bei denen ohne einen solchen Plan Bedenken bestehen (z.B. Geburt ohne Ärztin, Rufen des Hintergrunddienstes).

> ✓
> **Maßnahmenplan bei akuter Gefahr durch hohen Arbeitsanfall**
> - Priorisieren der Betreuungen
> - Rufbereitschaftsdienst rufen
> - Informieren bzw. Hinzuziehen des ärztlichen oder Hintergrunddienstes
> - Verschieben von geplanten Terminen, z.B.:
>   – Einleitungen
>   – Primäre Sectiones
>   – Nicht zwingend notwendige Routinen, z.B. CTG, ambulante Vorsorge, Anmeldungen, Organisationsaufgaben
> - Informieren der Pflegedienstleitung und Aufforderung, z.B. mehr Personal zu stellen
> - Kollegin rufen, die frei hat, oder den Folgedienst bitten, früher zu kommen
> - Hilfspersonal anfordern für Arbeiten, die nicht zwingend von Hebammen erledigt werden müssen
> - Station ist verpflichtet, Frauen abzuholen
> - Labor holt Blutproben für dringende Untersuchungen selbst ab
> - Bettenzentrale holt und bringt
> - Anästhesie bereitet selbst vor für PDA
> - Neuaufnahmen auf eine andere Klinik verweisen
> - Doptone benutzen, wenn kein CTG frei ist.

Ist es aufgrund einer Überlastungssituation zu einer Gefährdung der Sicherheit der Frauen oder Kinder gekommen, die auch durch die im Maßnahmenplan genannten Aktionen nicht abgewendet werden konnte, unterrichten Hebammen im Angestelltenverhältnis ihren Arbeitgeber, z.B. die Pflegedienstleitung, damit dieser entsprechend planen kann. Zur Meldung von Überlastungssituationen gibt es Formulare zur → 🖻 5.2 Gefahrenanzeige. Wenn das Hebammenteam im Voraus einen Maßnahmenplan für den Fall der Überlastung erarbeitet hat, genügt es, in der Akte der Frau und in der Gefahrenanzeige darauf zu verweisen, dass alle Maßnahmen gemäß dieses Plans ergriffen wurden. Haben die Hebammen eine wichtige Maßnahme versäumt, dann müssen sie jede einzelne der ergriffenen Maßnahmen dokumentieren. Auch in der Gefahrenanzeige an den Arbeitgeber dokumentieren sie ihre Maßnahmen, um der Situation gerecht zu werden. Ansonsten wird der Arbeitgeber mit einer Abmahnung reagieren.

Wenn kein Plan existiert, können obige Beispiele als Checkliste dienen. Die getroffenen Maßnahmen werden dann in der Meldung benannt.

5.2 Notfallsituationen
C. Fey, P. Gruber

Während eines Notfalls befindet sich die Hebamme in einem Konflikt: Einerseits braucht sie alle Energie, um adäquat zu reagieren, andererseits muss sie hier besonders genau dokumentieren. Für die Hebamme ist es eine Arbeitserleichterung, wenn sie ihr Vorgehen an bestimmten, vorher schriftlich festgelegten Vorgaben (➤ Kap. 3.6.3) ausrichten kann.

> ❗
> In Notsituationen ist das Dokumentieren erschwert, weil hier das Handeln im Vordergrund steht. Deshalb kann nicht jede Handlung sofort dokumentiert werden, sondern erst, wenn die Situation bewältigt ist.

Auch wenn in der Notfallsituation die Zeit für eine ausführliche Dokumentation fehlt, dokumentiert die Hebamme die Zeitpunkte, die wesentlich sind, um später den Fall beurteilen und nachvollziehen zu können, z.B. die Zeitpunkte, wann die Ärztin gerufen wurde und eingetroffen ist oder wann ein Medikament gegeben, ein Befund erhoben wurde oder individuelle Maßnahmen ergriffen wurden. Die Hebamme kann ihre Notizen ausführen, sobald die Notfallsituation beendet ist.

> ❗
> Hat die Hebamme auf einem Extrablatt wesentliche Notizen „ins Unreine" geschrieben, die sie später in das Dokumentationsformular überträgt, nimmt sie dieses Blatt mit in die Akte. Es ist ein Original und damit wichtiges Beweisdokument, das nicht vernichtet werden darf.

Hat die Hebamme Zeitpunkte auf dem laufenden CTG-Streifen notiert, überträgt sie diese in die Akte (➤ Kap. 4.5.2).

Nach dem Notfall beschreibt die Hebamme in ihrer Dokumentation ausführlich im Fließtext, welche Maßnahmen sie aus welchem Grund und zu welcher Zeit durchgeführt hat. Sie stellt die Situation so dar, dass sie auch für Nichtanwesende nachvollziehbar ist. Dabei achtet sie darauf, dass sich die Dokumentation verschiedener Personen nicht widerspricht (z.B. Geburtszeit im Geburts- und im OP-Bericht). Arbeitsanleitungen und Checklisten können eine Arbeitshilfe bei der vollständigen Dokumentation sein. Jede der beteiligten Personen dokumentiert, was sie selbst getan, angeordnet oder beobachtet hat. Hat die Hebamme aufgrund einer telefonische Anweisung gehandelt, so holt sie sich die schriftliche Bestätigung nachträglich ein. Alle Beteiligten erstellen die Dokumentation gemeinsam und bestätigen deren Richtigkeit mit ihrer Unterschrift.

Wie in ➤ Kapitel 3.3.2 beschrieben, müssen Routinehandlungen nicht dokumentiert werden. Bei der Dokumentation des Notfalls wird die Hebamme jedoch immer beschreiben, welche Routinehandlungen, die sonst üblich gewesen wären, unterlassen wurden, um Zeit zu gewinnen.

___ Beispiel ___

„Notsectio in ITN, keine Thrombosestrümpfe, Kurzdesinfektion, K-Urin ohne DK, keine OP-Kleidung bei Frau und Personal, unsteriles Einschleusen".

Existiert hier eine schriftliche Vorgabe, in der beschrieben ist, welche Routinemaßnahmen im Falle der Notsectio unterbleiben, kann diese als Arbeitshilfe zur Erstellung der ausführlichen Dokumentation genutzt werden. Voraussetzung für ein verständliches Niederschreiben des Vorgefallenen ist eine klare Handlungsstruktur.

Vorgehen im Notfall in der Situation selbst (Klinik)

- Ruhe bewahren! Analysieren, um was für ein Ereignis es sich hier handeln könnte
- Information über den Notfall an Ärztin bzw. Hebammenkollegin oder Pflegekraft auf der nahegelegenen Station. Im Notfall die Begleitperson bitten, Hilfe zu holen
- Bis zum Eintreffen der herbeigerufenen Personen die entsprechenden Maßnahmen ausführen
- Wenn Hilfe da ist, gemeinsam analysieren, um was für ein Ereignis es sich hier handelt, und Aufgabenklärung:
  - Wer ordnet an?
  - Wer ruft wen an?
  - Wer bleibt bei der Frau bzw. dem Kind?
  - Wer richtet welche Medikamente?
  - Wer führt aus?
  - Wer assistiert?
  - Wer achtet auf die Uhrzeit und protokolliert?

Vorgehen im Notfall in der Situation selbst (außerklinisch)

- Ruhe bewahren! Analysieren, um was für ein Ereignis es sich hier handeln könnte
- Rettungsleitstelle anrufen und das Krankenhaus informieren
- Im Notfall die Begleitperson bitten, Hilfe zu holen
- Auf eine kurze und klare Beschreibung der Situation achten
- Bis zum Eintreffen der herbeigerufenen Personen die entsprechenden Maßnahmen ausführen (z B. eine Reanimation nicht beenden, bevor der Notarzt kommt)
- Wenn Hilfe da ist, gemeinsam analysieren, um was für ein Ereignis es sich hier handelt, und Aufgabenklärung:
  - Wer bleibt bei der Frau
  - Wer bleibt bei dem Kind?
  - Wer führt aus?
  - Wer assistiert?
  - Wer achtet auf die Uhrzeit und protokolliert?

In der Klinik und im Geburtshaus gibt es meistens schriftliche Vorgaben (➤ Kap. 5.1.2), wie in einem Notfall vorzugehen ist. Genauso wichtig ist dies aber auch bei Hausgeburten. Es empfiehlt sich, standardisierte Regelungen und Vereinbarungen festzuhalten und zu archivieren. Sollte tatsächlich einmal eine problematische Situation eintreten, die (vorsorglich) dem Versicherer gemeldet wird, kann dieses Papier zum Nachweis bestehender Regelungen beigelegt werden (➤ Kap. 6.4).

Das Erstellen möglichst einfacher Standards (➤ Kap. 3.5) gehört heutzutage unbedingt in das Qualitätsmanagement der Geburtshilfe, damit auch Berufsanfängerinnen und hinzugezogene fachfremde Personen eine kritische Situation adäquat meistern können.

Ist die Situation bewältigt, liest die Hebamme ihre eigene Dokumentation noch einmal mit folgender Fragestellung durch und ergänzt fehlende Aspekte:

- Sind alle relevanten Uhrzeiten angegeben?
- Ist die Reihenfolge der Ereignisse/Maßnahmen chronologisch aufgeführt?
- Ist die Situation nachvollziehbar dargestellt?
- Welche Maßnahmen habe ich ergriffen?
- Ist die Wirkung der Maßnahmen beschrieben?

5.2.1 Blutung nach der Geburt

Ein großes Problem für viele Hebammen ist immer wieder die Schätzung des postpartalen Blutverlusts. Ein Blutverlust über 300 ml wird häufig um 30–50 % zu gering eingeschätzt. Daher sollte die Hebamme bei Unsicherheiten oder zur Überprüfung das Blut messen oder wiegen.

Bei einer Blutung beschreibt sie folgende Beobachtungen:
- Wie blutet es: schwallartig, stark, leicht, aber kontinuierlich?
- Blutungsmenge (genau messen bzw. wiegen)
- Konsistenz und Höhenstand des Uterus (Ut 1 QF über N, mäßig kontrahiert, durch Anreiben nur kurze Kontraktion auslösbar)
- weitere Maßnahmen wie Halten des Uterus, Eisblase
- Blutdruck, Puls, bei drohendem Schock alle paar Minuten oder nach Standard bzw. Anordnung
- Medikamente und Infusionen: was, wie viel? Begründungen angeben, wenn sie zur Nachvollziehbarkeit notwendig sind.

Beispiel

„22.14 Schwallartige Blutung nach fragl. vollst. Plazenta, Uterus 2 QF über N, wechselhafte Konsistenz, nach Anreiben einer Wehe nur kurze Kontraktion auslösbar. Dr. A anwesend, 22.17 RR 80/60, P: 104, Frau ist blass und kaltschweißig, Halten des Uterus durch Heb. B., Vorbereitung zur Kürettage; BV 700 ml (gewogen)"

Auch hier trägt die Hebamme Angaben wie Ruf der Ärztin, Ruf der Notärztin, die angegebene Dringlichkeit und die Ankunftszeit der zur Hilfe Gerufenen ein.

> Um zu vermeiden, dass die Hebamme die Blutungsmenge unterschätzt, wiegt sie die durchgebluteten Materialien.

5.2.2 Reanimation des Neugeborenen

In der **Klinik** führen in der Regel Ärztinnen die Reanimationsmaßnahmen durch. In der außerklinischen Geburtshilfe muss die Hebamme diese Situation allein bewältigen können bzw. gemeinsam mit einer weiteren Hebamme.

Die wichtigsten Zeitpunkte notiert die Hebamme sofort. Sind zwei Fachkräfte anwesend, kümmert sich eine ums Kind, die andere assistiert und macht die Notizen. Wurden die Notizen nur auf einem Zettel aufgeschrieben, werden sie später in einem ausführlichen Bericht in die Akte übertragen. Sind mehrere Personen beteiligt, wird der Name der jeweils handelnden Person vermerkt.

> **Vorgehensweise für die Dokumentation bei Reanimation**
> - Die getroffenen Maßnahmen werden exakt und nachvollziehbar beschrieben.
> - Wenn sich das Neugeborene stabilisiert hat oder an die Kinderärztin übergeben wurde, dokumentieren die beteiligten Personen gemeinsam.
> - Das Dokument schließt ab mit Datum, Uhrzeit und Unterschrift der beteiligten Hebammen bzw. Ärztinnen.

Bei **außerklinischen Geburten** achtet die Hebamme insbesondere auch auf diese Angaben:
- Zeitpunkt des Rufes der Rettungsleitstelle/Feuerwehr
- Was wurde angefordert (z.B. Babynotarzt, Hubschrauber)?
- Angegebene Dringlichkeit
- Ankunfts- und Abfahrtszeit

Der Zustand des Neugeborenen wird nach dem **Apgar-Schema** (➤ Kap. 4.5.3) mit Worten beschrieben, z.B. blass, HT < 100, niest beim Absaugen, wenig Arm- und Beinbewegungen, unregelmäßige Atmung.

Aus der folgenden Bewertung können bereits die Maßnahmen, die zu ergreifen sind, abgeleitet werden.
- 9–10 Punkte → optimal, lebensfrisch
- 7–8 Punkte → noch lebensfrisch
- 5–6 Punkte → leichter Depressionszustand
- 3–4 Punkte → mittelgradiger Depressionszustand
- 0–2 Punkte → schwerer Depressionszustand.

Ein intubiertes Kind, das beatmet wird, wird nicht mehr nach dem Apgar-Schema beurteilt. Die Hebamme dokumentiert dann „intubiert" oder „beatmet". Das Apgar-Schema bietet aber auch dann für die Beschreibung des Zustands des Kindes eine gute Strukturhilfe.

___ Beispiel ___

Reanimation mit Ärztin

„9.46 Info Dr. M zur Geburt durch Heb. F. sofort im KRS anwesend, CTG zeichnet nur lückenhaft auf, HT um 140 spm, Frau S. schiebt aktiv mit, Kopf schneidet ein, rutscht nicht mehr zurück, steigt in der nächsten Wehe gut.
9.54 Geburt eines schlappen, blassen Mädchens aus 1. HHL, zunächst Entwicklung auf den Bauch der Mutter, FW grün-braun. FW abgesaugt (Heb. S), reichlich grün und zäh, reagiert mit kurzer Bewegung auf das Absaugen, Kind bleibt schlapp und blass, HF 80, keine Atmung.
9.55 Abnabelung + Übernahme auf den Rea-Tisch, HF 100, Kind weiterhin träge und blass, mehrfach kräftig FW abgesaugt, Kind niest, wird unter O_2-Vorlage rosiger, Apgar 5.
9.57 pH-Abnahme, pH 6,976 → Kontrolle aus gleicher Probe, gleicher Befund. Kind rosiger, guter Tonus, HF > 100, Atmung unregelmäßig, schnappt nach Luft, weiterhin O_2-Vorlage → zeitgleich Ruf Kinderärztin.
10.00 Kind schreit zunehmend kräftiger, dazwischen jammerige Atmung mit Einziehungen, Tonus, HF > 100, rosig/blau, Apgar 9.
10.01 Eintreffen der Kinderärztin.
10.02 Kind schreit jetzt gut durch, ist rosig, ohne weitere Maßnahmen.
10.04 Übergabe an die Mutter, Apgar 10.
10.30 Kontrolle pH 7,41".

___ Beispiel ___

Reanimation mit 2 Hebammen

„19.20 HT sind schlecht ableitbar, akustisch bei 140 spm BL, frühe Dezelerationen auf 80 spm, Frau T. in li. SL, schiebt aktiv mit, Kopf schneidet ein, rutscht nicht mehr zurück, steigt in der nächsten Wehe gut.
19.26 Wehen alle 3 Min., HT mit frühen Dez. auf 70–80 spm.
19.32 Geburt eines schlappen, blau-weißen Jungen aus 1. HHL, FW abgesaugt, FW reichlich und zäh, reagiert mit kurzer Bewegung auf das Absaugen, Kind bleibt schlapp und blau-weiß, HF 80, Stimulation Rücken, Fußsohle.
19.33 O_2-Vorlage (Flow 4–5 l), HF < 100, Kind weiterhin schlapp und blau-blass, atmet nicht, erneut FW abgesaugt, Abwehrreflexe des Neugeb., wird unter O_2-Vorlage etwas rosiger, Apgar 5.
19.34 Kind noch blau-blass, Körper wird rosiger, kaum Bewegung und Tonus, HF ca. 100 spm, Atmung weiterhin unregelmäßig, schnappt nach Luft, Maskenbeatmung nach initialen 2 Blähungshüben 40 Hübe/min.
19.35 Kind rosiger, etwas blass, wenig Arm-/Beinbewegung, grimassiert, HF > 100, Atmung noch unregelmäßig.
19.36 Körper rosig, sonst unverändert.
19.36 Ruf Rettungsleitstelle, Babynotarzt angefordert (reanimationspflichtiges Kind), 1 Glob. C30 Laurocerasus.
19.37 Kind schreit einmal, dann jammerige Atmung mit Einziehungen, rosig, grimassiert, noch wenig Arm-/Beinbewegung, HF > 100, rosig, Apgar 6.
19.42 Eintreffen des NAW, Apgar 10.
19.42 Kind schreit jetzt gut durch, HF 120, Kind rege, ist rosig.
19.44 Eintreffen NA, Übergabe an die Notärztin, Kind wird untersucht, keine weiteren Maßnahmen.
19.46 Übergabe an die Mutter.
20.19 Abfahrt NA und NAW".

Eine gute Arbeitshilfe können auch Formulare, z.B. → 🔲 5.3 Versorgungsprotokoll für kranke Früh- und Neugeborene oder → 🔲 5.4 Reanimation bei außerklinischer Geburt (Dokumentationshilfe) sein. Sie helfen durch Vorgaben, die Dokumentation vollständig zu erfassen. Sie ersetzen aber keinesfalls eine ausführliche Dokumentation. Die Hebamme kann das Formular auch in Kopie als Zusammenfassung der Kinderärztin mitgeben.

5.2.3 Schulterdystokie

Die Schulterdystokie stellt mit einer Häufigkeit von 0,5–2 %, in Abhängigkeit vom kindlichen Gewicht, ein seltenes geburtshilfliches Ereignis dar. Die Schulterdystokie gilt als ein unvorhersehbarer, schicksalhafter und schwerwiegender geburtshilflicher Notfall. Deshalb fehlen meist Erfahrungen hinsichtlich der praktischen Durchführung und der Dokumentation.

Haben Ärztin und/oder Hebamme alle getroffenen Maßnahmen exakt und glaubhaft beschrieben und trotzdem eine Schädigung des Neugeborenen zu beklagen, haben die Beteiligten große Chancen, „schuldfrei" gesprochen zu werden, denn: Nicht jede Schulterdystokie ist ohne Schäden lösbar.

Im Falle einer Schädigung müssen die Beteiligten beweisen, dass der Schaden nicht durch Fehlverhalten von Hebamme und/oder Ärztin entstanden ist. Wurde nicht genau dokumentiert, dass die Beteiligten medizinisch korrekt vorgegangen sind, ist dieser Beweis nur schwer zu führen.

> **!**
> Das Vorgehen zur Lösung der Schulterdystokie muss immer ausreichend nachvollziehbar dokumentiert werden, um bei einer Beurteilung des Sachverhalts korrekte Manöver von inkorrekten unterscheiden zu können.

Da die Schulterdystokie trotz ihrer Schicksalhaftigkeit häufig zu haftungsrechtlichen Ansprüchen führt, sollten in der Dokumentation folgende Punkte nachvollziehbar sein:
- Wann trat das Geburtshindernis auf bzw. wann war die Geburt des Kopfes? Hier muss eine Uhrzeit angegeben werden
- Um welche Diagnose handelt es sich: hoher Schultergeradstand? Tiefer Schulterquerstand?
- Wann wurden Ärztinnen gerufen (Gynäkologin, Pädiaterin, Anästhesistin)?
- Eintreffzeiten der Ärztinnen im Kreißsaal
- Was hat die Hebamme/die Ärztin getan, mit welchem Erfolg?
- Wann wurde das Kind geboren?
- Erstversorgung des Kindes
- Kindliche Besonderheiten, hauptsächlich im Hinblick auf typische Komplikationen
- Verletzungen durch die Schulterdystokie.

Die Maßnahmen zur Überwindung der Schulterdystokie werden analog dem chronologischen Ablauf genau beschrieben, indem die Beteiligten die Maßnahme benennen, z.B. „Manöver nach McRoberts", oder indem sie das Manöver selbst beschreiben: „Stellungsänderung der Symphyse durch Beugen und Strecken der Beine". Die genaue Beschreibung des durchgeführten Manövers bietet den Vorteil, dass die selten durchgeführten Manöver auch immer richtig benannt werden und dadurch Widersprüche in der Darstellung vermieden werden können.

Weitere haftungsrechtlich relevante Punkte, die die Hebamme dokumentieren muss, sind:
- Angaben zur Wehentätigkeit
- Abstellen des Wehentropfes
- Verabreichung einer Tokolyse
- Kristellerhilfe.

> **!**
> Der Handgriff nach Kristeller wird juristisch sehr kritisch betrachtet, da Kristellern kontraindiziert ist, solange die Schulter noch hinter der Symphyse verkeilt ist. Aber nach erfolgreicher Lösung der Schulter kann Kristellern zur schnelleren Entwicklung des Kindes nötig sein. Hier vermerkt die Hebamme: „Nach vorangegangener Lösung der Schulter erfolgt Kristellern für die schnelle Entwicklung des Neugeborenen."

Die Dokumentation der Schulterdystokie kann erst nach der Überwindung des geburtshilflichen Hindernisses erfolgen. Hier erstellen Hebammen und Geburthelfer gemeinsam eine einheitliche, gemeinsam unterschriebene Dokumentation. Es ist auch möglich, diese Dokumentation in Form eines Berichts in Anlehnung an einen OP-Bericht zu erstellen.

Falls aufgrund der Besonderheit der Schulterdystokie Wichtiges in der Geburtsdokumentation vergessen wurde, hat die Hebamme die Möglichkeit, einen Nachtrag (> Kap. 5.3.1) in die Akte aufzunehmen.

Handelt es sich bei der schwierigen Schulterentwicklung nicht um eine Schulterdystokie, sondern die Schulter wurde verzögert geboren, weil z.B. zeitgleich eine Hand geboren wurde, so beschreibt die Hebamme dies exakt mit Angabe der Uhrzeiten für die Geburt des Kopfes und der Schulter.

Weiteres / Besonderheiten:

16^{10} Geburt des Kopfes in halbsitzender Position aus vo HHL, K wirkt auf Vulva aufgepresst

16^{12} keine Veränderung durch die nächste kräftige Wehe, Diagnose: hoher Schultergeradstand, Aufforderung an Frau A das Becken zu bewegen in halbsitzender seitlicher Position, keine Epi erforderlich, da Damm ausreichend dehnbar und genug Platz zur Rotation vorhanden ist

16^{14} nach der nächsten Wehe (leicht, veratmet) in den Vierfüßlerstand, Becken bewegt, Schulter noch nicht gelöst, Frau arbeitet gut mit

16^{16} Frau in Rückenlage, Stellungsänderung der Symphyse im Querbett (Überstreckung und Beugen der Beine) durch Hebamme B und Hebamme A plus suprasymphysärer Druck von links (Heb. B), → vordere Schulter löst sich mit der nächsten Wehe:

16^{17} Geburt aus I. HHL, Mädchen, Apgar 6 (wenig Tonus, HF > 100, unregelmäßige Atmung, blaue Extremitäten, grimassiert beim Absaugen), Rückenmassage, Fußmassage, O2-Dusche (Heb. C)

16^{22} Ng. erholt sich, Apgar 8, (wenig aktive Bewegung, HF > 100, Stamm rosig, Beine/Arme noch leicht bläulich, schreit)

16^{27} Ng. hat sich vollständig erholt, Apgar 10.
Inspektion des Dammes, DR II° bei Geburt des Kopfes

17^{40} bei U1 keine Auffälligkeiten feststellbar, HF 120, Atmung regelmäßig, rosig, aktive Bewegungen aller Extremitäten, beide Arme uneingeschränkt frei beweglich, Handgreifreflex an beiden Seiten gleich,
Tel. Info an Kinderärztin → kommt morgen vormittag

Abb. 5.2 Beispieldokumentation einer Schulterdystokie in der außerklinischen Geburtshilfe. [M339]

Beispiel

„Entwicklung der Schulter verzögert, da die Schulter gleichzeitig mit der hinteren Hand geboren wurde".

> Den Begriff der „erschwerten Schulterentwicklung" sollte die Hebamme vermeiden, da er nicht eindeutig ist. Verwendet ihn die Hebamme im Zusammenhang mit einer tatsächlichen Schulterdystokie, entsteht bei den Juristen und den gutachtenden Personen sofort die Assoziation, dass hier eine Schulterdystokie geschönt werden soll.

In den meisten Kliniken sowie auch bei außerklinisch tätigen Hebammen wurde in der Zwischenzeit ein Standard oder ein Handlungsablauf für die Überwindung der Schulterdystokie erstellt. Dies ist für die Koordination der geburtshilflichen Maßnahmen sehr hilfreich. Leider gibt es in diesen Dokumenten nur sehr selten eine Arbeitshilfe für die Dokumentation (→ 5.5 Schulterdystokie (Dokumentationshilfe)). Dies wäre für betroffene Kolleginnen und die Ärztinnen eine gute Unterstützung in dieser angespannten Situation. Wichtig ist hierbei, dass diese Arbeitshilfe nur ein roter Faden sein soll und nicht wortwörtlich für die eigene Dokumentation übernommen werden kann. Sie soll helfen, alle notwendigen Punkte für die Nachvollziehbarkeit der Lösung der Schulterdystokie zu dokumentieren (> Kap. 3.5.2).

Beispiel

Schulterdystokie Klinik

„21.14 Geburt des Kopfes in halbsitzender Rückenlage aus I. vo HHL, Kopf wurde nur schwer über den Damm geboren und erscheint der Vulva aufgesetzt.
21.15 Diagnose hoher Schultergeradstand (Schulterdystokie) und tel. Ruf Oberarzt und Notfallteam (durch Dr. A.), Wehentropf wird abgestellt, Wehentätigkeit nach Kopfgeburt deutlich nachlassend.
21.15 Stellungsänderung der Symphyse im Liegen (Strecken und Beugen der Beine) durch Hebamme B. und Partner der Frau (3-mal). Keine Wehe.
21.16 Wdh. Stellungsänderung der Symphyse im Querbett (Überstrecken und Beugen der Beine) durch Heb. B und Dr. A mit suprasymphysärem Druck von links (Heb. B)

Eine leichte Wehe, Frau atmet ruhig, drückt nicht mit. Die Überlegung, Partusisten zwecks Wehenhemmung zu geben, wird verworfen, da die Wehen weiterhin nachlassend sind.
21.18 Frau X wird in den Vierfüßlerstand über die Hocke, mit Hilfestellung durch Hebamme B. und Dr. A., umgelagert.
21.19 Geburt aus I. vo HHL, ♀, HT > 100, unregelm. Atmung, niest beim Absaugen, blaue Extr., wenig Bewegungen, Apgar 7, Na-pH 7,14, Gewicht 3900, Erstversorgung O_2-Dusche (Dr. A), DR II° bei Kopfgeburt, keine Epi für die Schulterentwicklung geschnitten, da Damm ausreichend dehnbar und genügend Platz für Rotation gegeben
21.20 Eintreffen von OA und Anästhesie, Kind fit und ohne Hinweiszeichen auf typische Schulterdystokie-Verletzungen. Moro-Reflex beidseits auslösbar".

> Abb. 5.2 zeigt ein Beispiel für die Dokumentation einer Schulterdystokie bei außerklinischer Geburt.

5.3 Sonderfälle in der Dokumentation

5.3.1 Nachtrag

Der „Nachtrag" unterscheidet sich von der „nachträglichen Dokumentation". Wird nach Beendigung der Maßnahmen nach einem Notfall gemeinsam und in Ruhe die Dokumentation erstellt, ist dies **nicht** als Nachtrag zu verstehen (> Kap. 3.3.4). Ein Nachtrag zeichnet sich durch einen deutlichen zeitlichen Abstand zum Ereignis aus, etwa am nächsten Tag.

Etwas weniger eindeutig ist der Fall, wenn in einer gemeinsamen Dokumentation die Chronologie des Textes verlassen wird, weil z.B. Hebamme und Ärztin nacheinander zum gleichen Sachverhalt dokumentieren, die Dokumentation des anderen jedoch fehlende Punkte ergänzt (> Kap. 5.3.2).

Es kann Situationen geben, in denen keine ausreichende Dokumentation erstellt wurde. Wenn der

Hebamme nach Dienstende oder nach einer Tour auf dem Weg nach Hause noch etwas einfällt, was sie hätte eintragen sollen, kann sie einen Nachtrag erstellen. Weitere Gründe für einen Nachtrag können etwa ein zeitgleicher starker Arbeitsanfall oder eine kritische Situation wie die Schulterdystokie sein.

Nach kritischen Situationen hat es sich bewährt, die eigene Dokumentation mit zeitlichem Abstand, z.B. am nächsten Tag, noch einmal durchzusehen. Einen Tag später sind in der Regel die Erinnerungen an die Ereignisse des Vortages noch vorhanden, die Anspannung aber abgeklungen. Stellt die Hebamme dann beim Lesen des eigenen Berichts Lücken in der Dokumentation fest, erstellt sie einen Nachtrag.

!
Ein Nachtrag dient dazu, Punkte, die bei einer Dokumentation noch fehlen, nachträglich noch aufzuführen.
Der Nachtrag wird gekennzeichnet mit:
- Erstellungsdatum und Uhrzeit
- „Nachtrag"
- Grund des Erstellens
- Unterschrift der Nachtragenden.

__ Beispiel __
„12.8.08, 20.15 Uhr Nachtrag wegen hohem Arbeitsanfall, Ruf der Kinderklinik unmittelbar mit Arztruf. Unterschrift der Verfasserin".

!
Schon der Schein eines falschen Eintrags sollte vermieden werden, weshalb Nachträge immer eine Ausnahme bleiben sollten.

Die Wertigkeit des Nachtrages kann nur das Gericht beurteilen. Wenn der Nachtrag erst nach Erlangen neuer Kenntnisse erstellt worden ist, dann wird der Nachtrag eine andere Gewichtung bekommen als eine Originaldokumentation. Aus diesem Grund muss auch der Nachtrag zeitnah erstellt werden.

5.3.2 Wenn Hebamme und Ärztin nicht gleicher Meinung sind

Während der Geburtsbetreuung kann es zu fachlichen Differenzen zwischen Hebamme und Ärztin

__ Beispiel __
„Pathologische Herztöne, die Geburt wird nicht beendet. Ärztin auf die Notwendigkeit einer MBU bzw. Durchführung einer Sectio hingewiesen".

kommen. Diese müssen fachlich begründet und ohne Wertung in der Dokumentation vermerkt werden.

Vielfach sind Hebammen der Ansicht, dass jede Anordnung einer Ärztin durchzuführen sei. Sollte sich die Anordnung als falsch herausstellen, hafte die Ärztin alleine. Dies ist jedoch nicht richtig.

Selbst wenn die Anordnung schriftlich vorliegt, kann die Hebamme die Verantwortung für die weitere Betreuung nicht ablegen. Die Hebamme muss die Ärztin ggf. darauf hinweisen, dass ihre Anordnung nicht korrekt ist. Hat sie damit keinen Erfolg, schreibt sie dies unter die Anordnung.

Erkennt die Hebamme, dass mit der bestehenden Anordnung ein Schaden eintreten wird, muss sie alles daransetzen, den Schaden von Mutter und Kind abzuwehren und notfalls deutlich und energisch auf eine Korrektur hinwirken. Wenn die Ärztin den-

__ Beispiel __
Das CTG zeigt bereits seit einiger Zeit pathologische Herztöne. Die anwesende Ärztin strebt eine vaginale Geburt an. Die Hebamme könnte diesen Konflikt so dokumentieren: „Dr. M. auf Notwendigkeit einer eiligen Sectio hingewiesen. Dr. M. lässt weiter mitdrücken. Frau kann mit Anleitung nicht erreicht werden. Wegen heftiger Bewegungen von Fr. A ist HT-Kontrolle kaum möglich".

noch auf ihrer Weisung besteht, ruft die Hebamme deren Vorgesetzte.

Ein aktuelles Urteil unterstreicht dieses Vorgehen: OLG Düsseldorf vom 26.04.07 (1-8 U 37/05). In der Entscheidung wurde unter anderem wie folgt begründet:

> Darüber hinaus hat das Gericht ausgeführt, dass eine Hebamme sich bei der Geburtshilfe dem Arzt nicht jederzeit und in jeder Situation völlig unterordnen müsse oder dürfe. Die „Hierarchie" endet dann, wenn die Hebamme aufgrund ihrer eigenen beruflichen Ausbildung erkennen muss, dass das Vorgehen des Arztes völlig regelwidrig und unverständlich ist. Zwar ist eine Hebamme von dem Moment an, in dem der Arzt bei der Geburt hinzutritt, dessen Gehilfin und hat seinen Anweisungen Folge zu leisten. Wie der Sachverständige jedoch anschaulich erläuterte, darf die Hebamme aber „nicht alles mitmachen oder zulassen, was der Arzt anordnet oder auch unterlässt."

5.3.3 Die Kollegin handelt fragwürdig

Entsprechendes gilt, wenn die Hebamme beobachtet, dass eine Kollegin nicht angemessen auf eine Situation reagiert. Erkennt die Hebamme eine gesundheitsgefährdende Handlung der Kollegin, teilt sie dies der Kollegin mit. Reagiert diese nicht angemessen, ruft die Hebamme z.B. die leitende Hebamme, eine Ärztin oder den Rettungsdienst und dokumentiert das Gespräch in der Akte.

Beispiel

Nach der Hausgeburt beginnt es zu bluten. Die zweite Hebamme erkennt, dass hier eine rasche Verlegung erforderlich ist. Die erste Hebamme will aber zunächst abwarten und versuchen, die Blutung zum Stillstand zu bringen. Die Frau gerät allmählich in einen Schockzustand. Hier könnte dies so dokumentiert werden. „Heb A. auf dringende Verlegung und Anhängen einer Infusion zur Kreislaufstabilisierung hingewiesen." Nach einer kurzen Diskussion fordert die 2. Hebamme selbst den Rettungsdienst an. „Rettungsleitstelle (Notarzt) angefordert durch Heb. B."

5.3.4 Falsche Eintragungen

Falsche Eintragungen finden sich aus unterschiedlichen Gründen in den Akten. Oft handelt es sich um ein Versehen (z.B. Aktenverwechslung). Manchmal handelt es sich um die unterschiedliche Beurteilung derselben Situation durch verschiedene Personen.

Besonders kritisch zu betrachten ist, wenn die falsche Eintragung bewusst vorgenommen wird, in der Hoffnung, damit einen eigenen Fehler zu vertuschen. Im Schadensfall wirft es ein schlechtes Licht auf die Betroffenen, wenn zu dem Fehler noch ein falscher Eintrag hinzukommt.

> Eine Aufzeichnung gilt als **falsch,** wenn:
> - Bedeutende Tatsachen verschwiegen werden
> - Etwas vorsätzlich falsch dargestellt wird
> - Der Verlauf neu geschrieben wird, auch teilweises Neuschreiben eines Verlaufs, wenn damit vermittelt werden soll, es handele sich um die Originaldokumentation
> - Die Akte oder auch nur Teile der Akte vernichtet werden, z.B. CTG
> - Unrichtige Ergänzungen zu den Aufzeichnungen der Kollegin oder der Ärztin gemacht werden
> - Später etwas ergänzt wird und nicht durch Datum und Uhrzeit kenntlich gemacht wurde, dass die Eintragung nachträglich erfolgt ist.

Stellt die Hebamme fest, dass die Ärztin oder eine Kollegin eine Eintragung in das Dokumentationsblatt macht, die der eigenen Auffassung nach das Geschehen nicht korrekt wiedergibt, wird empfohlen, dies nicht einfach zu ignorieren, denn die Hebamme kann sowohl für fehlerhaftes Handeln der anderen als auch für unwahre Angaben in der Dokumentation mit haftbar gemacht werden. Wenn die Hebamme bemerkt, dass jemand falsche Eintragungen vorgenommen hat, korrigiert sie diese auf keinen Fall selbst. Das weitere Vorgehen richtet sich nach dem Grund für die falsche Eintragung. Handelt es sich wahrscheinlich um eine **unterschiedliche Wahrnehmung,** wird die Situation, wenn möglich, sofort geklärt.

Beispiel

Bei einer Sectio finden sich unterschiedliche Angaben zur Geburtszeit des Kindes im Geburts- und OP-Bericht. Hier besteht die Möglichkeit, die Uhren zu vergleichen oder zu klären, ob eine der Beteiligten die Uhrzeit nachträglich falsch geschätzt hat.

Handelt es sich um eine **Meinungsverschiedenheit,** so wird diese in der Dokumentation dargestellt.

5.3 Sonderfälle in der Dokumentation

Fällt der Hebamme eine bewusste Fälschung auf, die z.B. zur Vertuschung eines Fehlers vorgenommen wurde, informiert die Hebamme entsprechende Vorgesetzte. In einem Kreißsaal mit angestellten Hebammen kann dies die leitende Hebamme, die Pflegedienstleitung oder die ärztliche Leitung sein. Handelt es sich um eine Abteilung mit Beleghebammen und Belegärzten, dann kommt nur die Klinikleitung als Ansprechpartner in Betracht. Ob es sinnvoll ist, die Person, die die Fälschung vorgenommen hat, anzusprechen, bevor Vorgesetzte eingeschaltet werden, hängt davon ab, ob ein Gespräch im Rahmen der Gesamtsituation zumutbar und möglich ist.

Fehlt z.B. ein pathologisches CTG, so kann der Grund auch darin liegen, dass das CTG zu einer Besprechung mitgenommen wurde oder um es zu kopieren. Vor einer evtl. falschen Anschuldigung wird hier empfohlen, zunächst nach dem Verbleib zu forschen.

Besonders schwierig sind Situationen, in denen die Hebamme durch eine falsche Darstellung eines Sachverhaltes selbst belastet wird.

Beispiel

Die Herztöne des Kindes sind pathologisch. Die Hebamme ruft die Ärztin und bittet um sofortiges Erscheinen im Kreißsaal. Die Ärztin ist nach fünf Minuten noch nicht da. Die Hebamme ruft erneut. Zwei Minuten später erscheint die Ärztin dann im Kreißsaal. Da die Hebamme sich intensiv um die Mutter kümmern musste, hat sie noch keine Gelegenheit gehabt, den Arztruf in die Akte einzutragen. Die Ärztin trägt den Zeitpunkt ihrer Ankunft, den Zeitpunkt des zweiten Rufes, den erhobenen Befund und den Entschluss zur Sectio ein. Erst als die Hebamme nach der Sectio die eigene Dokumentation anfertigt, stellt sie fest, dass der erste Ruf an die Ärztin fehlt und bei dem notierten Anruf keine Angaben zum Gesprächsinhalt stehen. Die darauf angesprochene Ärztin bestreitet, dass es einen ersten Ruf gegeben hat. Die Hebamme dokumentiert: „12.4.09, 14.10, Nachtrag: 1. Ruf 12.4.09, 10.10, Dr. E. um sofortiges Erscheinen wegen path. CTG gebeten. Zeuge ist Partner der Frau".

Hat die Hebamme in diesem Fall die Anrufe im Beisein von Zeugen vorgenommen, so wird empfohlen, diese ebenfalls zu notieren.

! Bei einer Frau, die stationär aufgenommen ist, wird nachmittags ein suspektes CTG geschrieben. Die Hebamme informiert daraufhin den Belegarzt. Dieser ordnet an, dass zwei Stunden später eine Kontrolle durchgeführt werden soll. Bei der Kontrolle sind die Herztöne so schlecht, dass eine Notsectio vorgenommen werden muss und ein schwer deprimiertes Kind geboren wird. Als die Hebamme die Dokumentation kopieren möchte, stellt sie fest, dass das suspekte CTG verschwunden ist. In der Akte findet sich jedoch eine Befundung durch den Arzt, die nicht dem Zustand des verschwundenen CTGs entspricht. Die Hebamme kopiert die vorhandenen Teile der Akte und fertigt ein Gedächtnisprotokoll an, in dem sie den Zustand des verschwundenen CTGs beschreibt. Sie informiert die Klinikleitung über den Vorgang.

Beispiel

Die Herztöne des Kindes sind pathologisch, der Muttermund ist vollständig. Die Ärztin entschließt sich zu einer VE, obwohl die Frau kaum Pressdrang verspürt und der Kopf in BE steht. Die Saugglocke reißt beim Zug aus dem Beckeneingang mehrmals ab, es kommt zu einer Sectio, bei der das Kind in einem schlechten Zustand geboren wird. Die Ärztin dokumentiert „Zug bei Kopf in BM-BB". Die Hebamme macht die Ärztin auf die falsche Höhenstandsangabe des Kopfes aufmerksam. Die Ärztin erwidert darauf kurz angebunden, bei der Untersuchung habe der Kopf so gestanden, wie sie es eingetragen habe.

Handelt es sich um eine bewusst falsche Darstellung, könnte die Eintragung der Hebamme so aussehen: „Letzte Eintragung Dr. X nicht bestätigt"

In solchen kritischen Situationen, vor allem wenn Folgeschäden zu befürchten sind, weil etwa das Neugeborene in einem schlechten Zustand geboren wurde oder die Frau eine schwere Geburtsverletzung erlitten hat, sollte die Hebamme den Geburtsverlauf kopieren.

!

Empfehlung

Die Hebamme kopiert die (wesentlichen Teile der) Akte und schreibt ihre Darstellung auf ein Extrablatt. Dies nimmt sie zu ihren Unterlagen. Es gehört nicht in die Krankenakte. In einem Schadensfall ist die Hebamme so gut vorbereitet.

5.4 Besondere Situationen in der Betreuung

Besondere Erfordernisse für die Dokumentation ergeben sich aus Situationen, in denen die Kommunikation und die Verständigung mit der Frau erschwert sind.

5.4.1 Probleme in der Verständigung

Wenn möglich, sollte bei Frauen mit Migrationshintergrund eine Person des Vertrauens anwesend sein, die als Dolmetscher fungiert. Ist dies nicht möglich, so können sich die Beteiligten zumindest teilweise über Gestik und Mimik sowie Zeichnungen verständigen. In der Akte wird vermerkt, wie die Kommunikation stattgefunden hat, eventuell angefertigte Zeichnungen werden der Dokumentation beigefügt. Fand die Kommunikation in einer Drittsprache statt, die Frau und Hebamme nur rudimentär beherrschen, wird auch dies vermerkt. Gleiches gilt, wenn die Kommunikation aufgrund von körperlicher Behinderung eingeschränkt ist (geistige Behinderung, Taubstummheit). Hier ist es besonders wichtig, aus dem Verhalten oder aus Gesten gezogene Rückschlüsse entsprechend zu vermerken.

Am Anfang der Betreuung dokumentiert die Hebamme die vorgefundene Situation, wie z.B.:
- Fr. X. kommt aus YZ. Sie spricht weder deutsch noch englisch. Verständigung mit Gesten.
- Fr. W. ist seit ihrer Geburt taubstumm. Kommt damit gut zurecht, wirkt entspannt, ist über ihren Ausdruck gut verständlich. Liest von den Lippen ab und möchte direkt angesprochen werden, auch wenn der Partner dabei ist. Sagt Bescheid, wenn sie eine Übersetzung mit Gebärdensprache durch den Partner bei komplizierten Sachverhalten wünscht.
- Fr. E. kommt aus YZ und spricht etwas französisch als Zweitsprache, rudimentäre Verständigung über Schulfranzösisch möglich.

Im Laufe der weiteren Betreuung dokumentiert die Hebamme z.B.:
- Starke Wehentätigkeit, kommt mit den Wehen nicht mehr gut zurecht, Atmung vorgemacht, mit ihr geatmet bis vor einer Stunde, klappt seitdem nicht mehr so gut. Signalisiert mit Gesten (Spritze am Rücken), dass sie eine PDA möchte. Info Dr. P.

5.4.2 Kulturelle, religiöse, weltanschauliche Besonderheiten

Das Recht auf Selbstbestimmung gilt auch im Zusammenhang mit der kulturellen und religiösen Lebenseinstellung. Die Hebamme berücksichtigt diese und dokumentiert die sich daraus ergebenden Besonderheiten in der Betreuung.

Beispiel

Fr. A. möchte nicht, dass Männer bei der Geburt dabei sind bzw. dass Männer Untersuchungen vornehmen. Aufklärung darüber, dass diesem Wunsch so weit wie möglich entsprochen wird, jedoch im Falle einer Gefährdung von Mutter und Kind nicht durchgängig die ausschließliche Betreuung durch Frauen sichergestellt werden kann.

Beispiel

Fr. B. ist Zeugin Jehovas und lehnt jegliche Form der Verabreichung von Blut und Blutprodukten ab. Aufklärung, dass bei Hausgeburt keine Blutprodukte verabreicht werden. Anti-D-Gabe nicht nötig, da AB, Rhesus-positiv. Ist über alle Eventualitäten der Gabe von Blutprodukten im Zusammenhang mit der Geburt sehr gut informiert, lehnt sie jedoch auch für den Fall der Lebensgefahr ab und hat eine entsprechende schriftliche Erklärung immer dabei.

In beiden geschilderten Fällen genügen diese Erklärungen vorab. Im Falle, dass das abgelehnte Vorgehen jedoch akut notwendig werden sollte, ist allerdings eine erneute Aufklärung notwendig. Bleibt die Frau bei ihrer ablehnenden Haltung, so muss die Hebamme dies akzeptieren. Sie muss allerdings unter den gegebenen Umständen alles unternehmen, um Schaden von Mutter und Kind abzuwenden, auch wenn das übliche Vorgehen nicht in Frage kommt.

5.4 Besondere Situationen in der Betreuung

Hat die Hebamme die Betreuung der Frau schon in der Schwangerschaft übernommen, so ist zu empfehlen, dass sie sich bereits im Vorfeld zu möglichen Vorgehensweisen informiert und vernetzt sowie diese mit den betreuten Frauen bespricht.

Löst sich z.B. bei einer der beiden beschriebenen Frauen die Nachgeburt nicht und es kommt zu starken Blutungen nach der Geburt, so kommen unterschiedliche Vorgehensweisen in Betracht.

Die Hebamme betreut Frau A. als Beleghebamme, es ist nur ein männlicher Arzt im Dienst. Trotz Hinweis auf die Lebensgefahr lehnt Fr. A. nach wie vor die Anwesenheit eines Mannes ab. Die Hebamme hat dann folgende Möglichkeiten:
- Hinzuziehung einer zweiten Hebamme, einer Ärztin einer anderen Fachrichtung für die Kreislaufstabilisierung, Anästhesie
- Durchführung aller notwendigen Maßnahmen durch die Hebamme selbst, einschließlich der manuellen Lösung der Plazenta
- Evtl. Einbeziehung der Begleitperson
- Evtl. Hinzuziehung des Arztes möglich für die Zeit nach der Lösung der Plazenta, wenn die Frau wieder verhüllt ist
- Gabe von Arzneimitteln zur Kreislaufstabilisation, Kontraktion, welche die nicht persönlich anwesende Ärztin verordnet hat.

Die Hebamme begründet und dokumentiert die von ihr veranlassten und durchgeführten Maßnahmen.

Die Hebamme hat Frau B. bei einer Hausgeburt betreut. Fr. B. lehnt nur die Gabe von Blut ab, nicht jedoch alle anderen Maßnahmen. Hier gilt es, alles Erforderliche schnellstmöglich zu veranlassen, so dass die Frau möglichst wenig Blut verliert. Das kann bedeuten, dass andere Maßnahmen schneller erfolgen, als dies sonst üblich wäre, evtl. schon prophylaktisch, eine abwartende Haltung scheidet aus (Hit hard and early). Dazu gehören in diesem Fall:
- Anmeldung der Frau in der Verlegungsklinik schon in der Schwangerschaft
- Schon vor der Geburt besonders auf Blasenentleerung achten
- Evtl. Gabe von Oxytocin direkt nach der Geburt
- Verlegung schon, wenn die Hebamme merkt, dass die Plazenta sich evtl. nicht löst
- Keine Experimente, d.h. alternative Methoden kommen nur begleitend in Betracht.

Auch hier dokumentiert die Hebamme alle veranlassten und durchgeführten Maßnahmen.

Es wird immer wieder diskutiert, ob in solchen Fällen die Betreuung verweigert werden sollte. Eine Ablehnung der Betreuung ist jedoch nicht angemessen, da es diesen Frauen nicht möglich ist, gegen ihre Überzeugung zu handeln und sie trotzdem ein Recht auf die bestmögliche Versorgung haben. Für die Dokumentation ist zu beachten, dass bei Vorliegen von kulturell, religiös oder weltanschaulich begründeten Besonderheiten:
- diese beschrieben werden,
- eine ausführliche Aufklärung über die Folgen stattfindet, sowohl im Vorfeld als auch in der Situation,
- Alternativen zum üblichen Vorgehen gesucht und geplant werden,
- abweichendes Vorgehen in der Dokumentation begründet und beschrieben wird.

5.4.3 Fehlendes Einvernehmen mit der Frau

In manchen Fällen ist ein Einvernehmen mit der Frau nicht herzustellen. Die Frau hält trotz vorheriger Aufklärung über das Unterlassen bzw. Nichteinhalten bestimmter Maßnahmen und Abklärung ihrer aktuellen Möglichkeiten die Empfehlungen der Hebamme nicht ein. Gerade wenn die Frau den Empfehlungen der Hebamme nicht folgen will oder nicht gefolgt ist, kann die Situation oft nur unzureichend dargestellt werden. Die Hebamme beschreibt, was sie getan und empfohlen hat, worauf sie hingewiesen hat sowie das abweichende Verhalten der Frau.

Ein typisches Beispiel für einen Konflikt stellt die Situation dar, wenn die Wöchnerin einen Milchstau hat und sie nicht den Empfehlungen der Hebamme folgt.

Beispiel

Frau F. führt Empfehlungen der Hebamme nicht aus

Die Hebamme beobachtet einen beginnenden Milchstau etwa vier Wochen nach der Geburt. Die Mutter fühlt sich etwas schwach, kein Fieber. Die Hebamme bespricht mit der Mutter mögliche Ursachen und erforderliche Maßnahmen zur Behebung des Staus. Sie weist sie darauf hin, dass es ohne Behandlung zu einer Verschlimmerung (Mastitis) kommen kann. Für den nächsten Tag möchte die Hebamme einen Termin vereinbaren. Die Frau lehnt ab, weil sie selbst einen anderen Termin hat. Auf eine Terminvereinbarung am übernächsten Tag möchte sich die Mutter nicht festlegen. Die Hebamme bittet bei einer Verschlimmerung um sofortige Kontaktaufnahme. Die Frau meldet sich fünf Tage später und vereinbart mit der Hebamme einen Termin für denselben Tag. Sie hatte am Abend zuvor erhöhte Temperatur, heute mehr Schmerzen in der Brust. Die Hebamme sieht eine deutliche Verschlechterung der Brust und bittet die Frau, neben den anderen üblichen Maßnahmen die Bettruhe einzuhalten. Beim vereinbarten Termin am nächsten Nachmittag findet die Hebamme nur die Großmutter des Kindes mit dem Neugeborenen vor. Die Mutter ist Einkaufen gegangen.

In ihrer Dokumentation könnte die Hebamme dies in Fließtext etwa so formulieren (nach der Beschreibung der Brust und der Maßnahmen): „Kontrolle morgen erforderlich bzw. bei Verschlechterung sofort, Frau lehnt Besuch ab, hat morgen selbst einen Termin, Terminvereinbarung auch für übernächsten Tag abgelehnt (will sich nicht festlegen). Auf die strikte Einhaltung der besprochenen Maßnahmen hingewiesen, da sonst mit einer weiteren Verschlechterung zu rechnen ist (Gefahr einer Abszessbildung. Termin für 12.3. (in 3 Tagen) ausgemacht. Bei Verschlechterung (Schmerz, Fieber, Rötung, Schwellung) dringend Ärztin anfordern".

Beim Besuch drei Tage später trifft sie nur die Großmutter des Kindes mit dem Neugeborenen an. Sie dokumentiert: „Trotz Terminvereinbarung ist Frau unterwegs. Großmutter betreut das Neugeborene, weitere Betreuung in Frage gestellt, Frau soll nach Rückkehr bitte anrufen, ansonsten betrachte ich die Betreuung als beendet, Hebammenliste vorhanden".

Die Information der Haus- oder Frauenärztin kommt aufgrund der Schweigepflicht nicht in Betracht (➤ Kap. 2.5).

An diesem Beispiel wird deutlich, wie wichtig das Festhalten der Vereinbarungen ist. Sind in der Dokumentation nur die tatsächlich stattgefundenen Besuche dokumentiert, ist Monate später kaum mehr nachvollziehbar, warum die Besuche bei beginnendem Milchstau so spärlich stattgefunden haben. Ist kein Einvernehmen mit der Frau herzustellen, kann die Hebamme die weitere Betreuung ablehnen.

5.4.4 Die Frau lehnt dringend notwendige Maßnahmen ab

Lehnt die Frau eine empfohlene Maßnahme ab, so ist auch dies in den Akten zu vermerken. Je nach Dringlichkeit der Empfehlung (z.B. wenn die Frau einen indizierten Kaiserschnitt ablehnt) wird empfohlen, sich die Ablehnung unterschreiben zu lassen. Wenn die Hebamme aufgrund ihrer Fachkenntnis erkennt, dass bei einer Weigerung der Frau Gefahr für das Leben des Kindes oder der Mutter droht, wird sie mit Nachdruck insistieren müssen und dies auch in ihrer Dokumentation darstellen. Es genügt nicht, zu beschreiben: „Frau verweigert eine Verlegung in die Klinik", sondern die Hebamme stellt insbesondere dar, über welche Folgen der Weigerung sie die Frau aufgeklärt hat und mit welcher Dringlichkeit sie auf diese hingewiesen hat.

Mögliche Gründe für eine Weigerung der Frau können sein:
* Religiöse, kulturelle oder weltanschauliche Besonderheiten (➤ Kap. 5.4.2)
* Traumatisierung in der Vergangenheit
* Kontrolle behalten wollen
* Eigenverantwortung über den Gesundheitszustand behalten wollen
* Angst vor Eingriffen
* Verdrängung eines bestehenden Problems.

Eine ablehnende Haltung kann die Hebamme in eine rechtlich schwierige Situation bringen. Sie muss hier abwägen, ob sie eine weitere Betreuung ablehnt und die Frau in der Folge überhaupt keine Fachkraft mehr aufsucht oder ob sie die Frau weiter betreut, wohlwissend, dass eine ärztliche Betreuung angezeigt wäre.

> **Beispiel**
>
> Die Schwangere ist in der 30. SSW. Seit der letzten Vorsorgeuntersuchung vor vier Wochen ist das Kind nicht mehr gewachsen. Es bewegt sich unverändert kräftig. Das Kind ist gut durch die Bauchdecke zu tasten. Die Fruchtwassermenge ist noch im Normbereich. Die Hebamme macht die Frau auf die Problematik aufmerksam und will eine Kontrolle durch die Gynäkologin. Die Frau lehnt kategorisch ab. Die Hebamme dokumentiert ihren Untersuchungsbefund und ihre Empfehlungen.
>
> Da der Hebamme etwas mulmig ist, lässt sie die Schwangere folgenden Text unterschreiben: „Ich, Manuela Meier, bin heute am 13.05.08 von Hebamme Eva Adam untersucht worden. Bei der Vorsorgeuntersuchung hat die Hebamme festgestellt, dass mein Kind in den letzten vier Wochen nicht gewachsen ist. Ich bin darüber aufgeklärt worden, dass die Gefahr besteht, dass mein Kind mangelversorgt wird und im schlimmsten Fall sterben kann. Hebamme E. A. hat mir dringend eine Untersuchung bei einem Frauenarzt bzw. im Krankenhaus angeraten. Ich lehne eine ärztliche Untersuchung ab, Unterschrift der Frau".
>
> Die Hebamme kann einen Termin mit der Frau in einer Woche vereinbaren. Nach weiteren zehn Tagen, nachdem das Kind nur wenig gewachsen ist und sich nur noch wenig bewegt, kann die Hebamme die Frau endlich bewegen, sich im Krankenhaus vorzustellen. Dort wird das Kind am gleichen Tag durch Sectio geboren.

Wenn die Frau sich weigert, zu unterschreiben, kann die Hebamme dokumentieren: „Unterschrift verweigert." Wenn die Frau unterschrieben hat, kann die Hebamme der Frau eine Kopie der Dokumentation aushändigen. Rechtlich erforderlich ist dies aber nicht. Wichtig ist, dass sich der Text mit der Unterschrift der Frau in den Unterlagen der Hebamme befindet. Hat die Frau die Unterschrift verweigert, dann stellt sich für die Hebamme die Frage, ob sie überhaupt die Betreuung der Frau fortsetzen will. Die Frau würde sich ja den dringenden Hinweisen der Hebamme widersetzen und ihr gleichzeitig das gesamte Risiko für das Gedeihen des Kindes auferlegen wollen. Diese Verantwortung braucht die Hebamme nicht zu tragen Sie könnte daher die Fortsetzung der Behandlung durchaus ablehnen. Auch dies sollte sie sorgfältig dokumentieren.

Manchmal entstehen schwierige Situationen mit der Frau unter der Geburt. Die Gebärende ist nicht erreichbar, sie reagiert ängstlich bis panisch, schlägt um sich, sie ist nicht mehr erreichbar für die Aufforderungen und Hilfestellungen der Hebamme. Wenn es den Geburtsfortschritt hemmt, der Gesundheitszustand der Frau sich verschlechtert oder die Herztöne des Kindes fraglich suspekt sind, muss die Hebamme festhalten, was sie unternommen hat, um Schaden von Mutter und Kind abzuwehren.

> **Beispiel**
>
> Eine Frau, die nicht aus der Badewanne herauskommen will, obwohl die Herztöne des Kindes eine zügige Geburtsbeendigung erfordern, muss die Hebamme mit aller Deutlichkeit auffordern, sich aus der Wanne zu begeben (Urteil des Oberlandesgerichts Düsseldorf vom 26.4.2007, Aktenzeichen 8 U 37/05).

5.4.5 Die Frau geht gegen den Rat der Hebamme oder der Ärztin nach Hause

Jede entscheidungsfähige Person hat das Recht, eine Einrichtung wie Krankenhaus oder Geburtshaus zu verlassen. Routinen in der Klinik, persönliche Einschätzung, juristische Absicherung, Befinden, Entfernung zum Wohnort, Versorgung von Geschwisterkindern u.a. spielen eine Rolle bei der Frage, ob einer Frau empfohlen wird, in der Einrichtung zu bleiben, und ob die Frau dieser Empfehlung folgen möchte oder nicht. Bis vor wenigen Jahren mussten Frauen noch „unterschreiben", wenn sie vor dem 6. Tag nach der Geburt die Klinik verlassen wollten. Nach der Umstellung der Bezahlung des Klinikaufenthaltes von der Vergütung nach Verweildauer auf Fallpauschalen hat sich auch der ärztliche Rat deutlich geändert. Für die Frau ist es deshalb schwer abzuschätzen, ob der Rat zum Klinikaufenthalt inhaltlich begründet ist oder ob er juristische, finanzielle oder organisatorische Absichten verfolgt. In vielen Fällen wird es sich um einen Aushandlungsprozess zwischen Hebamme und Frau handeln, der in einer gemeinsam vereinbarten Vorgehensweise mündet.

> **Beispiel**
>
> Eine Schwangere kommt mit einem fraglichen Blasensprung am Termin ohne Wehentätigkeit in die Klinik. Die vaginale Untersuchung ergibt, dass sich der Kopf des Kindes fest im Beckeneingang befindet. Es geht wenig Fruchtwasser ab. Da es 1.00 Uhr nachts ist, soll die Frau auf der Station übernachten. Dies will sie aber nicht. Sie möchte lieber nach Hause zum Schlafen und wiederkommen, wenn die Wehen einsetzen.

Die Hebamme dokumentiert:
- Das Befinden der Frau
- Den genannten Grund, warum sie die Klinik verlassen will
- Name der Ärztin, die die Hebamme informiert, Uhrzeit, Inhalt des Gesprächs, deren Anweisungen
- Information, die die Hebamme der Frau bei der Entlassung gibt
- Evtl. Name der Begleitperson der Frau.

In dem oben genannten Fallbeispiel dokumentiert die Hebamme:

> **Beispiel**
>
> „Empfehlung: Schlafen auf Station. Frau S. möchte zum Schlafen nach Hause, fühlt sich wohl, Dr. A. informiert über Befund (CTG Fischer-Score 10, minimale unkoordinierte Kontraktionen im CTG, Portio 1 cm, med. sakral, MM Finger durchgängig, K fest im BE, PN quer, wenig klares FW), Dr. A ist einverstanden, Frau soll um 8.00 Uhr zum CTG kommen, ggf. Einleitung; soll sich melden, wenn regelmäßige Wehen auftreten alle 5 min, oder wenn sie sich unwohl oder unsicher fühlt, Temperaturkontrolle alle 2 Std., Farbwechsel des FW besprochen. Ehemann der Frau ist ebenfalls einverstanden".

Hier handelt es sich eher um einen Fall, in dem zwischen allen Beteiligten ein für alle akzeptierbares Verfahren in einem gemeinsamen Entscheidungsprozess gefunden wurde.

Es ist zwar üblich, dass bei Blasensprung eine stationäre Aufnahme erfolgt, Maßnahmen wären jedoch nicht vorgesehen gewesen in der Zeit, die die Frau zu Hause verbringen möchte. Wichtig ist hier, neben dem Befund auch die Vereinbarung mit der Frau zu dokumentieren sowie die gegebenen Empfehlungen kurz zu skizzieren.

Anders verhält es sich, wenn der Rat einen dringenden medizinischen Hintergrund hat (➤ Kap. 5.4.4).

5.4.6 Schwierige Situationen mit Begleitpersonen

Kommt es zu Auseinandersetzungen mit Angehörigen, dokumentiert die Hebamme den Sachverhalt. Wenn weitere Personen anwesend sind, benennt sie diese namentlich mit dem Bezug, den sie zur Frau haben (Partner, Mutter, Freundin etc.).

Eine Auseinandersetzung besteht, wenn die Begleitperson z.B.:
- Das Geschehen stört
- Mit der Frau in Streit gerät
- Die Frau oder die Hebamme bedroht, beschimpft wird
- Maßnahmen verlangt werden, die weder medizinisch indiziert noch im Interesse der Frau sind.

Wertende Formulierungen sollte die Hebamme in der Dokumentation vermeiden. Sie formuliert den Sachverhalt neutral, ggf. wird das Geschehen aus Zitaten der einzelnen Personen deutlich (➤ Kap. 3.3.1).

5.4.7 Frau möchte Befund nicht in Dokumentation aufnehmen lassen

Es kann vorkommen, dass eine Frau keine Angaben zur Anamnese machen möchte oder zumindest einzelne Fragen nicht beantwortet. Die Frau hat ein Recht auf Geheimnisse und kann selbst entscheiden, ob sie Angaben machen möchte oder nicht. Die Hebamme trägt hier ein, dass die Frau auf Befragen keine Antwort gegeben hat. Anders verhält es sich, wenn die Frau etwas erzählt, jedoch ausdrücklich verlangt, dass das Erzählte nicht in die Akte aufgenommen wird.

Beispiel

Eine Schwangere kommt gleich zu Beginn der Schwangerschaft in die Hebammenpraxis. Die Hebamme überlässt der Frau einen Anamnesefragebogen, den diese in Ruhe selbst ausfüllen soll. Beim nächsten Treffen bringt die Frau den Bogen wieder mit. Die Hebamme stellt fest, dass die Frau keine Angaben zu früheren Schwangerschaften gemacht hat. Auf die Rückfrage der Hebamme erklärt die Frau, dass sie Krankenschwester auf der Wochenstation des Krankenhauses sei, in dem sie auch ihr Kind zur Welt bringen möchte. Sie hatte in ihrer Vorgeschichte zwei Schwangerschaftsabbrüche, die sie aber nicht aktenkundig machen wolle. Hier notiert die Hebamme die Schwangerschaftsabbrüche auf einem gesonderten Blatt, in den Mutterpass trägt sie diese Angaben jedoch nicht ein (➤ Kap. 2.5, ➤ Kap. 4.9.1).

Auf dem gesonderten Blatt hält sie auch ein evtl. daran anknüpfendes Gespräch fest, in dem sich die Frau über das Erzählen zu den Abbrüchen emotional entlastet (➤ Kap. 3.3.2).

Beispiel

In einem anderen Fall stellt die Frau beim ersten Termin ausführlich Fragen zum mutmaßlichen Zeitpunkt der Befruchtung und zum Alter der Schwangerschaft. Sie ist sich nicht ganz sicher, ob ihr derzeitiger Partner der Vater des Kindes ist. Da es sich hierbei um einen Aspekt handelt, der für die medizinische Betreuung der Frau kaum relevant ist, wohl aber Auswirkungen auf das seelische Befinden haben kann, empfiehlt es sich hier, eine Notiz auf einem Extrablatt zu machen. Dies kann besonders bei einer Betreuung im Team hilfreich sein. Diese Notiz wird bei eventueller Anforderung der Akte nicht mit herausgegeben. Eine andere Möglichkeit innerhalb eines Teams ist, die Information mündlich weiterzugeben. Die Notiz: „Frau stellt ausführlich Fragen zum Zeitpunkt der Befruchtung" ist eine gute Erinnerungsstütze an die zusätzliche mündliche Information.

Beispiel

In einem vertraulichen Gespräch äußert die Frau sexuelle Probleme nach vorangegangener Vergewaltigung. Sie fürchtet nun, dass dies Auswirkungen auf die Geburt haben könnte. Die Frau hat nichts dagegen, dass dies in den Akten vermerkt wird. Die Hebamme achtet in der Dokumentation darauf, sachliche Bezeichnungen zu verwenden, z.B. „von Gewalt betroffen" oder „sexuell traumatisiert" statt „Opfer von Gewalt".

KAPITEL 6

C. Fey, P. Gruber, R. Knobloch, M. Selow

Erste Hilfe bei Haftpflicht- und strafrechtlichen Ansprüchen

Ist bei einer Geburt die Mutter oder das Neugeborene zu Schaden gekommen, stellt dies auch für die Hebamme häufig eine schwierige Situation dar, in der sie Hilfe und Unterstützung braucht.

Wird der Hebamme der Vorwurf eines Fehlers gemacht, kann dies sowohl zivilrechtliche als auch strafrechtliche Folgen nach sich ziehen. Im Zivilrecht geht es um Ansprüche auf Schadensersatz und Schmerzensgeld. Im Strafrecht geht es um einen persönlichen Schuldvorwurf, um Geld- oder Bewährungsstrafen, in seltenen Fällen um den Entzug der Hebammen-Anerkennung und damit um die Gefährdung der beruflichen Existenz.

Zivil- und strafrechtliche Verfahren kann es unabhängig nebeneinander geben. Wegen unterschiedlicher Haftungsvoraussetzungen und Beweislastregelungen können sie zu einem unterschiedlichen Ausgang führen. Wird die Hebamme in einem Strafprozess freigesprochen, kann sie dennoch in einem Zivilverfahren zur selben Sache zu Schadensersatz verurteilt werden.

Ein zivilrechtliches und insbesondere ein strafrechtliches Verfahren kann mit großen psychischen Belastungen für die Hebamme verbunden sein.

Besonders bei Zivilprozessen kommt der Dokumentation große Bedeutung zu.

Hat die Hebamme eine Maßnahme nicht dokumentiert, schließt man vor Gericht daraus, dass sie die Maßnahme nicht erbracht hat. Durch Lücken in der Dokumentation kann die Hebamme in der Regel nicht beweisen, dass der Schaden auch eingetreten wäre, wenn sie ordnungsgemäß gehandelt hätte.

Beispiel

Nach einer außerklinischen Geburt hat die Hebamme das Neugeborene in regelmäßigen Abständen beobachtet. Fünf Stunden nach der Geburt muss das Kind wegen Zyanose und angestrengter Atmung in die Kinderklinik verlegt werden. Die Eltern sind der Ansicht, das Neugeborene sei von Anfang an auffällig und angespannt gewesen. Die Hebamme ist anderer Auffassung. Im Gedächtnisprotokoll, das sie ein Jahr später erstellt, beschreibt sie, dass das Neugeborene unauffällig gewesen sei und kräftig an der Mutterbrust gesaugt habe. Sie hat jedoch ihre regelmäßigen Beobachtungen des Zustands des Neugeborenen und sein Verhalten nicht dokumentiert. Hier steht nun die Aussage der Eltern der Aussage der Hebamme gegenüber.

Weil die Hebamme die üblichen Maßnahmen nicht dokumentiert hat und ihr standardgemäßes Handeln nicht belegen kann, wird vermutet, dass sie die erforderlichen Beobachtungen nicht durchgeführt hat.

Ein Zivilprozess kann allein aus dem fehlenden Nachweis korrekten Handelns verlorengehen. Aufgrund einer mangelhaften oder fehlenden Dokumentation alleine kann eine Frau jedoch keine Schadensersatzansprüche geltend machen.

6.1 Kommunikation

Ist das Neugeborene oder die Mutter durch eine Komplikation oder einen Zwischenfall zu Schaden gekommen, sollte möglichst bald mit den Angehörigen darüber gesprochen werden. Ein offener Umgang mit der Komplikation oder dem Zwischenfall schafft eher Vertrauen, als durch Schweigen Mutmaßungen der Eltern zu fördern.

> **Kommunikation vermeidet Konfrontation!** (Bock, 2009)

Nach einem Vorfall, wie etwa einer Verbrennung an den Beinen der Mutter durch eine Wärmeflasche nach einer PDA oder wenn das Neugeborene aus der Babywaage gestürzt ist, hat die Hebamme die Pflicht, dafür zu sorgen, dass der Schaden nicht größer wird. Erkennt sie die Verbrennung, sorgt sie umgehend für eine Behandlung. Ist das Kind aus der Waage gestürzt, stellt sie das Neugeborene der Kinderärztin oder in der Kinderklinik vor, auch wenn keine offensichtliche Verletzung erkennbar ist. Der Frau bzw. den Angehörigen wird erläutert, wie der Verlauf war und was die Beteiligten in der Situation getan haben, welche Komplikation aufgetreten ist und welche Prognose mit der Komplikation einhergeht. Ein solches Gespräch kann möglicherweise einen Rechtsstreit oder zumindest eine Strafanzeige verhindern.

Die Hebamme muss und soll sich jedoch nicht selbst belasten, auch wenn ihr ein Fehler unterlaufen ist. Schon aus versicherungsrechtlichen Gründen darf gegenüber Dritten – wie der Frau, ihrer Familie oder dem gegnerischen Anwalt – keine Schuldanerkenntnis, d.h. eine Erklärung, eventuell entstandener Schaden werde ersetzt, abgegeben werden. Möglicherweise stellt sich erst bei weiteren Untersuchungen und Ermittlungen heraus, welche eigentliche Ursache dem Zwischenfall überhaupt zugrunde lag.

In der Hausgeburtshilfe kann für das Gespräch eine unbeteiligte Hebamme hinzugerufen werden, wenn die Eltern damit einverstanden sind. Im Geburtshaus führt dieses Gespräch die fachliche Leiterin zusammen mit der betroffenen Hebamme. Eventuell übernimmt die nicht beteiligte Kollegin auch die Gesprächsführung.

> Ein Gespräch über den Geburtsverlauf führt die betroffene Hebamme nicht allein, sondern, schon aus Beweisgründen, nur im Beisein einer Zeugin, z.B. einer Kollegin.

Wurde die Geburt ärztlich geleitet, führt das ärztliche Team unter der Leitung der Chefärztin die Aussprache mit der Frau, ggf. unter Beteiligung der Hebamme.

Zum Inhalt des Gesprächs wird eine Notiz angefertigt, welche die Hebamme zu ihren persönlichen Unterlagen nimmt. Diese Notiz gehört **nicht** in die Krankenakte.

6.2 Vervollständigen und Kopieren der Akte

Wenn während einer Notfallsituation nicht alle getroffenen Maßnahmen ausreichend dokumentiert wurden, holt die Hebamme dies nach Bewältigung der Notfallsituation möglichst zeitnah nach. Nachträge (> Kap. 5.3.1) werden als solche kenntlich gemacht. Um nicht den Verdacht einer Urkundenfälschung zu erwecken, ist dringend zu empfehlen, dass ein eventuell beteiligter Zeuge die Richtigkeit der Eintragung bzw. ihre zeitnahe Nachholung bestätigt.

Ist absehbar, dass die Eltern juristische Schritte einleiten, werden die Krankenunterlagen umgehend vollständig kopiert – einschließlich der Unterlagen, die die Frau wieder mit nach Hause nimmt, sofern diese noch verfügbar sind (z.B. Mutterpass, Blutzuckerdokumentationsheft).

Das umgehende Kopieren ist auch vor dem Hintergrund zu beachten, dass es immer wieder vorkommt, dass Teile der Akte verschwinden bzw. verlorengehen.

Die Krankenakte kann **beschlagnahmt** werden, wenn Eltern oder auch andere Beteiligte, wie z.B. ein hinzugezogener Notarzt oder die Großeltern des Neugeborenen, Strafanzeige stellen und es zu einem staatsanwaltschaftlichen Ermittlungsverfahren kommt. Durch Gerichtsbeschluss werden dann sämtliche Unterlagen beschlagnahmt. Eine Sicherungskopie ist hier hilfreich, da die Dokumente in der Zeit der Beschlagnahme nicht mehr einsehbar sind und der Hebamme damit die Grundlage fehlt, das Geschehene selbst nachvollziehen zu können. Erst über einen Rechtsanwalt bekommt die Hebamme wieder Einsicht in die Akte. Am Ende des Verfahrens werden die Originale wieder zurückgegeben.

6.3 Gedächtnisprotokoll

Das Gedächtnisprotokoll stellt eine besondere Form eines Protokolls dar. Es wird im Nachhinein als Ergänzung zur Dokumentation geschrieben, dient als Erinnerungsstütze und hilft bei eventuellen späteren Ansprüchen, die Situation besser beschreiben und rekonstruieren zu können. Darin achtet die Hebamme auf folgende Punkte:

- Ablauf von problematischen Situationen oder Komplikationen
- Markante Zeitpunkte
- Länge bestimmter Zeitphasen
- Beteiligte Personen
- Besonderheiten in der Person der betreuten Frau
- Auffälligkeiten im Umfeld (z.B. Angehörige, Wohnsituation, nicht funktionierende Technik).

Jede Betroffene fertigt für sich persönliche Aufzeichnungen an. Auch ein hoher Arbeitsanfall, z.B. wenn mehrere Frauen gleichzeitig betreut werden mussten, gehört in das Gedächtnisprotokoll.

Je näher der Zeitpunkt der Niederschrift zu dem protokollierten Vorfall steht, desto genauer ist die Erinnerung. So kann die Gefahr der Wahrheitsverfälschung durch weniger deutliches Erinnern, das aus einem längeren Zeitabschnitt zwischen dem Ereignis und der Erinnerung resultiert, zumindest verringert werden.

Da das Gedächtnisprotokoll eine Aufzeichnung mit privatem Charakter darstellt, ist es nicht an eine besondere sprachliche Form gebunden.

> **Ein Gedächtnisprotokoll enthält folgende formelle Angaben:**
> - Überschrift „Gedächtnisprotokoll"
> - Ort, Datum
> - Anlass der Erstellung, Zeitpunkt des Geschehens
> - Verfasserin
> - Beteiligte.

Anschließend schreibt die Hebamme die Handlung nieder. Wie schon das Wort sagt, sollte der Verlauf bzw. eine Handlung so beschrieben werden, wie sie im Gedächtnis geblieben ist. Dabei braucht man keine Rücksicht auf die Chronologie zu nehmen. Auch Meinungen und Einschätzungen können in das Protokoll einfließen, wenn sie als solche gekennzeichnet werden.

Das Gedächtnisprotokoll stellt im Gegensatz zur Dokumentation keine Urkunde dar. Es kann jedoch wichtig sein, wenn es z.B. einige Zeit später um die Klärung bestimmter, strittiger Sachverhalte geht. Welche Gewichtung in einem rechtlichen Verfahren das Gedächtnisprotokoll erhält, entscheidet das Gericht. Soll es in einem Schadensfall die Darstellung der Situation unterstützen, wird es maschinengeschrieben (Computer) an den anwaltlichen Vertreter bzw. der eigenen Versicherung weitergegeben. In einem solchen Fall erklärt die Hebamme zum Schluss, dass sie alle Angaben nach bestem Wissen und Gewissen gemacht hat.

> Dieses persönliche Gedächtnisprotokoll gehört **nicht** in die Krankenakte, sondern wird an einem anderen geeigneten Ort aufbewahrt.

6.4 Schadensmeldung

Ist ein Schadensereignis eingetreten, hat die Hebamme gewisse Informationspflichten.

Sie meldet das Ereignis an:
- Die Vorgesetzten (als Angestellte)
- Den Versicherer (als Freiberuflerin oder Angestellte mit zusätzlicher Versicherung)
- Ggf. an das Gesundheitsamt (als Freiberuflerin).

In der Klinik wird von der vorgesetzten Stelle die Versicherung über einen möglichen Haftpflichtfall informiert. Verfügt eine angestellte Hebamme zusätzlich über eine eigene Haftpflichtversicherung, meldet sie den Fall auch bei der eigenen Versicherung. Beleghebammen melden den Fall der Krankenhausverwaltung und ihrer Haftpflichtversicherung. Bei außerklinischen Geburten meldet die Hebamme dies ihrem Haftpflichtversicherer direkt. Freiberufliche Hebammen haben, sofern dies ihre Berufsordnung so bestimmt, den Amtsarzt beim Tod der Mutter oder des Neugeborenen zu informieren.

Wer über den Deutschen Hebammenverband versichert ist, meldet den Fall der Geschäftsstelle in

Karlsruhe. Von dort wird die Meldung an den Versicherer weitergeleitet.

Im Krankenhaus fordert bei Schadensmeldungen häufig die Verwaltung **schriftliche Stellungnahmen** an. Der Inhalt beschränkt sich auf die Schilderung äußerer Geschehensumstände, wie sie sich aus den Dokumentationsunterlagen ergeben. Dazu gehört auch, warum bestimmte Entscheidungen getroffen wurden und wie es zu gemeinsamen Entscheidungsfindungen kam, sowie die Darstellung einer Überlastungssituation (➤ Kap. 5.1.4), wenn diese bestanden hat. Eine solche Stellungnahme enthält keine Wertungen, Schuldeingeständnisse oder Schuldzuweisungen gegen andere Beteiligte. Da es sich hierbei um einen internen Verwaltungsvorgang handelt, sind interne Stellungnahmen nicht der Akte beizulegen.

Eine **Meldung an die Versicherung** soll unverzüglich, innerhalb einer Woche, erfolgen, wenn nach einer Betreuung mit haftungsrechtlichen Schritten zu rechnen ist. Ein klassisches Beispiel hierfür ist die Schulterdystokie, wenn nach der erfolgreichen Überwindung dieser geburtshilflichen Komplikation dennoch eine Schädigung des Kindes zu verzeichnen ist.

Wird ein potenzieller Schadensfall nicht gemeldet, kann der Versicherer sich u.U. seiner Leistungspflicht entziehen.

Da in der Regel so kurz nach einer Komplikation noch nicht bekannt ist, ob aus diesem Fall einmal Haftpflichtansprüche an die Hebamme gestellt werden, meldet sie den Fall vorsorglich. Eine **vorsorgliche Meldung** wird nicht als Schuldeingeständnis der Hebamme gewertet. Die Meldung ermöglicht lediglich der Versicherung eine zeitnahe Einschätzung über die mögliche Schadenshöhe. Im Bedarfsfalle werden dann sogenannte Rückstellungen gebildet. Die Anzahl der vorsorglichen Meldungen führt nicht, wie häufig befürchtet, zu einer Erhöhung der Versicherungsprämien. Vielmehr kann der Versicherer nach Prüfung des Falles einschätzen, ob überhaupt Ansprüche an die Hebamme gestellt werden könnten und so sein Kostenrisiko zeitnah einschätzen.

Die Hebamme ist verpflichtet, nach den Vorgaben des Versicherers für die Abwendung und Minderung eines Schadens zu sorgen und die Versicherung bei der Klärung des Schadensfalles bestmöglich zu unterstützen. Nur wenn diese Aufgaben erfüllt werden, ist der Versicherer in der Lage, Schadensersatzansprüche zu prüfen und zu regulieren bzw. Ansprüche zurückzuweisen, falls die Hebamme tatsächlich nicht haftet.

Außerdem meldet die Hebamme dem Versicherer, wenn ihr eines der folgenden Schreiben zugestellt wird.

Beispiel

Schadensmeldung an den Versicherer bei:
- Schreiben eines Gerichts, z.B. wenn ein Ermittlungsverfahren eingeleitet, ein Strafbefehl oder ein Mahnbescheid erlassen, Prozesskostenhilfe für die gegnerische Seite beantragt wird oder eine Streitverkündung erfolgt.
- Vorladung von der örtlichen Polizei, wenn die Hebamme als Zeugin oder Beschuldigte aussagen soll. Ausnahme: Wenn die Hebamme als Zeugin geladen und keine eigene Beteiligung denkbar ist.
- Schreiben des Rechtsanwalts oder der Krankenkasse der betreuten Frau, in dem die Herausgabe der Dokumentation gefordert wird oder Ansprüche geltend gemacht werden.

Die Hebamme kopiert diese Schreiben und leitet die Kopien an die Versicherung weiter. Für eine Schadensmeldung werden die Dokumente der Akte gut lesbar kopiert und die Originale sorgfältig aufbewahrt. Hebammen sind immer wieder unsicher, ob die Akte kopiert und ohne Anonymisierung an die Versicherung weitergeleitet werden darf. Selbst wenn die Verwaltung und die Chefärztin gegenteiliger Meinung sind, darf die Hebamme auch ohne konkrete Vorwürfe die entsprechende Akte von ihrer Versicherung, einer Rechtsanwältin ihrer Wahl oder einer Gutachterin rechtlich prüfen lassen. Es handelt sich hierbei um einen **übergesetzlichen Notstand,** der die Verletzung der Schweigepflicht rechtfertigt (➤ Kap. 2.5.1). Es versteht sich von selbst, dass alle den Fall bearbeitenden Stellen ihrerseits der Schweigepflicht unterliegen.

Wenn es sich um die Meldung anlässlich einer Geburt handelt, werden folgende Unterlagen eingereicht:
- Die gesamte Geburtsdokumentation
- Das CTG (einen Abschnitt auf ein DIN-A4-Blatt, nicht zusammenkleben, besser ist durchzunummerieren)

- Ein ausführliches und wahrheitsgemäßes Gedächtnisprotokoll
- Evtl. vorhandene Arztbriefe, Stellungnahmen und bereits erstellte Gutachten
- Schreiben von Rechtsanwälten, Krankenkassen, Ladungen vor Gericht etc.

Wird der Hebamme der Vorwurf eines Behandlungsfehlers im Wochenbett gemacht, kopiert sie sämtliche Unterlagen ihrer Betreuung (ohne die Geburt). Ergänzend kann der Schadensmeldung auch ein eigenes, schriftlich niedergelegtes, standardisiertes Verfahren, z.B. das Vorgehen bei einem Milchstau, beigelegt werden. Wird der Hebamme vorgeworfen, z.B. Akupunktur (oder eine andere alternative Behandlungsmethode) nicht sorgfältig durchgeführt zu haben, fügt sie einen Nachweis über die Aus- bzw. Fortbildung bei oder wo sie das Vorgehen konkret gelernt hat. Die Auflistung einschlägiger Literatur ist nicht ausreichend. Am besten arbeitet die Hebamme eine Checkliste (→ 6.1 Schadensmeldung (Checkliste)) ab.

Kommt es zu einem Prozess über einen Haftpflichtanspruch (Zivilklage), überlässt die Hebamme die Prozessführung dem Versicherer und erteilt dem vom Versicherer bestellten oder benannten Anwalt eine Vollmacht. Drohen Fristversäumnisse, ist, ohne Weisungen des Versicherers abzuwarten, fristgerecht der erforderliche Rechtsbehelf einzulegen.

6.5 Einsichtnahme und Herausgabe der Behandlungsdokumentation

Die Einsichtnahme bzw. Herausgabe einer Kopie der Dokumentation ist nur möglich, wenn nicht gegen die Schweigepflicht bzw. eine Offenbarungsbefugnis verstoßen wird (≫ Kap. 2.5).

Bei einer telefonischen Anforderung einer Kopie der Akte kann die Hebamme bzw. das Krankenhaus nicht sicherstellen, ob der Anrufer überhaupt berechtigt ist, die Akte einzusehen. Deshalb muss die Anforderung immer schriftlich erfolgen.

Anforderung der Akte durch die Eltern

Wollen Eltern einen Schaden melden, fordern sie zunächst die Einsicht in die Betreuungsdokumentation. Die Eltern haben ein Einsichtsrecht in die Unterlagen. Nicht zwangsläufig strebt die Frau jedoch einen Rechtsstreit an, wenn sie Einsicht in die Betreuungsdokumentation nehmen will. Die Frau fordert manchmal die Dokumentation auch nur an, wenn z. B. bei einer vorangegangenen Geburt Komplikationen eingetreten sind und sie das Geschehen noch einmal mit einer Fachkraft bearbeiten will (Hebamme, Ärztin, Gutachterin). Möglicherweise nimmt die Frau auch gerne noch einmal ein Gesprächsangebot an.

Fordern die Eltern Unterlagen direkt bei der Hebamme oder im Krankenhaus an, ist ihnen die Möglichkeit der Einsichtnahme vor Ort zu geben oder auf Wunsch eine Kopie der Akte. Der Kopie wird eine Bestätigung beigelegt, die die Vollständigkeit und Richtigkeit bestätigt (→ 6.2 Bestätigung über Vollständigkeit und Richtigkeit der Akte). Die Kopierkosten kann die Hebamme in Rechnung stellen.

> **!** Nie die Originale der Unterlagen herausgegeben, da sie die einzige Möglichkeit der Beweisführung zugunsten der Hebamme sein können!

Einsichtnahme durch einen Rechtsanwalt oder die Krankenkasse

Einsicht in die Akte können die Eltern auch durch einen beauftragten und durch sie bevollmächtigten Rechtsanwalt einfordern. Die Krankenkassen prüfen einzelne Fälle, z.B. wenn bei einem Säugling bzw. Kleinkind durch Schwerstbehinderung hohe Pflegekosten anfallen oder ein Krankenhausaufenthalt der Mutter wegen Mastitis erforderlich war, um zu prüfen, ob evtl. den behandelnden Fachkräften ein Versäumnis vorgeworfen werden könnte. Damit sollen die Behandlungskosten ggf. auf den Haftpflichtversicherer abgewälzt werden.

Fordert die Krankenkasse oder ein Rechtsanwalt der betroffenen Frau die Betreuungsdokumentation an, dürfen sie dies nur, wenn dem Schreiben an die

Hebamme eine Erklärung beiliegt, in der die Frau die Hebamme von der Schweigepflicht entbunden hat (> Kap. 2.5). Fehlt eine solche Erklärung, macht die Hebamme die Krankenkasse oder den Rechtsanwalt darauf aufmerksam, dass sie wegen der Schweigepflicht keine Behandlungsunterlagen zusenden darf.

In der Regel ist mit der Aufforderung der Einsichtnahme in die Dokumentation auch die Aufforderung verbunden, den zuständigen Haftpflichtversicherer samt Versicherungsnummer mitzuteilen. Diese Informationen können ohne besondere Erlaubnis weitergegeben werden. Soweit noch nicht geschehen, erfolgt spätestens jetzt zeitgleich eine Meldung an den Haftpflichtversicherer.

> Fordert eine Frau oder ihr Anwalt Einsicht in ihre Akte, dokumentiert die Hebamme:
> - Art der Anfrage (mündlich oder schriftlich). Bei mündlicher Anfrage dokumentiert die Hebamme, dass sie die Frau darauf hingewiesen hat, ihr Gesuch schriftlich einzureichen
> - Art der erbetenen Information (z.B. Dokumentation des Wochenbettverlaufs)
> - Name und Adresse der Frau bzw. der Person, an die die Akte geschickt wurde.

Beschlagnahmung durch die Polizei

Liegt eine Anzeige bei der Polizei vor wegen eines vermeintlichen Straftatbestands, z.B. wegen des Vorwurfs fahrlässiger Körperverletzung oder Abrechnungsbetrugs, beschlagnahmt die Polizei die Originaldokumentation. Sie legt hierzu einen Durchsuchungsbeschluss der Staatsanwaltschaft vor. Der Polizei sind die Unterlagen auszuhändigen, auch wenn keine Schweigepflichtentbindung durch die Frau vorliegt. In dieser Situation ist es in aller Regel nicht möglich, dass sich die Hebamme noch Kopien anfertigt. Deshalb sollte in einem möglichen Schadensfall grundsätzlich eine Kopie angefertigt werden, der dann auch persönliche Aufzeichnungen wie das Gedächtnisprotokoll beigelegt werden.

> Die Hebamme gibt **nicht** heraus:
> - Persönliche Aufzeichnungen, z.B. Gedächtnisprotokoll (> Kap. 6.3)
> - Notizen über Gespräche wegen einer Komplikation oder Fallbesprechung (> Kap. 6.1, > Kap. 6.8))
> - Subjektive Aufzeichnungen zur Dokumentation (> Kap. 3.3.3).

6.6 Zusammenarbeit der Hebamme mit ihrem rechtlichen Vertreter im Zivilverfahren

Kommt eine Einigung mit der Frau (Anspruchstellerin) über Ersatzleistungen mit der Haftpflichtversicherung der Hebamme außergerichtlich nicht zustande, schließt sich ein Klageverfahren an, in der Regel vor dem Landgericht. Spätestens jetzt muss die Hebamme einen Rechtsanwalt beauftragen. Zuvor wird der Fall durch Sachbearbeiter der zuständigen Haftpflichtversicherung bearbeitet. Der Haftpflichtversicherer hat ein Benennungsrecht, welcher Anwalt den Fall übernehmen soll. Ist die Hebamme mit dessen Person nicht einverstanden, nimmt sie Rücksprache mit dem Versicherer. Wird die Wahl eines anderen Rechtsanwalts gut begründet, ist der Versicherer u.U. bereit, die Kosten für den gewünschten Anwalt zu übernehmen.

Nach Beauftragung eines Rechtsanwalts übernimmt dieser die weitere Verfahrensführung. Dabei ist er jedoch auf die Unterstützung seiner Mandantin angewiesen. Sie muss ihn bei der Übertragung des Mandats und nachfolgend stets sorgfältig und zeitnah informieren. Dies betrifft z.B. die inhaltliche Auseinandersetzung mit gegnerischen Schriftsätzen und die kritische Überprüfung von Sachverständigengutachten. Hierzu muss die Hebamme häufig eine schriftliche Stellungnahme abgeben.

> Bei allen juristischen Schreiben sind unbedingt die in ihnen gesetzten Fristen zu beachten. Das heißt, die eingehende Post ist sofort zu öffnen und eine Kopie an die Haftpflichtversicherung weiterzuleiten. Der Briefumschlag der Postsendung ist aufzubewahren, da dieser als Zustellungsurkunde gilt.

6.7 Das Verhalten als Zeugin oder Beschuldigte im Strafverfahren

Wenn es unmittelbar nach einem Zwischenfall zu sogenannten „informatorischen Befragungen" durch die Polizei oder Staatsanwaltschaft kommt, steht in der Regel noch nicht fest, ob überhaupt eine strafbare Handlung vorliegt oder gegen wen sich der Tatverdacht richtet. In dieser Situation kann die in den Fall involvierte Hebamme als Zeugin befragt werden. Sie kann jedoch nur Aussagen machen, wenn die Frau bzw. die Eltern sie von der Schweigepflicht entbinden. Zeugen sind grundsätzlich verpflichtet, wahrheitsgemäße Angaben zu machen. Die Zeugen können gemäß § 55 StPO (→ 2.1 Gesetzestexte) jedoch die Auskunft auf Fragen verweigern, wenn deren wahrheitsgemäße Beantwortung die Gefahr birgt, selbst wegen einer Straftat verfolgt zu werden. Daher sollte dieses **Auskunftsverweigerungsrecht** möglichst umfassend geltend gemacht bzw. die Aussage unter Hinweis auf § 55 StPO sogar ganz verweigert werden, wenn der Vorwurf eines Behandlungsfehlers auch gegenüber der Hebamme als „Zeugin" denkbar ist. Allerdings muss ein solches Auskunfts- oder sogar Aussageverweigerungsrecht nach § 56 StPO „glaubhaft" gemacht werden. Daher sollte die Hebamme gegenüber der Polizei im Zweifelsfall schweigen, um eine schriftliche Formulierung von Fragen bitten und ankündigen, dass sie schriftlich zur Sache Stellung nehmen bzw. die Fragen beantworten wird. Dazu sollte sie einen Rechtsanwalt als Zeugenbeistand hinzuziehen. In solchen Fällen ist eine Rücksprache mit dem Versicherer erforderlich.

Ist die Hebamme vom Verfahren formell als „Beschuldigte" betroffen, wird davor gewarnt, ohne Weiteres mündliche Erklärungen zur Sache abzugeben. Die Hebamme gibt ihren Namen und ihre Adresse an und teilt mit, dass sie sich über einen Rechtsanwalt zur Sache äußern werde. Der Grundsatz im Strafrecht ist: „Nicht ohne meinen Anwalt". Im Gegensatz zum Vorgehen bei Zivilverfahren sollte die Hebamme sich so schnell wie möglich um einen Anwalt bemühen, der sie in diesem Strafverfahren berät und vertritt. Wer eine Rechtsschutzversicherung hat, wendet sich in einem solchen Fall unverzüglich an seine Versicherung. Im Idealfall ist der beauftragte Rechtsanwalt ein Fachanwalt für Medizinrecht.

> **!**
> **Fristen**
> Die vorgegebenen Fristen sind zwingend einzuhalten. Wird eine Frist versäumt, kann allein deshalb ein Verfahren verlorengehen.

6.8 Fallbesprechung

Eine Fallbesprechung bietet die Chance, schwierige Situationen oder Notfälle zu analysieren und zu reflektieren. Teilnehmerinnen einer Fallbesprechung sind die beteiligten Hebammen und Ärztinnen sowie leitende Hebamme und Chefärztin. In einer Fallbesprechung geht es ausschließlich um die geburtshilfliche Situation mit dem Ziel, herauszufinden, wie der Verlauf war, ob das Vorgehen zielgerichtet und fachgerecht war und ob und wie Strategien zur Vermeidung bzw. Bewältigung der Situation verbessert werden können. Gemeinsam werden Ideen, Vorschläge und Lösungswege erarbeitet. Die Wirksamkeit von Dienst- und Arbeitsanweisungen wird überprüft. Die Moderation übernimmt eine dafür bestimmte Person. Grundlage der Fallbesprechung ist die Dokumentation.

Für die freiberuflichen Hebammen bietet sich die Fallbesprechung in einem Qualitätszirkel an. Existiert noch kein Qualitätszirkel für außerklinische Geburten vor Ort, können die jeweiligen Landeskoordinatorinnen der Gesellschaft für Qualität in der außerklinischen Geburtshilfe (QUAG e.V.) angesprochen werden.

> **TIPP**
> **Hilfreich ist die Vorgehensweise nach folgendem Schema:**
> - Was ist passiert?
> - Wann ist es passiert?
> - Wer war beteiligt?
> - Welche Bedingungen in der Umgebung lagen vor?
> - Wie kann das Ereignis in Zukunft vermieden werden?

6.9 Supervision und psychologische Beratung

Eine Hilfe für die Hebamme kann auch Supervision sein. Hier steht die Reflexion der erlebten Situation im Vordergrund. Sie dient der Entlastung und dem Lernen aus dem Erlebten. Gesprächsgrundlage für die Reflexion kann die Dokumentation bzw. das Gedächtnisprotokoll sein.

> Das Niederschreiben von Gefühlen kann auch eine Strategie zur Bearbeitung des Erlebten sein.

In manchen Fällen ist dies jedoch nicht ausreichend und eine psychologische Begleitung erforderlich. Die Hebammenverbände können hier Kontakte vermitteln. Auch Krankenkassen stellen Adresslisten zur Verfügung.

6.10 Die Gutachterinnenkommission des Deutschen Hebammenverbandes

Der Deutsche Hebammenverband (DHV) installierte 1992 eine Gutachterinnenkommission. Sie besteht heute aus drei Mitgliedern, zwei unabhängigen Sachverständigen im Hebammenwesen, die die betroffenen Hebammen fachlich beraten, und einer dritten, die als erste Ansprechpartnerin in der Bundesgeschäftsstelle zur Verfügung steht.

Die **Aufgaben der Gutachterinnenkommission** sind:
- Erfassen aller vermeintlichen oder tatsächlichen Haftpflichtansprüche
- Unterstützung der betroffenen Kollegin durch Überprüfen des Sachverhaltes und der Dokumentation, Einschätzung der Gesamtsituation, emotionaler Beistand
- Überprüfen ärztlicher Gutachten
- Verfassen eigener Stellungnahmen und Gutachten für die Versicherung der betroffenen Hebamme, für die anwaltlichen Vertreter der Hebammen und für die Gerichte. Gutachten werden nur nach einer Beauftragung und nach Klärung der Kostenübernahme erstellt
- Darstellung der gemeldeten Fälle für die Mitglieder des DHV: Wie viele Meldungen gibt es überhaupt pro Jahr? Aus welchem Tätigkeitsbereich kommen die Meldungen? Arbeiten die Hebammen angestellt oder freiberuflich?
- Pflegen einer Datenbank
- Auswertung der gesammelten Daten, wie etwa die Klärung der Frage, ob es Sachverhalte gibt, die den Hebammen gehäuft vorgeworfen werden. Veröffentlichungen darüber durch Vorträge und Artikel in Fachzeitschriften
- Zusammenarbeit mit der Versicherung und Informationsaustausch.

Die **Unterstützung der Kolleginnen** richtet sich nach dem Bedarf. Häufig sind lange Telefongespräche erforderlich, in denen mit der betroffenen Kollegin die weiteren Schritte besprochen werden. Die Gutachterinnen geben eine Einschätzung zur Situation und zum Verlauf aus haftungsrechtlicher Sicht. Nach der Durchsicht der Dokumentation sind oft Fragen offen, die mit einem ergänzenden Gedächtnisprotokoll beantwortet werden müssen.

In besonderen Fällen wird die Rechtsstelle mit einbezogen und unterstützt durch Hinweise und Schriftverkehr. Die Beratung durch die Gutachterinnenkommission ist für Mitglieder des DHV kostenlos. Sie kann jedoch von allen Hebammen in Anspruch genommen werden.

In manchen Fällen genügt die Information über die weiteren Schritte und die fachliche Besprechung des Falles nicht. Die Erschütterung der betroffenen Hebamme kann so tiefgreifend sein, dass sie sich (zunächst einmal) nicht mehr arbeitsfähig fühlt. Sie quält sich mit Schuldvorwürfen und Ängsten. Möglicherweise hat sie keine Ansprechpartnerinnen innerhalb des Teams, die ihr den Rücken stärken könnten. Hier kann Supervision oder psychologische Beratung eine große Unterstützung sein.

Wurde im Verlauf gerichtlicher oder auch außergerichtlicher Auseinandersetzungen ein ärztliches Gutachten erstellt, ist die betroffene Hebamme aufgefordert, sich dazu zu äußern. Zur Unterstützung kann sie hier Rücksprache mit den Gutachterinnen halten und ihre Einschätzung erfragen.

Wird ein Ermittlungsverfahren gegen die Hebamme eingeleitet, ist die Betreuung durch Gespräche, die Hilfestellung beim Verfassen von Berichten und die Vermittlung an auf Medizin- und Strafrecht spezialisierte Anwälte nötig.

In einigen Fällen fordert die Versicherung ein Hebammengutachten an. Je nach Sachverhalt fordert die Versicherung ein Gegengutachten, Ergänzungen oder Berichtigungen zu den ärztlichen Gutachten an.

Folgeschäden nach Schulterdystokie (> Kap. 5.2.3) waren die häufigsten Vorwürfe in den ersten zehn Jahren der Registrierung. Dabei erschwerte eine mangelhafte Dokumentation das korrekte Nachvollziehen der Situation. Inzwischen haben sich durch viele Fortbildungen bundesweit und die Aufforderung an die geburtshilflichen Teams, Standards zu schaffen, die Vorwürfe tatsächlich reduziert. Durch viele Rechtsprechungen und Veröffentlichungen ist inzwischen auch geklärt, dass nicht jede Plexusparese vermeidbar ist, auch wenn bei einer Schulterdystokie sachgerecht vorgegangen wird.

!
Die nachvollziehbare Dokumentation ist der beste Schutz vor Haftpflichtansprüchen.

Ein weiterer problematischer Bereich sind Vorwürfe gegen geburtshilfliche Teams, durch Sauerstoffmangel unter der Geburt Folgeschäden für die Kinder verursacht zu haben. Diese emotional stark belastenden Vorwürfe müssen fast immer durch Gerichte geklärt werden. Die Verfahren ziehen sich bis zu ihrem Abschluss oft über Jahre hin. Durch CTG-Fortbildungen, Optimierung der Organisationsstruktur, Verbesserung der Zusammenarbeit mit den ärztlichen Mitarbeitern (z.B. durch regelmäßige Teambesprechungen) und eine lückenlose und nachvollziehbare Dokumentation können die Hebammen positive Veränderungen bewirken.

Die Gutachterinnen arbeiten inhaltlich unabhängig. Sie unterliegen also nicht den Vorgaben eines Berufsverbandes. Sachverständige halten sich laufend auf dem neuesten fachlichen Wissensstand. Sie kennen die Hebammen-Standards, also das Wissen, über das jede durchschnittlich ausgebildete Hebamme verfügen muss. Sie geben ihre Einschätzungen ab auf der Grundlage der Hebammen-Berufsordnung, der Hebammengesetze und den Empfehlungen der Hebammenverbände und anderer interdisziplinärer Berufsgruppen (z.B. Frauen- und Kinderärzte). Zur Klärung der Frage, ob eine Handlung einer Kollegin vertretbar ist, die vom Standard abweicht, können weitere Veröffentlichungen herangezogen werden (z.B. QUAG-Studien, Veröffentlichungen der WHO, Meta-Analysen, Fachartikel).

6.11 Die Rechtsstellen der Hebammenverbände

Auch die Rechtsstellen der Hebammenverbände sind aus ihrem großen Erfahrungsschatz heraus eine rechtliche Stütze. Sie sind oftmals besonders hilfreich, wenn aus problematischen geburtshilflichen Situationen Vorwürfe und Schuldzuweisungen von Vorgesetzten und vom Arbeitgeber gegen die Hebamme erhoben werden und arbeitsrechtliche Konsequenzen wie Abmahnungen drohen. Die Rechtsstellen beraten und verfassen bei Bedarf Schreiben an den Arbeitgeber.

Beispiel
Bei einer Geburt stellte die Hebamme fest, dass die Kopfschwartenelektrode nicht funktionierte. Sie hatte den Arbeitgeber bereits mehrfach darauf hingewiesen, dass die Verbindungskabel nicht mehr mit den CTG-Geräten kompatibel waren. Der Austausch erfolgte nicht. Die Hebamme kommentierte den Eltern gegenüber, dass ihr das Problem bekannt sei. Die Herztöne konnten nicht zuverlässig abgeleitet werden, es wurde eine Notsectio durchgeführt. Die Eltern erwähnten dies in einem Gespräch nach der Geburt dem Chefarzt gegenüber. Der Arbeitgeber wollte die Hebamme wegen dieser Aussage abmahnen. Der Justiziar konnte durch eine ausführliche Stellungnahme nach Gesprächen und dem Gedächtnisprotokoll der Hebamme die Abmahnung abwehren.

Anhang

Glossar

AWMF

Eine der Aufgaben der Arbeitsgemeinschaft der Wissenschaftlichen Medizinischen Fachgesellschaften (AWMF) ist die Erarbeitung von Empfehlungen (Leitlinien).
www.awmf.org oder www.leitlinien.net oder über www.dggg.de

Beweiserleichterung bis hin zur Beweislastumkehr

ist eine vom BGH entwickelte Beweishilfe. Der BGH hat in der Vergangenheit bei Vorliegen bestimmter Voraussetzungen die bis dahin geltenden Grundsätze der Beweislast durch eine neue Beweiskonstruktion geändert. Zunächst war die Beweiserleichterung auf Fälle einer mangelhaften ärztlichen Dokumentation beschränkt, inzwischen wird sie auch u.a. bei dem Vorliegen eines groben ärztlichen Behandlungsfehlers angewendet.
Dabei kommt es nach der Rechtsprechung des BGH nicht zu einer automatischen Beweislastumkehr, sondern es sind Beweiserleichterungen bis hin zur Beweislastumkehr anzuwenden.
Nach einem Urteil des BGH vom 27.04.2004 - VI ZR 34/03 reicht es bei einem groben ärztlichen Behandlungsfehler für die Umkehr der Beweislast aus, dass der grobe Behandlungsfehler geeignet ist, den eingetretenen Schaden zu verursachen. Eine zusätzliche Wahrscheinlichkeit des Schadenseintritts ist nicht erforderlich.
Die Beweislastumkehr ist eine Ausnahme von dem Grundsatz, dass grundsätzlich jede Partei die Beweislast trägt, dass sie einen Schaden erlitten hat.
Insbesondere in der Arzthaftung bzw. Haftung der Hebamme befindet sich die Klägerin typischerweise in einer Beweisnot. So kann sie bei einer Arzthaftung zwar den groben Behandlungsfehler des Arztes oft beweisen; die Kausalität zwischen Behandlungsfehler und Schaden kann sie jedoch nur schwer beweisen, da die Folgen einer Behandlung oder eines Eingriffs nur sehr selten mit letzter Genauigkeit von einem Laien nachvollzogen werden können. Mit der hier geltenden Beweislastumkehr ist es nun Aufgabe des Arztes bzw. der Hebamme, zu beweisen, dass ihr Handeln nicht ursächlich für den eingetretenen Schaden war.
Quelle: www.juraforum.de/lexikon/Beweiserleichterung bis zur Beweislastumkehr

Ermittlungsverfahren (oder Vorverfahren)

Dieses ist Ausgangspunkt jedes Strafverfahrens. Die Ermittlungsbehörde ist die örtlich zuständige Staatsanwaltschaft. Die Polizei führt im Auftrag der Staatsanwaltschaft die Ermittlungen durch. Die Ermittlungen müssen aufgrund von Anzeigen oder entsprechender Hinweise auf eine Straftat stets aufgenommen werden (sog. Anfangsverdacht). Die Polizei hat in diesem Zusammenhang das Recht und die Pflicht zur Einleitung von Ermittlungen. Wird das Ermittlungsverfahren abgeschlossen, obliegt es allein der Staatsanwaltschaft, darüber zu entscheiden, ob Anklage erhoben wird, ein Strafbefehl beantragt oder das Verfahren eingestellt wird.

Natürliche Person und juristische Person

Eine „natürliche Person" ist im Recht der rechtsfähige Mensch. Eine „juristische Person" ist eine rechtsfähige Gruppe von Menschen wie Vereine, Gesellschaften des Bürgerlichen Rechts oder Partnerschaftsgesellschaften.

Rechtsbehelf

Ein Rechtsbehelf ist jede rechtlich anerkannte Möglichkeit, gegen einen nachteiligen Rechtszustand oder eine Entscheidung mit dem Ziel der Aufhebung oder Abänderung vorzugehen.

Literatur

(Siehe auch → 3.3 Bezugsadressen sowie → Links.)

Bartha, W.C.; Wallhäuser, M.: Mitgefangen, mitgehangen? In: Frauenarzt 2009, 4: 378–379.

Berg, D.; Ulsenheimer K.: Patientensicherheit, Arzthaftung, Praxis- und Krankenhausorganisation. Heidelberg: Springer 2006.

Bundesministerium der Justiz (BMJ): Patientenrechte in Deutschland. Berlin: BMJ 2005.

Cignacco, E. (Hrsg.): Hebammenarbeit. Bern: Huber 2006.

Deutsche Gesellschaft für Anästhesie und Intensivmedizin (DGAI), Vereinbarung über die Zusammenarbeit in der operativen Gynäkologie und Geburtshilfe, http://www.dgai.de/06pdf/01_2_063-Gyn-Geburtsh.pdf.

Deutscher Hebammenverband e.V.: Empfehlungen zum Vorgehen bei Schulterdystokie. Karlsruhe: DHV e.V. 2006.

Deutscher Hebammenverband (Hrsg.): Stillen – Der beste Start ins Leben. Karlsruhe: DHV e.V. 2008.

Deutscher Hebammenverband (Hrsg.): Stillbegleitung durch Hebammen. Karlsruhe: DHV e.V. 2006, www.hebammenverband.de/index.php?id=174; 31.7.09.

Deutscher Hebammenverband (Hrsg.): Schwangerenvorsorge durch Hebammen. Karlsruhe: DHV e.V., 2003, www.hebammenverband.de/index.php?id=174; 31.7.09.

Diefenbacher, M.: Praxisratgeber Recht für Hebammen. Stuttgart: Hippokrates 2005.

Enkin, M.W.; Keirse, M.J.N.C.; Renfrew, M.J. et al.: Effektive Betreuung während Schwangerschaft und Geburt. Wiesbaden: Ullstein Medical 1998.

Fey, C.: Hebammenarbeit optimieren, Dokumentation erleichtern. In: Hebammenforum, 2008, 8: 603–606.

Fey, C.: Dokumentation von Schwangerschaft, Geburt und Wochenbett. In: Hebammenforum, 2005, 8: 573–576.

Fey, C.: Ein bis zwei Liter pro Minute, Postpartale Blutungen. In: Hebammenforum, 2009, 4: 278–281.

Fey, C.: Haftungsfragen bei Schulterdystokie, In: Deutsche Hebammenzeitschrift, 2008, 10: 30–33.

Fey, C.; Gruber P.: Die häufigsten Fehler aus gutachterlicher Sicht. In: Deutsche Hebammenzeitschrift, 2009, 9: 6–10.

Garland, D.: Das Wassergeburtenbuch. Bern: Hans Huber 2004.

Geist Ch.; Harder U. et al.: Hebammenkunde. Berlin: de Gruyter 2006.

Gruber P.: Was ist zu tun wenn.... In: Hebammenforum 2005, 8: 577.

Gruber P.: Kühler Kopf im Notfall. In: Hebammenforum 2008, 6: 431.

Gruber P.: Noch mal gut gegangen(?).In: Hebammenforum 2009, 4: 270–277.

Hähnlein, K. A.: Sind so kluge Hände. In: Bund Deutscher Hebammen. Kongressband 2007: 225-234.

Harder, U.: Haverie-Übung, Hebammenhilfe bei Schulterdystokie. In: Hebammenforum 2002, 12: 799–811.

Harder, U.: Sofortmaßnahmen bei Schulterdystokie. In: Die Hebamme 2005; 18: 138–145.

Harder, Y.v. ; Dittmann, J.: Schulterdystokie: Seltene Komplikation – häufiger Haftungsfall. In: Frauenarzt 2004, 45(7): 650–655.

Henke, F.: Formulierungshilfen zur Pflegeplanung. Stuttgart: Kohlhammer 2008.

Horschitz, H.: Sorgfaltspflichten und Dokumentation. Anmerkungen zu dem Gerichtsurteil des LG Münster 11 O 63/87 vom 16.3.1989. In: Deutsche Hebammenzeitschrift, 1989, 10: 374–375.

Horschitz, H.: Strafrechtliche Würdigung einer fahrlässigen Tötung. In: Hebammenforum, 2004, 8: 576–579.

Horschitz, H.; Selow, M.: Hebammengebührenrecht. Frankfurt: Mabuse 2008.

Kirchner, S.: Macht und Machtmissbrauch im Hebammenberuf. In: Hebammenforum, 2003, 6: 395-401.

Knobloch-Neubehler, R.: Dokumentation – Lust oder Last. In: Deutsche Hebammenzeitschrift, 1995, 9: 414–417.

Knobloch, R.: Gibt es das ideale Formular? In: Deutsche Hebammenzeitschrift, 2009, 9: 14–17.

Knobloch, R.: Geburtsdokumentation. In: Hebammenforum, 2005, 8: 582–576.

Keitel, P.: Handlungsorientierte Pflegedokumentation. Stuttgart: Kohlhammer 2007.

Koller, C., Langsdorff, U. v.: Risikomanagement im Krankenhaus. Heidelberg: Economica 2005.

Krahl, A.; Bauer, N.; Sayn-Wittgenstein, F. v.: Neue Pfade der Betreuung gehen. In: Deutsche Hebammenzeitschrift 2009, 9: 10–13.

Korioth, J.: Schulterdystokie aus forensischer Sicht. In: Hebammenforum, 2001, 6.

Lippens, F.: Warum ein neues Partogramm? In: Deutsche Hebammenzeitung 1990, 9: 361–364.

Mändle, C.; Opitz- Kreuter, S.: Das Hebammenbuch, Stuttgart: Schattauer 2007.

Metz-Becker, M. (Hrsg.): Hebammenkunst gestern und heute. Marburg: 1999, Jonas Verlag.

Meysen, T.; Schönecker, L.; Kindler; H.: Frühe Hilfen im Kinderschutz. Weinheim: Juventa Verlag 2008.

Nakhla, D.; Eickhorst, A.; Cierpka, M. (Hrsg.): Praxishandbuch für Familienhebammen. Frankfurt: Mabuse 2009.

Pelz, F. J.: Aufklärung – Haftungsrisiko und Chance. In: Der Gynäkologe. 2004, 1: 8-14.

Piechotta, B.; Meier, U.: Zwischen Scylla und Charybdis – Dokumentation psychotherapeutischer Sitzungen. In: Forum Psychotherapeutische Praxis, Göttingen 2002, 2: 158–164.

Pierre, St.; Hofinger, G.; Buerschaper, C.: Notfallmanagement, Human Factors in der Akutmedizin. Heidelberg: Springer 2005.

Regouin, W.; Rometsch, M.: Berichten, Rapportieren, Dokumentieren: Praxishandbuch für Pflege-, Gesundheits- und Sozialberufe. Bern: Hans Huber 2000.

Retzke, U.; Graf, H.: Überwachung des Kindes vor und während der Geburt, Stuttgart: Enke 1996.

Rösen, E.E.: Dokumentation in der Altenpflege. München: Urban & Fischer bei Elsevier 2007.

Rugor, R.; von Studzinski, G.: Qualitätsmanagement nach der ISO Norm. Weinheim: Beltz 2003.

Schell, W.: Die Delegation von Injektionen, Infusionen und Blutentnahmen auf nichtärztliches Personal – ein Dauer-Rechtsproblem im Bereich der vertikalen Arbeitsteilung, Institut für Pflegerecht und Gesundheitswesen. www.wernerschell.de/Rechtsalmanach/Diagnostik und Therapie/delegation.php; 31.7.09.

Schneider, E.: Familienhebammen, Die Betreuung von Familien mit Risiko. Frankfurt: Mabuse 2004.

Schneider, H.; Husslein, P.; Schneider, K.T.M.: Die Geburtshilfe. Heidelberg: Springer 2006.

Schlicht, E. L. M.: Schulterdystokie – Paradigma eines klinischen Notfalls. Frauenarzt 1998, 8.

Schroth, U.: Dokumentation. In: DHZ 9/1990: 342–343.

Schroth, U.: Die Gründung der Gutachterinnenkommission. In: Hebammenforum 2005, 8: 580–581.

Schroth, U.: Anforderungen an die geburtshilfliche Dokumentation. In: Hebammenforum 2005, 8: 570–572.

Schroth, U.: Dokumentation der Hebammentätigkeit. In: Deutsche Hebammenzeitschrift 11/1994: 463–465.

Schroth, U.: Neues Partogramm. In: Deutsche Hebammenzeitschrift, 1999, 12: 697–698.

Schroth, U.: Dokumentation: Lückenhaft, Haftungsrecht im Wochenbett. In: Hebammenforum 2002, 8: 519–522.

Schwenzer, T.; Beck, L.: Ist eine Plexusparese nach Schulterdystokie vermeidbar? In: Der Gynäkologe 1997, 3: 381–382.

Schwenzer, T.: Die Schulterdystokie und ihre forensischen Aspekte. In: Der Gynäkologe 1994, 27: 222–228.

Selow, M.: Fragen aus der Praxis – Schwangerenvorsorge durch Hebammen. In: Die Hebamme 2007, 1.

Selow, M.: Management zur Vermeidung und Erkennung einer Hyperbilirubinämie/Kernikterus. In: Hebammenforum, 2009, 12: 1001-1003.

Selow, M.: Mit gebotener medizinischer Sorgfalt – Entwicklung und Implementierung geburtshilflicher Standards. In: Hebammenforum 2005, 9.

Selow, M.: Richtlinien, Leitlinien, Empfehlungen, Standards. In: Hebammenforum, 2003, 7: 449–450.

Selow, M.: Qualitätszirkel. In: Hebammenforum, 2003, 7: 467–468.

Ulsenheimer K.; Erlinger, R.: Juristische Aspekte zu Facharztstatus bzw. Facharztstandard. In: Baltzer J. et al.: Praxis der Gynäkologie und Geburtshilfe. Stuttgart: Thieme 2004.

Wieteck, P.; Velleuer, H.-J.: Pflegeprobleme formulieren, Pflegemaßnahmen planen. Leitfaden zur Dokumentation pflegerischer Interventionen. Kassel: Recom 2000.

WHO Department of Reproductive Health and Research: Care in normal birth. A Practical Guide, Genf 1996: Betreuung während der Normalen Geburt. Karlsruhe: Deutscher Hebammenverband e.V. 2002.

Gebräuchliche Abkürzungen

Abkürzungen können in der Geburtshilfe verwendet werden, wenn alle in diesem Bereich Tätigen oder sonstige Sachverständige diese verstehen bzw. interpretieren können.

Es ist zu empfehlen, eine Liste der üblichen Abkürzungen zu erstellen und diese als Grundlage für ein zusammenarbeitendes Hebammenteam bzw. geburtshilfliches Team zu verwenden. Dies kann als Verfahrensanweisung oder als Handlungsanweisung geschehen.

Nachfolgend eine Aufstellung von gebräuchlichen Abkürzungen in der Geburtshilfe, ohne Anspruch auf Vollständigkeit (→ 3.2 Gebräuchliche Abkürzungen).

A

abd.	abdominal
Abk.	Abkürzung
AC	Amniocentese
AG	Ausgangsgewicht
AK	Antikörper
Akz.	Akzeleration
allg.	allgemein
AP	Austreibungsperiode
art.	arteriell
AT	Amniotomie

B

BA	Beckenausgang
BabyMa	Babymassage
bakt.	bakteriell
BauMa	Bauchmassage
BB	Beckenboden oder Blutbild (Zusammenhang!)
BDK	Blasendauerkatheter
bds.	beidseits
BE	Beckeneingang oder Blutentnahme oder Broteinheit (Zusammenhang!)
BEL	Beckenendlage
bes.	besonders
Bili	Billirubinwert
Bl	Baseline
Bltg.	Blutung
BM	Beckenmitte oder Bauchmassage oder Brustmassage oder Babymassage, besser andere Abkürzungen für die Massagen benutzen!
BpM	Beats per minute
BTM	Betäubungsmittel
BruMa	Brustmassage
BS	Blasensprung
BV	Blutverlust
BW	Brustwarze
BWS	Brustwirbelsäule
BZ	Blutzucker
bzgl.	bezüglich
bzw.	beziehungsweise

C

ca.	cirka
CTG	Cardiotokographie, Cardiotokogramm
Cx	Cervix

D

DD	Differenzialdiagnose
Def.	Definition
Dez.	Dezeleration
d.h.	das heißt
DHV	Deutscher Hebammenverband
DM	Diabetes mellitus
DR	Dammriss

E

E	Entlassung
einschl.	einschließlich
EK	Erythrozytenkonzentrat
EKG	Elektrokardiogramm
entspr.	entspricht
Entw.	Entwicklung
entw.	entweder
Entz.	Entzündung
EP	Eröffnungsperiode
Epi	Episotomie
erh.	erhalten
Erkr.	Erkrankung
Err.	Erreger
Ery.	Erythrozyten
ET	Entbindungstermin
EU	Extrauteringravidität
ext.	extern
evtl.	eventuell
EZ	Ernährungszustand

F

F	Fundus
FA	Facharzt
FÄ	Fachärztin
Fam.	Familie
FB	Fruchtblase
FFTS	fetofetales Transfusionssyndrom
FHF	fetale Herzfrequenz
FHT	fetale Herztöne
funkt.	funktionell
FW	Fruchtwasser

G

GBS	Gruppe B Streptokokken
Gebh.	Geburtshilfe
Gew.	Gewicht
GDM	Gestations-Diabetes-mellitus
ggf.	gegebenenfalls
GG	Grundgesetz
GH	Geburtshaus
gr.	groß
GV	Geschlechtsverkehr
Gyn.	Gynäkologe
gyn.	gynäkologisch

H

h	hora (Stunde)
HA	Hausarzt
Hämat.	Hämatologie
hämat.	hämatologisch
Hb	Hämoglobin
HebVV	Hebammen-Vergütungsvereinbarung (Anlage 1 des Vertrags nach § 134a SGB V)
HELLP	Hämolysis, elevated liver enzymes, low platelet count
HF	Herzfrequenz
Hg.	Handgriff
HG	Hausgeburt
HHL	Hinterhauptslage
hiHHL	hintere Hinterhauptslage
hist.	histologisch
HT	Herztöne
HWI	Harnwegsinfekt
HWS	Halswirbelsäule
Hyg.	Hygiene
HZ	Handzeichen

I

I	Interspinalebene
i.A.	im Allgemeinen
ICSI	Intrazytoplasmatische Spermieninjektion
i.d.R.	in der Regel
IE	Internationale Einheit
IGeL	Individuelle Gesundheits-Leistung
i.m.	intramuskulär
Ind.	Indikation
Inf.	Infektion
Inj.	Injektion
innerh.	innerhalb
insbes.	insbesondere
ITN	Intubationsnarkose
IUFT	intrauteriner Fruchttod
i.v.	intravenös
IVF	In-vitro-Fertilisation

K

KB/KBW	Kindsbewegung
KBS	künstliche Blasensprengung
Kikl.	Kinderklinik
kl.	klein
Komb.	Kombination
kompl.	kompliziert
Konz.	Konzentration
Krh.	Krankenhaus
Krkh.	Krankheit
KSE	Kopfschwartenelektrode

L

Leop.	Leopold-Handgriffe
li	links
Lj.	Lebensjahr
LP	letzte Periode
LR	Labienriss
LT	Leitstelle
LWS	Lendenwirbelsäule

M

max.	maximal
MBU	Mikroblutuntersuchung
ME	Milcheinschluss
Med.	Medikament
Mek.	Mekonium
Meth.	Methode
mikrobiol.	mikrobiologisch
Min.	Minute
mind.	mindestens
mittl.	mittlerer
MM	Muttermund oder Muttermilch, ergibt sich aus dem Zusammenhang
Mon.	Monat

N

N	Nabel
Nachw.	Nachweis
neg.	negativ
NG	Neugeborenes
NS	Nabelschnur
NSU	Nabelschnurumschlingung
NW	Nebenwirkung
n.W.	nach der Wehe

O

OA	Oberarzt
OÄ	Oberärztin
o.A.	oder Anderes
o.Ä.	oder Ähnliches
oberh.	oberhalb

OBT	Oxytocin-Belastungstest	SL	Schädellage oder Seitenlage
oGGT	oraler Glukosetoleranztest	s.o.	siehe oben
OP	Operation	spez.	speziell
op.	operativ	SpM	Schläge pro Minute
Ord.	Ordination	sp U.	Spontan-Urin
org.	organisch	SR	Scheidenriss
OSRE	obere Schoßfugenrandebene	SS	Schwangerschaft
Osz.	Oszillation	SSW	Schwangerschaftswoche
O_2	Sauerstoff	Std.	Stunde
		s.u.	siehe unten
		sup.	superior
		Sympt.	Symptom

P

P	Puls		
Päd.	Pädiatrie		
päd.	pädiatrisch	T	
Pat.	Patient/in	Tab.	Tabelle
path.	pathologisch	Temp.	Temperatur
PDA	Periduralanästhesie	tgl.	täglich
physik.	physikalisch	Ther.	Therapie
physiol.	physiologisch	TK	Thrombozytenkonzentrat
Pkt.	Punkt	Toko	Tokogramm
Pl.	Plazenta		
PN	Pfeilnaht	U	
PND	Perinataldiagnostik		
pos.	positiv	u.a.	unter anderem
p.p.	postpartal	u.Ä.	und Ähnliches
Progn.	Prognose	ü.W.	über eine Wehe hinweg
psychol.	psychologisch	unterh.	unterhalb
		Urs.	Ursache
		US	Ultraschall
Q		USRE	untere Schoßfugenrandebene
QF	Querfinger	usw.	und so weiter
QL	Querlage	u.U.	unter Umständen
qual.	qualitativ	Ut.	Uterus
quant.	quantitativ		
		V	
R		V.a.	Verdacht auf
re.	rechts	v.a.	vor allem
reg.	regulär oder regelgerecht	vag.	vaginal
Rh	Rhesusfaktor	VBS	vorzeitiger Blasensprung
RR	Riva Rocci, Blutdruckmessung	VE	Vakuumextraktion
		versch.	verschieden
		Verw.	Verwendung
S		vgl.	vergleiche
S.	Seite	VHL	Vorderhauptslage
SBS	spontaner Blasensprung	virol.	virologisch
s.c.	subkutan	Vit.	Vitamin
SD	Schulterdystokie	vollst.	vollständig
Sek.	Sekunde	VU	vaginale Untersuchung
sek.	sekundär	VT	vorangehender Teil
SF	Symphysenfundusabstand	v.W.	vor der Wehe
s.a.	siehe auch		
serol.	serologisch	W	
SGA	small gestationsage		
SGB	Sozialgesetzbuch	WF	Wochenfluss
SIH	schwangerschaftsinduzierte Hypertonie	Wo	Woche

WTK/WT	Wehentätigkeit	z.T.	zum Teil
WV	Wiedervorstellung	zus.	zusammen
		Zus.	Zusammenhang
		Zust.	Zustand
Z		Z.n.	Zustand nach
z	zentriert	zw.	zwischen
z.B.	zum Beispiel	z.Z.	zurzeit
zentr.	zentriert		

Abbildungsnachweis

Der Verweis auf die jeweilige Abbildungsquelle befindet sich bei allen Abbildungen im Buch am Ende des Legendentextes in eckigen Klammern. Alle nicht besonders gekennzeichneten Grafiken und Abbildungen © Elsevier GmbH, München.

E114	DIOmed Redaktion in Thieme Compliance GmbH, Erlangen
E299	Elwin Staude Verlag, Hannover
L138	Martha Kosthorst, Borken
M338	Patricia Gruber, Wetter a. d. Ruhr
M339	Heinz Neubehler, Karlsruhe
M340	Cäcilie Fey, Freiburg i. B.
T383	Universitätsklinikum Freiburg i. B.

Adressen

Regine Knobloch, Karlsruhe,
E-Mail: knobloch@sa-heb.de

Monika Selow, Potsdam,
E-Mail: ms@selow.de

Cäcilie Fey, Freiburg i. B.,
E-Mail: fey@sa-heb.de

Patricia Gruber, Wetter a. d. Ruhr,
E-Mail: gruber@sa-heb.de

Stichwortverzeichnis

A

Aktenvernichter, Sicherheitsstufen 22
Akupunktur 102
Anamnese 49, 58
– Ernährung 50
– psychosoziale 49
Anti-D-Prophylaxe 86, 96
Apgar-Schema 70, 71, 116
Archivierung
– Bedingungen 19
– digitale 21
– durch Mikroverfilmung 21
– Zugriff 20
Archivierungsdienst 20
Aromatherapie 103
Aufbewahrung
– Fristen 19
– Pflichten 19
Aufklärung 50
– Routineuntersuchung 54
– Verzicht 51
– vor außerklinischer Geburt 51
– Vorgehensweise 50
– während der Geburt 54
– wirtschaftliche 54
– Zeitpunkt 51
Aufklärungsgespräch 56
Auskultation 66
Auskunftsverweigerungsrecht 137
Aussageverweigerungsrecht 137
Austreibungsphase 69

B

Beckenendlage (BEL) 59
Befindlichkeitsstörungen 59
Behandlungsvertrag 10, 104
– Inhalte 11
– Muster 11
– Nebenpflichten 14
– schriftlicher 11
– stillschweigender 11
Behandlungsverweigerung 10
Beratung 55
Berufsordnungen 9, 15, 19, 47, 59, 100, 101, 107, 133
Berufsverbände 78
Betreuungsstandard 55
Blasensprung vorzeitiger 78, 90
Blutverlust, postpartaler 116

C

Chlamydien 97
Coombs-Test 96

D

Datenschutz 17
Datenvernichtung 22
– Zertifikat 22
Dienstanweisung 37, 44
Dokumentation
– Abkürzungen 30
– als Abrechnungshilfe 6
– als Arbeitsdarstellung 5
– als Arbeitsmittel 6
– als Ausbildungsziel 9
– als Grundlage für Fallbesprechung 137
– als haftungsrechtliche Absicherung 7
– als Nebenpflicht 10
– als Patientenrecht 11
– als Qualitätsmanagement 43
– Anamnese 49
– Aufbewahrungsfristen 19
– äußere Untersuchung 63
– Austreibungsphase 69
– bei Beschwerden 59
– bei Besonderheiten 124
– bei fehlendem Einvernehmen 125
– bei Meinungsverschiedenheiten 121, 122
– bei Oxytocingabe 102
– bei Problemen mit Begleitpersonen 128
– bei protrahierter Geburt 78
– bei psychischen Problemen 60
– bei Reanimation 116
– bei Übergabe 45
– bei Unfall 111
– bei Verständigungsproblemen 124
– bei vorzeitigem Blasensprung 78
– bei Weigerung 126
– bei Zivilprozessen 131
– Beschlagnahmung 136
– Bestandteile 29
– CTG 65
– der Familienhebamme 107
– des Neugeborenen 90
– des Wochenbetts 79
– Einsicht 135
– Einsichtsrecht 14
– einzelner Eintrag 29
– elektronische 35
– Eröffnungsphase 69
– falsche Eintragungen 122
– formale Anforderungen 30
– Geburt 70
– Geburtsphasen 68
– Gedächtnisprotokoll 133
– Herausgabe 134
– im Mutterpass 104
– in Notfallsituationen 114
– Latenzphase 69
– nach Rechtsformen 22
– Nachgeburtsphase 71
– Nachtrag 121
– Namenskürzel 32
– Neugeborenengefährdung 94
– Neugeborenenikterus 92
– Neugeborenen-Screening 98, 106
– Neugeborenes 70
– rechtliche Grundlagen 9
– Schreibmaterial 33
– Schulterdystokie 118
– vaginale Untersuchung 64
– verschreibungspflichtige Arzneimittel 100
– Vorsorgeuntersuchungen 104
– während der Geburt 61
– Wassergeburt 74
– Zeitangaben 32
– zur Qualitätssicherung 5
Dokumentationspflicht, gesetzliche Grundlagen 9
Dokumentationsprozess 42
Dokumentationsroutinen 33

E

Einsichtsrecht 14, 31, 135
Einzelunternehmerin 23
Entlassungsgespräch 53
Ernährungsberatung 50
Eröffnungsphase 69

F

Fallbesprechung 137
Familienhebamme 107
Fehlerkette 110
Fußreflexzonenmassage 103

G

Geburt 70
– Phasen 68
– protrahierte 78
Geburtsbescheinigung 106
Gedächtnisprotokoll 133, 138
Gemeinschaftspraxis 24, 46
Gesellschaftsvertrag 27
Gesundheitsleistung, individuelle (IGeL) 54, 97

Gravidogramm 34, 55, 97, 104
Gutachterinnenkommission 2, 138

H
Haftpflichtversicherung 24, 25, 27, 133, 136
Haftungsrisiken 109
Hämoglobin 96
Hepatitis B 97
Herzkontrolle mit CTG 64
HIV-Infektion 96
Homöopathie 103
Hyperbilirubinämie 92, 96

K
Kindstod, plötzlicher 95
Kopierkosten 135
Kursvereinbarung 60

L
Laborbuch 95
Latenzphase 68
Leopold-Handgriffe 63
Lues (Syphilis) 96

M
Mekonium 64, 91
Mutterpass, ausgefüllter 105

N
Nabelgranulom 92
Nabelschnurblut 98
Nachgeburtsphase 71
Nahtdehiszenz 88
Namenskürzelbuch 32
Nebenpflichten
– der Frau 10
– der Hebamme 10
Neugeborenenikterus 92
Neugeborenes 70
Notfallsituationen
– außerklinisch 115
– Dokumentation 114
– in der Klinik 115
Notstand, übergesetzlicher 134

O
Offenbarungsbefugnis 135
– Einwilligung 13
– gesetzliche Pflichten und Rechte 14
– mutmaßliche Einwilligung 13
– rechtfertigender Notstand 15
Organisationsmängel 111
Organisationsverschulden 111, 112
Oxytocin 100, 102

P
Partogramm 34, 72, 74
Periduralanästhesie 102
Praxisgemeinschaft 23, 46

Q
Qualitätsmanagement
– Definition 41
– Standards 115
Qualitätssicherung 6, 41, 42
Qualitätszirkel 92, 137

R
Rechtsformen der Tätigkeit 22
– Einzelunternehmerin 22
– Gesellschaft bürgerlichen Rechts 24
– GmbH 25
– Partnergesellschaft 24
– Praxisgemeinschaft 22, 46
– Verein 25
Risikomanagement
– Definition 110
Röteln-Titer 96

S
Schadensmeldung 133
Schulterdystokie 118, 134, 139
Schwangerenvorsorge 57
Schweigepflicht 12, 135
– Entbindung 45, 136, 137
– nach Rechtsformen 22
– Offenbarungsbefugnis 13, 135
– Verletzung 12, 13, 134

Sicherungsaufklärung 53, 80, 101
Sozialgeheimnis 18
Standards
– Definition 35
– Erstellung 39
– formale Kriterien 40
– Themen 86
– Verbindlichkeit 37
– Vorteile 36
Stillbeobachtung 90
Strafverfahren 137

U
Überlastungssituationen 112, 134
– Gefahrenanzeige 114
– Maßnahmenplan 114
– Präventionsmaßnahmen 113
Überwachungsbogen 71
Unfallvermeidung 112
Urkunde 65, 133
Urkundenfälschung 132

V
Varizen 89
Venenverweilkatheter 102
Vergütungsvereinbarung 38, 60
Vitalzeichenkontrolle 62
Vorgespräch 56
Vorsorgeuntersuchung 58
VUG-Prinzip 48

W
Wassergeburt 74
Weisungsrecht, ärztliches 38
Wochenbett 79
– Beobachtungen 87
– Beratung 80
– gymnastik 89

Z
Ziegelmehlsediment 91
Zivilverfahren 131, 137
Zustellungsurkunde 136